Saboreando
Mudanças

Saboreando

JANE CORONA E
FLÁVIA QUARESMA

Mudanças

O poder terapêutico dos alimentos:
dicas e receitas

4ª edição

Saboreando mudanças – O poder terapêutico dos alimentos: dicas e receitas
© Jane Corona e Flávia Quaresma

Direitos desta edição reservados ao Serviço Nacional de Aprendizagem Comercial –
Administração Regional do Rio de Janeiro.

Vedada, nos termos da lei, a reprodução total ou parcial deste livro.

SENAC RIO
Presidente do Conselho Regional
ORLANDO DINIZ

Diretor Regional
DÉCIO ZANIRATO JUNIOR

Editora Senac Rio
Avenida Franklin Roosevelt, 126/604
Centro – Rio de Janeiro – RJ – CEP: 20.021-120
Tel.: (21) 2240-2045 – Fax: (21) 2240-9656
www.rj.senac.br/editora
comercial.editora@rj.senac.br

Editora
ANDREA FRAGA D'EGMONT

Coordenação técnica
CENTRO DE EDUCAÇÃO EM SAÚDE
DO SENAC RIO

Editorial
CYNTHIA AZEVEDO (COORDENADORA)
CRISTIANE PACANOWSKI E FLÁVIA MARINHO

Produção
ANDRÉA AYER, KARINE FAJARDO
E MÁRCIA MAIA

Comercial
ROBERTO COMBOCHI (COORDENADOR)
ABEL PINHEIRO, ALEXANDRE MARTINS,
ALLAN NARCISO, FLÁVIA CABRAL,
JORGE BARBOSA, LEANDRO PEREIRA
E MARJORY LIMA

Marketing & Eventos
ADRIANA ROCHA (COORDENADORA)
JOANA FREIRE

Administrativo & Financeiro
JOSÉ CARLOS FERNANDES (COORDENADOR)
ALINE COSTA, MICHELLE NARCISO
E RODRIGO SANTOS

Design e ilustrações
SILVANA MATTIEVICH

Editoração eletrônica
MARCIA RAED

Testagem e padronização das receitas
FLÁVIA QUARESMA E EQUIPE

4ª edição:
Dezembro de 2006

CIP-BRASIL. CATALOGAÇÃO-NA-FONTE
SINDICATO NACIONAL DOS EDITORES DE LIVROS, RJ.

C836s

Corona, Jane.
    Saboreando mudanças: o poder terapêutico dos alimentos – Dicas e receitas.
/ Jane Corona e Flávia Quaresma. – 4.ed. – Rio de Janeiro : Editora Senac Rio, 2006.
    344p. : il.; 16cm x 23cm.

    Contém glossário.
    Inclui bibliografia.
    ISBN 85-87864-42-4

1. Nutrição. 2. Mulheres – Saúde e higiene. 3. Hábitos alimentares. 4. Hábitos de saúde. 5. Culinária.
I. Quaresma, Flávia. II. Título.

04-1702.   CDD: 613.2088042
                                          CDU: 613.2-055.2

Agradeço a Nair, Nara, Poike e Ana Carolina
e a minha querida família, meus anjos guardiões,
por me darem tudo o que preciso para ser feliz:
atenção, carinho e amor.
Agradeço aos meus maravilhosos e pacientes amigos,
com os quais aprendo e compartilho as experiências da vida.
A todos, obrigada. Eu amo vocês.

Jane Corona

Agradeço aos meus pais e a minha irmã por todo o amor,
a Jane Corona pelo convite e aprendizado,
a Andrea d'Egmont pela amizade e paciência,
a Luciana Leal por toda a organização, correções e grande ajuda,
a Isaias Neris e Uberaldo de Souza,
por todas as idéias, testes, provas e apoio,
a Ailton Rodrigues e equipe da confeitaria pelos testes das receitas.

Flávia Quaresma

Sumário

Apresentação 9

Prefácio 10

Introdução 13
A mulher: preparando o corpo para a mudança

Capítulo 1 17
A transição

Capítulo 2 25
Sintomas da perimenopausa

Capítulo 3 53
Começando a prevenir a osteoporose

Capítulo 4 61
Prevenindo as doenças cardiovasculares

Capítulo 5 65
Alimentos funcionais

Capítulo 6 81
Os superalimentos

Receitas 103
Mudando na prática

Pães 106

Bolos 110

Matinais 118

Sucos, vitaminas e *shakes* 124

Aperitivos 138

Sanduíches 148

Sopas 152

Saladas 172

Massas, polentas e risotos 190

Peixes e frutos do mar 200

Aves 216

Carnes 228

Acompanhamentos 240

Sobremesas 264

Receitas básicas 290

Glossário 329
Tabela de equivalências 331
Referências bibliográficas 337
Índice de receitas 339

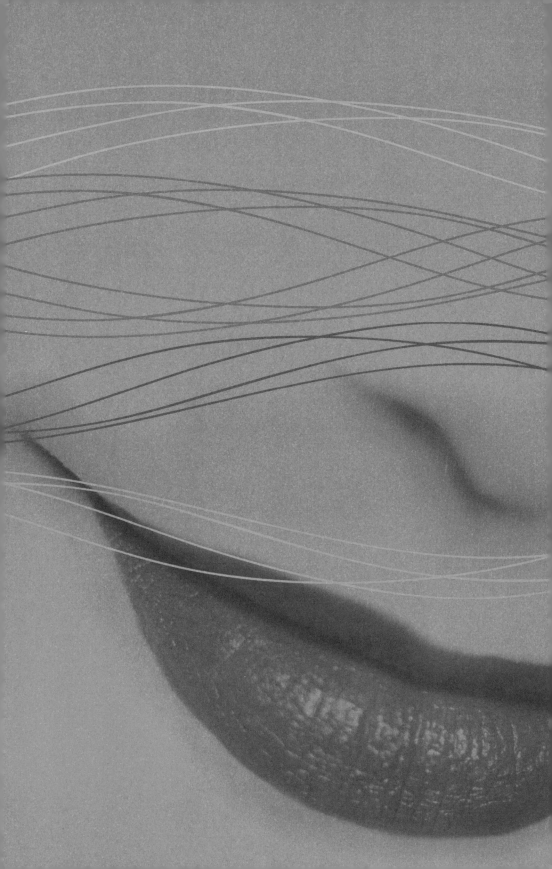

Apresentação

A qualidade de vida dos indivíduos vem sendo afetada pelas diversas transformações por que o mundo passa. O avanço tecnológico, a globalização, o estresse do dia-a-dia, o aumento da expectativa de vida, entre outros, são fatores que causam diversos impactos em especial na saúde das mulheres. Elas, além disso tudo, convivem com as flutuações hormonais do seu ciclo biológico.

Em algumas fases desse ciclo, as mudanças do organismo feminino são mais significativas, podendo se destacar a menopausa. Muitas mulheres chegam a esse período com mais disposição, outras passam por experiências que precipitam e agravam os distúrbios hormonais. Em qualquer caso, algumas medidas podem ajudar a prevenir os sintomas característicos desse processo que tanto preocupa as mulheres.

Uma delas é a intervenção nutricional, ou seja, a utilização de determinados alimentos visando equilibrar a instabilidade hormonal e garantindo uma transição menos atribulada. Para facilitar ainda mais a adoção desses hábitos e medidas, a renomada *chef* Flávia Quaresma criou uma série de receitas deliciosas que utilizam os alimentos recomendados pela nutróloga Jane Corona.

É com orgulho que o Senac Rio participa deste projeto editorial, cujo principal objetivo é promover a saúde da mulher, ajudando-a a preparar seu organismo para ultrapassar essas incômodas mudanças de modo mais prazeroso.

Gisele Couto
Centro de Educação em Saúde do Senac Rio

Prefácio

É um alívio saber que o desequilíbrio hormonal da meia-idade pode ser controlado com uma alimentação saudável. Mas será verdade? Um fantasma tão assombroso como esse, um atestado de velhice que o corpo teima em enviar àquela gata de cinqüenta anos pode ser enfrentado com soja, peixes gordos, frutas, legumes verdes e cereais? É difícil de imaginar... Pois esse é o desafio que vamos oferecer. Uma nutróloga, outra *chef*, nós unimos conhecimentos para propor especialmente às mulheres, mas também aos homens, que simplesmente usem a imaginação. Parece complicado, mas não é. Basta um pouquinho de empenho.

A aparência bonita e jovial é até mais fácil de ser alcançada, já que a boa forma física é lei no século XXI. Mas o "conteúdo" — quer dizer, a disposição, a alegria, o prazer de viver, a afetividade, a libido em perfeito equilíbrio — precisa estar em harmonia com toda essa juventude exterior. O bem-estar resulta essencialmente da alimentação saudável e, neste livro, pretendemos mostrar que isso não é sinônimo de um cardápio insuportável e, pior ainda, igual todos os dias. É aí que entra o exercício da criatividade.

Vamos pegar a soja, por exemplo. Um *chef* ou um *gourmand* nem sempre vai considerá-la apetitosa, especialmente o tofu. Mas é possível transformá-la em algo extremamente saboroso! No final das contas, o paladar sofisticado de *chef* famoso ainda não morre de amores pela soja, mas o molho tártaro à base de tofu — hummm! — foi aprovado com muito prazer. E a Caesar Salad temperada com leite-de-soja, muito mais. É bom saber que bastam 25g de soja por dia para a prevenção do câncer de mama e das doenças do coração, segundo pesquisas cientificamente comprovadas. Que o digam as asiáticas, de peles lindas e sedosas, que têm os índices mais baixos de câncer de mama no planeta. A soja contém genisteína, que simula a recepção do estrogênio pelo organismo e assim equilibra os níveis desse hormônio nos tecidos. A ciência nos afirma que ela veio para ficar no cardápio da mulher madura. Logo, é preciso criar pratos para torná-la extremamente saborosa. Deliciosa e variada, a soja pode ser consumida diariamente. É só usar a imaginação.

É preciso também mudar de hábitos, e, aqui, vamos dar sugestões a partir de nossa própria experiência pessoal. Já enfrentamos o fanatismo por doces, refrigerantes e cafeína, mas, aos poucos, fomos descobrindo por que muitas vezes surgiam um cansaço e um desânimo sem explicações evidentes! E, para agravar a situação, quanto menos se comia, mais se engordava. Conseguimos descobrir o que estava errado.

O primeiro equívoco foi devorar rapidamente as refeições. Aprendemos juntas os fundamentos milenares dos orientais, de que quem come com pressa diminui a capacidade digestiva e adquire um temperamento impaciente. Não é a toa que os japoneses, que comem tudo mastigando bem devagar, com tranquilidade, são os mais longevos do planeta, com expectativa de vida de 75 anos para homens e 81 para mulheres, segundo pesquisas da Organização Mundial de Saúde (OMS). Mas, se você, além de comer rapidamente, troca uma refeição por um doce regado a cafeína, o excesso de açúcar a deixará mais ansiosa e você vai comer mais e mais doces. Isso nós constatamos na prática!

Pode parecer bem fácil para uma *chef* premiada, no comando do restaurante Carême Bistrô, de uma empresa de *catering*, de cursos de culinária e do programa Mesa pra Dois da GNT, elaborar cardápios paradisíacos com alimentos a princípio horripilantes como soja e verduras. Mas saibam que criar receitas deliciosas e saudáveis não é tão paradoxal quanto para o resto dos mortais. É claro que a realidade, inicialmente, não foi tão agradável. Pensamos até em desistir do livro! No começo, parecia que os conselhos da nutróloga e membro da comissão de fitoterapia do Conselho Regional de Medicina (CRM), autora dos livros *Menopausa natural* e *Fadiga crônica*, seriam incompatíveis com o paladar exigente de uma *chef*. Mas, aos poucos, fomos descobrindo que as sementes de linhaça caíam bem nos sucos matinais e faziam milagres no organismo. Depois, ficamos deslumbradas com a maionese de abacate.

A convicção de que comer maravilhosamente bem pode ser extremamente saudável foi se consolidando, dia após dia. As sensações imediatas do paladar poderiam, sim, se transformar em disposição, bom humor, noites bem dormidas, alegria de viver. Felicidade é saúde física e emocional e nada mais que isso.

Outro exemplo deste livro é que não é necessário tornar-se um natureba verde para ser saudável. Nós somos as primeiras a declarar que é também saudável cometer alguns excessos calóricos, mas desde que esses momentos sejam reservados para o que realmente valha a pena.

Nada de radicalismo. Como ensinam os budistas, o melhor é o caminho do meio, do equilíbrio, da saúde. Um chocolate, mas não uma caixa inteira de bombons. Portanto, seja seletivo em tudo: nas amizades, no trabalho, nos afetos e na alimentação. Antes das receitas propriamente ditas, há outras que ensinam como chegar à boa cozinha. A cada semana, você deve perder alguns minutos criando um cardápio. O que vai comer de saudável e gostoso, com o que vai temperar. Uma lista de compras desse *menu* semanal ajuda a evitar as bobagens nos supermercados. Outra prática que deve entrar no cotidiano é a leitura dos rótulos dos alimentos. Os que contêm corantes, gorduras hidrogenadas, adoçantes devem ser drasticamente reduzidos. Os alimentos orgânicos, sem aditivos, devem ser preferidos àqueles com agrotóxicos, que vão desequilibrar a saúde. E eles já estão em toda a parte, com uma produção que cresce de 40% a 50% ao ano no Brasil.

Bem, agora você chegou à cozinha. Não esqueça do visual bonito da mesa, com flores, louça, copos e talheres que reforcem a alegria e o carinho que você reserva para o ato de comer. Criar comidas saborosas é um ato de amor. Se elas forem além de saborosas, saudáveis, esse amor pode durar muito... E, se esse hábito vier desde a infância das meninas, prevenindo os transtornos da menstruação, as crises de TPM, elas poderão exercer — tão plenamente quanto as mulheres maduras de hoje — a função essencial do gênero feminino, que é cuidar generosamente de si e de todos à sua volta. Convidamos os leitores para um brinde à vida. Tim-tim.

As autoras
Março de 2004

Introdução

A mulher: preparando o corpo para a mudança

À medida que a mulher vai se aproximando dos cinqüenta anos, ela começa a reavaliar o seu estilo de vida e as mudanças que precisam ser feitas para melhorá-lo. Certas responsabilidades, como os filhos, a família e o trabalho, não podem ser deixadas de lado, mas ela sente que chegou a hora de parar e pensar um pouquinho em si mesma. Fazer cinqüenta anos ainda é um marco. A mulher começa a sentir-se mais solitária, com menos energia, e passa a questionar-se, "o que eu quero?", "o que devo fazer agora?". O seu corpo dá sinais de envelhecimento – está mais difícil manter o peso. Começam a aparecer as primeiras rugas de expressão, ela passa mais tempo diante do espelho tentando dar uma puxadinha no rosto, analisando como deter as marcas do tempo, compromete-se a praticar exercícios físicos, a iniciar um regime alimentar, a ser mais paciente com o marido e a procurar um médico para fazer um *check-up*. Esse ritual repete-se várias vezes, mas falta tempo para as mudanças. É o despertar da insegurança.

Muitas chegam a essa idade com saúde e disposição. Outras, no entanto, passaram por experiências que precipitaram o declínio hormonal. Os hormônios são os maiores responsáveis por esse despertar de incertezas. A essa altura, o casamento de muitos anos pode não andar bem, estar monótono, ou a mulher já não se sente mais desejada, ou bonita. Os filhos estão crescidos, e tudo entrou numa rotina que ela acha difícil mudar. A ebulição hormonal, a explosão sexual e o desejo não ocorrem mais. Ela deseja sentir-se viva, mas está difícil.

Não existe uma definição para a fase em que se iniciam essas mudanças e as alterações hormonais no nosso corpo, a perimenopausa. De acordo com a Organização Mundial de Saúde, a pré-menopausa é o período que começa um ano antes e termina um ano depois da última menstruação.

Na realidade, o que se observa é que as flutuações hormonais podem iniciar quatro ou cinco anos antes da pré-menopausa e os sintomas variam de mulher para mulher. Os sinais e sintomas decorrentes da flutuação dos níveis hormonais no sangue são principalmente os sintomas vasomotores, conhecidos como suores súbitos, ou fogachos, e as mudanças no humor. Ela não imagina que a insegurança e a falta de libido possam ser sinais do início dessa fase. Aceitar essas mudanças pode ajudar a mulher a prevenir-se e a armazenar energia, a fim de superar os problemas físicos e emocionais desses tumultuados anos de queda dos níveis hormonais.

Nunca a menopausa foi tão falada e estudada e ninguém mais precisa esconder que está passando pelas mudanças da perimenopausa. Hoje ela é encarada como uma fase de maturidade, um processo fisiológico. É na perimenopausa que muitas mulheres devem escolher uma estratégia de tratamento para o que irá trazer mudanças em sua vida. Algumas ficam assustadas com a possibilidade de terem de usar hormônios enquanto ainda estão menstruando, a fim de regularizar o ciclo menstrual.

Para elas, os benefícios da Terapia de Reposição Hormonal (TRH) ainda não estão bem esclarecidos, ainda mais agora que os estudos científicos estão atribuindo efeitos colaterais preocupantes a alguns hormônios e, ao contrário do que se pensava, pouca proteção. De fato, nos Estados Unidos (EUA), menos de uma em cada três mulheres na idade da menopausa e da perimenopausa escolhe a TRH para se proteger das doenças decorrentes da falta de hormônio.

Diante dessa nova compreensão e da relutância em fazer uso de hormônios, a abordagem nutricional vem ganhando novas adeptas todos os dias. A atividade estrogênica – matéria-prima para fabricação de hormônios esteróides no organismo – pode ser mantida nutricionalmente com alimentos-chave e modificações na dieta.

Alguns nutrientes podem ser incorporados à dieta ocidental – ocidental porque as mulheres orientais têm o hábito de ingerir alimentos ricos em fitoesteróides e conseguem passar por essa fase com poucos sintomas – a fim de manter os níveis hormonais equilibrados e elevados por muitos anos.

Nossos hormônios sexuais têm duas origens: uma é a gordura ingerida na dieta, formada a partir do colesterol, e outra são as plantas – os fitoesteróides.

A intervenção nutricional precoce pode estabilizar as flutuações hormonais pelas quais o corpo passa, devido à diminuição da produção hormonal da fonte de gordura. Na fase da perimenopausa ou estágio de transição, as mulheres podem incorporar alimentos na sua dieta os quais suprirão a falta esporádica desses hormônios sexuais. Eles são a matéria-prima vegetal que irá equilibrar a instabilidade hormonal.

Alguns alimentos aumentam os níveis hormonais e outros elevam a excreção dos hormônios responsáveis por essa instabilidade no ciclo menstrual. Os fitoesteróides imitam a ação do estrogênio nas células do nosso corpo; são conhecidos como fitoestrogênios – a isoflavona é o fitoestrogênio da soja. Está na hora de as mulheres conscientizarem-se de que os alimentos que ingerem também podem mudar os hormônios sexuais no seu corpo e garantir uma transição menos atribulada para a menopausa.

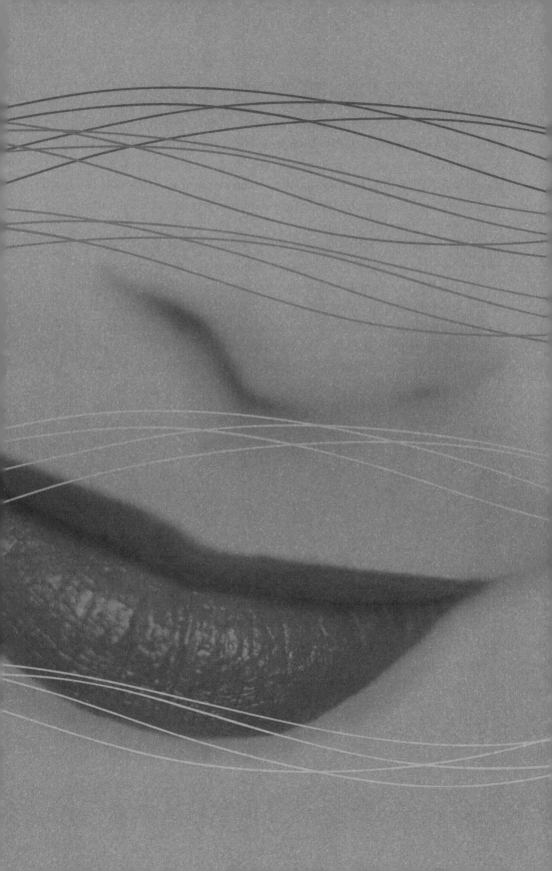

Capítulo 1
A transição

Todos os dias somos bombardeadas com novidades sobre como nos manter jovens. É preciso perder peso, eliminar as rugas, lipoaspirar as gordurinhas extras, usar DMAE (dimetilaminoetanol), a substância que, aplicada no rosto, promete deixar uma aparência de Cinderela: até quando vamos continuar corrigindo e não prevenindo? A sociedade insiste em que, para as mulheres, o principal é manter uma aparência jovem, mas, para que isso ocorra, é fundamental desacelerar o que o tempo teima em mostrar. A partir dos quarenta anos, tudo requer disciplina, e somos orientadas a tratar dos sintomas em vez de tomar os cuidados preventivos. Queira ou não, o padrão de mudanças no corpo feminino é rítmico e obedece às flutuações hormonais. A transição é gradual, inicia-se na puberdade e continua por toda a vida.

Para entender as mudanças que ocorrem na perimenopausa e começar a prevenir os sinais e sintomas, é importante saber como o ciclo ovariano ou ciclo menstrual funciona.

Ciclo reprodutivo: quando começa, quando termina

A menarca (primeira menstruação) e a menopausa (quando os ovários param de amadurecer os óvulos e a mulher pára de menstruar) são dois estágios da vida que fogem ao nosso controle.

Uma mulher cuja menarca se deu aos 12 anos e a menopausa, aos 49 anos, e que tenha uma expectativa de vida de oitenta anos, deverá passar metade da vida adulta sem menstruar, isto é, na menopausa.

Quando paramos para pensar sobre esse fato, ficamos assustadas. Uma vez que o corpo da mulher depende dos hormônios produzidos mensalmente pelos ovários, será que ela precisa ficar escrava de hormônios para ter saúde?

Hoje em dia a mulher que entra na menopausa ainda está trabalhando, é produtiva e não consegue conviver com sintomas de ansiedade e irritabilidade que, muitas vezes, são confundidos com estresse ou cansaço e acabam atrapalhando o seu dia-a-dia.

Na fase que precede a menopausa, a perimenopausa, os sintomas vão surgindo lentamente, as mudanças são graduais e não estão relacionadas somente às alterações dos hormônios sexuais.

A perimenopausa não é um evento, mas um processo que pode ter início muitos anos antes. Os ovários começam a amadurecer menos folículos, a produzir menos estrogênio a partir dos quarenta anos, e as mulheres passam a sentir, ocasionalmente, os sintomas da deficiência desse hormônio, como ondas de calor, mudanças de humor e irritabilidade em alguns ciclos. Os lapsos de memória e a dificuldade para dormir, que costumam aparecer nessa fase da vida, também não são associados com a falta do hormônio, mas com uma alteração na liberação deles. Quando procura um médico para saber o que está acontecendo, ela escuta: "Na menopausa você não está, pode ficar tranqüila, ainda falta muito".

Estrogênio e progesterona são hormônios que podem ser responsáveis por muitas das mudanças citadas antes, mas também estão relacionados com a libido e com o sistema nervoso. Não temos idéia de quanto eles são importantes para o nosso corpo até o momento em que param de ser produzidos. Por esse motivo, a maioria dos casamentos termina nessa fase em que a mulher fica insegura, ciumenta e totalmente perdida.

O pique hormonal feminino ocorre entre 27 e 28 anos e os níveis alcançados nessa fase são mantidos por cerca de dez anos. O declínio hormonal é lento e gradual e as mudanças no corpo também não são súbitas. O tempo que as mulheres levam para sentir todos os sintomas varia. Muitas vezes elas procuram os médicos quando esses sintomas começam a interferir no casamento, no trabalho e na relação com os filhos e amigos.

Aos quarenta anos, a produção de estrogênio flutua muito, de modo que as mulheres sentem alguns períodos de alívio dos sintomas. Até hoje, as expressões "falha ovariana" e "atrofia do canal vaginal com intercurso difícil e doloroso" (dor na vagina durante a relação sexual) são usadas para descrever as mudanças que ocorrem nos órgãos sexuais femininos na menopausa. Esse é um tempo de mudanças reais, não somente nos órgãos sexuais. É quando todo o corpo começa a mostrar os sinais do envelhecimento. É um processo que não depende somente dos hormônios sexuais, mas de como a mulher viveu até esse momento. Nossa idade cronológica – quantos anos temos – na maioria das vezes não corresponde à idade biológica. Às vezes é difícil adivinhar a idade de uma pessoa, outras, pecamos pelo excesso de idade que ela aparenta ter.

Podemos adivinhar a idade das árvores contando os anéis anuais, mas não há método disponível que nos permita afirmar quantos anos tem uma mulher. A medicina estética encarrega-se de camuflar tão bem que, às vezes, até as próprias mulheres esquecem a sua idade cronológica. A idade cronológica mede quanto tempo se passou a partir da data do nascimento, o que a maioria das mulheres prefere nem mencionar.

Todos nós temos um ritmo diferente de envelhecimento e é provável que essas diferenças sejam devidas ao estilo de vida, aos traumas emocionais, às doenças que contraímos ao longo dos anos, às situações de risco às quais ficamos expostos e, principalmente, a como alimentamos nosso corpo. É provável que as mudanças aconteçam em partes diferentes do corpo. Envelhecemos por inteiro, mas algumas áreas mais rápido que outras.

Quanto mais motivados estamos para viver, mais tempo vivemos. Isso acontece porque o cérebro envia mensagens positivas para as células, que se encarregam de desacelerar o ritmo do envelhecimento. Poucas partes do corpo atuam independentemente das células nervosas ou dos hormônios. Mensagens positivas resultam em eventos bioquímicos que regulam a síntese de proteínas e a divisão celular. Mensagens negativas promovem um descontrole nos tecidos encarregados de produzir hormônios e na divisão celular. O cérebro controla ou influencia praticamente todos os órgãos, por meio de conexões com outras células ou por meio de hormônios mensageiros. Quando as atividades das células nervosas são perturbadas, todo o corpo sofre as conseqüências.

O estresse afeta o hipotálamo, uma glândula muito sensível às emoções, ao exercício, à dieta e à luz. Como resultado do estresse, o hipotálamo pode interromper a mensagem hormonal que leva à ovulação. Uma viagem, uma doença, um aborrecimento, uma preocupação e a ansiedade são alguns estressores que podem fazer a mulher ovular mais cedo, ou atrasar a ovulação por dias, semanas ou mais.

As glândulas endócrinas, o hipotálamo, a pituitária, a tireóide, a adrenal, o pâncreas e os ovários liberam mensageiros químicos ou hormônios, que agem em várias células em todo o organismo. Os hormônios regulam muitas atividades envolvidas no metabolismo, na reprodução, no raciocínio, no sono, na síntese de proteína, no crescimento, na função imunológica e no comportamento das pessoas. Sabemos que o excesso de hormônios pode acelerar alguns processos de envelhecimento e retardar outros. O corpo está o tempo todo se auto-regulando, mas, para isso, precisa do combustível perfeito, que é o alimento. Alimentos muito gordurosos e muito calóricos (excesso de açúcar, por exemplo) têm pouco conteúdo nutritivo e muita energia. O corpo precisa de energia, mas não em excesso. Quando ingerimos muito desse tipo de alimento, o organismo estoca a caloria excedente na forma de gordura.

Existem duas maneiras de se ganhar peso rapidamente: consumindo alimentos muito calóricos e não usando toda a energia, ou queimando pouca caloria. Esta última situação geralmente ocorre quando a tireóide está comprometida ou naquelas pessoas que levam uma vida muito sedentária.

Uma teoria associa o envelhecimento com o excesso de caloria na dieta. Ela baseou-se no fato de que a longevidade dobrou em alguns animais criados com uma dieta de baixa caloria, ao passo que aqueles que ingeriram alimentos ricos em gorduras saturadas tornaram-se mais susceptíveis às doenças degenerativas aceleradoras do envelhecimento e morreram mais cedo. Envelhecer, todo mundo envelhece, mas existem doenças que aceleram esse processo. Essas doenças são câncer, diabetes, doenças cardiovasculares, osteoporose e doenças neurológicas.

Todas essas doenças podem e devem ser prevenidas ainda na idade fértil, isto é, quando a mulher ainda está menstruando. É claro que o alerta maior vem a partir da menopausa, visto que a maioria dos tecidos perde a proteção de muitos hormônios, não somente os sexuais. Lembre-se de que envelhecemos por inteiro. As células de vários tecidos envelhecem e param de crescer, e com as células dos ovários ocorre o mesmo.

Assim como não podemos precisar a nossa idade biológica, não existe uma maneira de afirmar quando uma mulher entrará na menopausa. O que sabemos é que a maioria das mulheres preocupa-se em manter-se jovem na aparência, mas esquece de cuidar da saúde hormonal. Nossa produção hormonal depende dos elementos da dieta, e a perimenopausa é a idade da re-educação alimentar.

Na perimenopausa, nossa massa magra começa a diminuir e a massa gordurosa do corpo passa a aumentar. Passamos a ganhar uma gordurinha no abdômen e nas costas, logo acima da cintura, que insiste em não sair, apesar da ginástica. A gordura vai deixando a mulher mais cansada, parada, e o corpo não precisa mais queimar tantas calorias para sustentar o gasto de energia diário. Ele acostuma-se a economizar, a queimar menos caloria e o metabolismo diminui. Quanto menos caloria ele queima, mais peso a mulher ganha, mesmo comendo pouco. Para manter o peso, devemos reduzir a ingestão de calorias em 15% e ao mesmo tempo aumentar a atividade física. Esse mecanismo de defesa do corpo é que frustra muitas mulheres que tentam perder peso por meio de dietas milagrosas. Um estilo de vida inativo, sem exercício, com o metabolismo cronicamente diminuído, é o que provoca essa dificuldade de livrar-se da gordura extra. O pior é que essa gordurinha tende a acumular-se cada vez mais na cintura. É muito mais fácil chegar cansada, depois de um dia de trabalho, e instalar-se em frente à televisão com um pacote de biscoitos, aguardando a hora do jantar, e depois dormir em vez dar uma caminhada, praticar um esporte ou ir a uma academia de ginástica. A mulher acha mais fácil partir para uma lipoaspiração, mas, depois de exercitar-se, vai ver que o seu cansaço e a sua tensão desaparecem milagrosamente. Você vai se sentir mais positiva, porque liberou endorfinas, e menos culpada em comer as coisas de que gosta.

Começar cedo a praticar exercícios físicos e caminhar sempre que possível é um método simples de queimar gordura, de acelerar o metabolismo e de prevenir aquela gordurinha incômoda. Outras vantagens do exercício regular é que ele ajuda a manter a densidade do osso e a ganhar massa muscular, reduz o risco de doenças cardiovasculares e diabetes, diminui o estresse, melhora a flexibilidade das articulações e também o sistema imunológico, que nos defende das infecções virais e bacterianas.

Os melhores exercícios, nessa fase, são as atividades aeróbicas de baixo impacto como caminhada, corrida, bicicleta, dança e natação. A função é melhorar o metabolismo, queimar o excesso de gordura, aumentar a força muscular e a densidade óssea, fazer o pulmão e o coração trabalharem.

Para a mulher que gosta de ter os músculos bem definidos e tudo no lugar, o melhor é começar logo um trabalho de rotina de musculação, a fim de ganhar resistência e força muscular. O trabalho muscular melhora muito a postura e a sustentação do corpo. Um corpo com muita massa muscular precisa de energia e, assim, a mulher será capaz de comer alimentos mais calóricos sem ganhar peso. O músculo é a nossa reserva de energia natural. Para as mulheres que sonham em comer e não ganhar um grama, o melhor é matricular-se logo numa academia de ginástica.

Exercícios de flexibilidade também são indispensáveis para mulheres de todas as idades. Ioga, balé, *jazz* ou qualquer tipo de dança são uma boa maneira de aumentar a flexibilidade, fortalecer os músculos e livrar-se do estresse. Para aquelas que têm dificuldade de dormir, o exercício é um indutor natural do sono. O importante é encontrar a hora em que o seu corpo aceita melhor a prática de exercício.

Benefícios de diferentes exercícios

- Corrigir os problemas intestinais, particularmente a prisão de ventre;
- Aumentar a flexibilidade;
- Aumentar a auto-estima;
- Reduzir os níveis de gordura;
- Fortalecer músculos, tendões, cartilagens, ligamentos e estabilizar as articulações;
- Reduzir o risco de doenças cardíacas;
- Melhorar a circulação;
- Melhorar o sistema respiratório;
- Ajudar a aliviar os sintomas das dores articulares;
- Aumentar a densidade óssea;
- Fortalecer os músculos das costas e reduzir as dores na coluna;
- Ajudar a corrigir problemas de incontinência urinária;
- Ajudar a manter o peso;
- Melhorar os sintomas de depressão, ansiedade e estresse e
- Retardar o processo de envelhecimento.

O que um programa de exercício está fazendo dentro de um livro cujo objetivo é manter a saúde por meio dos alimentos? É que se não nos preocuparmos em ensinar como queimar calorias, vocês podem achar que é só comer que o corpo faz o resto.

A base de todo programa de saúde é alimentar-se de maneira saudável, aproveitando ao máximo o conteúdo nutricional de cada alimento, sem precisar se preocupar em ficar contando calorias, e é aí que entra o exercício físico. O metabolismo é altamente individualizado. Se você achar que está comendo pouco e ganhando peso, está na hora de ajudar o metabolismo com uma dose extra de exercício. Passe de sedentária para moderadamente sedentária, para levemente ativa, para moderadamente ativa e, finalmente, para altamente ativa. Não precisa ter pressa, o importante é preparar o corpo para entrar na menopausa com um nível de atividade maior do que o que você tinha aos trinta anos, porque nessa época você contava com a ajuda de todos os hormônios para queimar as calorias excessivas.

Considerando que estamos na faixa dos quarenta, o que está acontecendo com nossos ovários? Todos aqueles folículos que as meninas possuem no ovário ao nascer, que irão amadurecer todos os meses e ser expelidos pelo útero em cada menstruação (cerca de quinhentas ovulações em toda a vida reprodutiva), começam a diminuir. Os ciclos menstruais passam a encurtar, a alongar ou a falhar. Isso quer dizer que o declínio da função ovariana já começou. Em algumas mulheres essas mudanças ocorrem a partir dos 37 anos. Quando o número de folículos tiver diminuído muito, haverá uma queda na produção de estrogênio e progesterona.

Para entender como isso ocorre nada mais simples do que a fisiologia do ciclo menstrual.

Ciclo menstrual

O ciclo menstrual envolve três glândulas produtoras de hormônios: o hipotálamo e a hipófise (ou pituitária), no cérebro; e os ovários, na pélvis.

Essas três glândulas trabalham muito sincronizadas. Cada uma produz hormônios que serão reconhecidos pelas outras duas e que irão influenciar no amadurecimento do folículo no ovário.

O primeiro dia do ciclo é o dia da menstruação. Logo após a menstruação, isto é, a descamação da linha de células que reveste o interior do útero, o hipotálamo detecta que o nível de estrogênio está muito baixo e começa a liberar o hormônio GnRH (hormônio liberador de gonadotrofina) para a hipófise. Estamos na fase proliferativa, que começa geralmente no quinto dia do ciclo.

A partir daí, a hipófise comanda. Passa a liberar FSH (hormônio estimulante dos folículos) para os ovários. Esse é o hormônio que inicia a produção de mais estrogênio e prepara o folículo para a fase da ovulação. A partir do 14º dia, na metade do ciclo menstrual, o estrogênio está no seu nível mais elevado, já reconstruiu novamente a linha de células que reveste o interior do útero; o folículo já amadureceu e está pronto para viajar do ovário ao útero. Para que isso aconteça, a hipófise começa a liberar o LH (hormônio luteinizante).

No local ocupado pelo folículo no ovário, forma-se uma estrutura chamada de corpo lúteo, que produz progesterona. A progesterona aumenta no sangue rapidamente e atua na linha de células do interior do útero, tornando-as mais espessas, irrigadas e prontas para receber o óvulo proveniente do ovário. É essa linha de células que fixa e nutre o óvulo até que ele seja fertilizado pelo espermatozóide ou eliminado na menstruação, com a descamação das células do útero. A menstruação ocorre quando os ovários param de produzir estrogênio e progesterona e os níveis desses dois hormônios caem bruscamente no sangue. A linha de células do útero não se mantém com níveis baixos de estrogênio e de progesterona no sangue. São esses os hormônios que regulam o ciclo menstrual.

O ciclo menstrual dura em média 28 dias, podendo variar de vinte a quarenta dias. As atletas tendem a ter ciclos mais longos, de trinta a 35 dias, e sangram menos. Mulheres muito magras, que ingerem pouca gordura e exercitam-se muito, podem não menstruar. A isso se chama amenorréia. Essa condição indica um desequilíbrio hormonal. Já as mulheres que ingerem muita bebida alcoólica tendem a ter níveis de estrogênio mais altos que os de progesterona. Os ciclos são mais longos quando a mulher é jovem e, geralmente, vão encurtando com a idade. Na perimenopausa, tornam-se longos outra vez.

Capítulo 2

Sintomas da perimenopausa

O termo perimenopausa passou a fazer parte da vida das mulheres porque é nessa fase que elas começam a experimentar alguns dos sintomas característicos da menopausa. À medida que a função ovariana começa a diminuir, a liberação de hormônios fica alterada. Quando a produção de estrogênio e progesterona diminui, o ciclo menstrual muda, ou começa a falhar. Um ciclo que era de 28 dias passa a ser de 25 ou 35 dias. Um ciclo curto é sinal de que o tempo de ovulação mudou, passou a ocorrer no 11º dia e não no 14º.

As mudanças menstruais da perimenopausa podem se apresentar de muitas formas: períodos longos, curtos, com súbito aparecimento de tensão pré-menstrual, com muita cólica, coágulos, irritabilidade e, às vezes, depressão. Qualquer um desses pode ser o primeiro sinal de que a perimenopausa está em curso.

Sintomas que a mulher pode experimentar:
- ondas de calor;
- suor noturno;
- insônia ou sono interrompido;
- irritabilidade;
- falta de concentração;
- dor de cabeça na fase pré-menstrual;
- ressecamento vaginal;
- ansiedade, impaciência, cansaço;

- vontade de comer doce;
- choro fácil;
- gases abdominais;
- perda de interesse pelo sexo;
- incontinência urinária;
- mudanças no humor;
- retenção de líquido;
- dor no mamilo; e
- mamas muito aumentadas e dolorosas.

Alguns desses sintomas são semelhantes aos que ocorrem na menopausa, mas o que difere é que eles se repetem em alguns ciclos e, em outros, podem desaparecer como num passe de mágica. Mesmo que você não fique tentada a procurar um médico, é bom saber que a perimenopausa está em curso.

Muitos dos sintomas da perimenopausa são também sintomas da tensão pré-menstrual. As mulheres que nunca tiveram problemas nessa fase e, de repente, passam a manifestar alterações no humor, irritabilidade, ansiedade e dor de cabeça, podem suspeitar de perimenopausa. Nesta, os sintomas são menos consistentes. A mulher pode se sentir irritada e sofrer de insônia por alguns meses e tudo volta ao normal, como se nada tivesse acontecido, quando o ciclo se regulariza. A menopausa pode terminar no útero, mas é nos ovários que ela se inicia.

Um ciclo menstrual sadio durante toda a vida reprodutiva é possível, mas depende quase exclusivamente da dieta e do estilo de vida. Mulheres que levam uma vida muito estressada, com muitos afazeres, têm uma produção excessiva de outros hormônios que interferem nos hormônios sexuais. Uma boa maneira de controlar o estresse é praticar exercícios físicos regulares (olha o exercício físico de novo!) porque isso aumenta a liberação de endorfina e de neurotransmissores que regularizam o padrão do sono e o equilíbrio hormonal.

As mudanças

Se a mulher ainda estiver menstruando, é difícil acreditar que a diminuição dos hormônios possa ocasionar os sintomas estranhos que ela está sentindo. Uma mudança ocasional no ciclo pode ocorrer, mas se ela se torna persistente e com um sangramento uterino anormal, anemia crônica, é porque está havendo uma produção de hormônio variável.

Mudanças na temperatura do corpo

Uma típica onda de calor dura em média cinco minutos e é precedida por uma aura um minuto antes, um pressentimento, com ansiedade, desconforto e, às vezes, aceleração dos batimentos cardíacos e sensação de fraqueza. Nessa fase, dá-se a liberação de adrenalina, com aumento da temperatura do corpo e vermelhidão, principalmente no rosto. Logo em seguida vem a onda de suor que pode molhar o couro cabeludo, a nuca e todo o rosto. A mulher fica vermelha, suada, exausta e morta de calor. Após alguns minutos, recupera-se, e o calor passa como se nada tivesse acontecido.

O que causa esses calores? O termostato do nosso corpo é o hipotálamo e ele requer estrogênio para funcionar apropriadamente. Quando ele não tem a quantidade certa de hormônio, descontrola-se. Essas ondas de calor podem ocorrer várias vezes durante o dia, mas é à noite que causam desespero na maioria das mulheres. É um tal de acordar toda suada, com o cabelo molhado, tirar a coberta, ligar o ventilador ou o ar-refrigerado e, minutos depois, cobrir-se toda e desligar tudo de novo porque agora está sentindo frio, que não há quem agüente. Talvez seja esse o pior sintoma e o que deixa as mulheres mais irritadas.

O que podemos fazer para reduzir essas ondas de calor? A prática de exercício aeróbico durante trinta a quarenta minutos, regularmente, ajuda a controlar e reduzir essas ondas de calor. Outra saída é evitar comidas muito condimentadas, apimentadas, gordurosas, muita carne vermelha e álcool, principalmente à noite.

As mulheres que estão acima do peso sofrem mais com as ondas de calor, porque elas têm uma forma fraca de estrogênio, chamado estrona, que se constitui a partir da gordura e que deixa o ciclo todo desregulado. Nesse caso, o melhor remédio é perder peso.

Outra boa alternativa é comer soja. A soja contém uma proteína chamada isoflavona, que imita a ação do estrogênio no organismo. A estrutura química dos compostos da isoflavona é semelhante à do estrogênio. Ela ajuda a equilibrar os níveis do estrogênio nos tecidos e quando o hipotálamo envia o tal sinal indicando que precisa de hormônio, ele o encontra. Os dois compostos ativos da soja mais pesquisados são a genisteína e a daidzeína; ambos atuam nos receptores de estrogênio modulando o receptor.

Um estudo realizado na Espanha, do qual participaram vários hospitais, acompanhou 190 mulheres na menopausa que tinham no mínimo seis ondas severas de calor por dia. Todas receberam suplementação de isoflavona, o fitoestrogênio da soja, e foram acompanhadas durante quatro meses. No final do estudo, 75% das participantes relataram que os calores tinham diminuído para dois ao dia e eram bem suportáveis. A eficácia do tratamento foi considerada excelente pelos médicos, uma vez que é bem próxima da obtida com os hormônios sintéticos.

A dieta da mulher ocidental proporciona 5mg de fitoestrogênio por dia. As asiáticas consomem 45mg ou mais dessa substância, e talvez este seja o motivo para as ocidentais relatarem tanto desconforto na menopausa.

Para entender melhor esse trabalho, é importante explicar que temos dois tipos de proteínas receptoras para o estrogênio produzido no organismo: o receptor ∂ (alfa) e o receptor ß (beta). Esses receptores têm uma distribuição particular dependendo do tecido.

	Receptor ∂	Receptor ß
Útero	+++	–
Mama	+++	+–
Cérebro	–	++
Ossos	–	++
Vasos	–	++

A isoflavona tem maior afinidade com o receptor beta, atua no cérebro e nos vasos sangüíneos, regulando o termostato, e consegue amenizar as ondas de calor. Por ter pouco receptor beta nas mamas e no útero, a dieta rica em soja pode ser utilizada, inclusive, pelas mulheres para quem a Terapia de Reposição Hormonal com hormônios sintéticos está contra-indicada e por aquelas que se recusam a usar os hormônios sintéticos. Uma dieta rica em soja oferece maior proteção contra as doenças cardiovasculares, ósseas e doenças degenerativas do cérebro.

Mudanças na pele e na mucosa vaginal

Essas mudanças são mais comuns a partir dos 45 anos. Com menos estrogênio, a pele torna-se mais fina e a secreção natural diminui. Nessa fase, excesso de exposição ao sol, nem pensar! Ele acelera o aparecimento de rugas, porque ajuda a desidratar e quebrar as proteínas responsáveis pela sustentação da pele.

As ondas dos raios ultravioletas (UV) penetram nas camadas mais profundas da pele e danificam as proteínas das fibras de colágeno e elastina e os vasos sangüíneos, conferindo à pele uma aparência ressecada e opaca. O maior órgão do lado de fora do nosso corpo é a pele; é ela quem regula nossa temperatura por meio do suor e nos mantém livres de agentes causadores de infecções. Ela atua como uma barreira auto-reparadora, sensível, protetora, à prova d'água, contra os agentes externos que nos agridem. Constitui-se de três camadas: a epiderme, que é a camada visível, a derme e o tecido subcutâneo, formado principalmente de gordura. A epiderme possui cinco subcamadas que substituem diariamente as células mortas que descamam. Por isso temos uma pele nova todos os meses. A derme contém células do sistema imunológico, vasos sangüíneos, glândulas, nervos, folículos pilosos e a camada de colágeno e elastina que dá suporte à pele e a mantém firme. A derme transporta os nutrientes para a epiderme. Tudo o que acontece na derme pode afetar a aparência da epiderme. Com o tempo, nossa pele sofre as conseqüências do estresse, do excesso de exposição ao sol e poluentes ambientais, dos hormônios e dos alimentos ingeridos.

Os raios solares são responsáveis por mais de 70% das mudanças na pele. Aplique bloqueador solar antes de se expor ao sol e beba bastante água, o que ajuda a hidratar o espaço entre as fibras de colágeno na derme. O álcool desidrata todo o corpo, portanto, evite ingerir bebida alcoólica ao se expor ao sol. Se o seu trabalho for ao ar livre, converse com seu dermatologista que ele irá prescrever um creme hidratante para ajudar a prevenir a perda de água e proteger a pele.

Uma alimentação rica em vitaminas, principalmente em vitaminas A, C e E, é fundamental antes de expor-se ao sol. As frutas são boas fontes de vitamina A e C; os óleos vegetais prensados a frio, os grãos integrais, alguns peixes, as nozes e as sementes são fontes de vitamina E.

A vitamina A mantém a pele macia e previne as rugas. É também uma vitamina antioxidante, protegendo as células e a proteína do colágeno dos radicais livres que os raios UV formam quando inflamam a pele. Fontes naturais são frutas e vegetais, especialmente os de cor laranja e vermelha, e o óleo de fígado de bacalhau, tão consumido pelos nossos avós.

A vitamina C atua no interior da célula evitando o fotoenvelhecimento e protegendo as suas proteínas. Frutas cítricas, vegetais de folhas verdes, manga, brócolis, tomate e batata-doce devem ser consumidos regularmente para garantir uma reposição diária dessa vitamina.

A vitamina E está presente na membrana de todas as células. É a vitamina antioxidante que protege a camada de lipídios, ou gordura, que envolve cada célula e dá sustentação aos componentes celulares. Ela pertence à família de vitaminas lipossolúveis, juntamente com as vitaminas A, D e K. As sementes, os cereais, as nozes, o gérmen de trigo, o amendoim, as amêndoas e o aspargo são exemplos de alimentos ricos em vitamina E.

Começar o dia com frutas e algumas sementes, nozes ou amêndoas no café da manhã é uma maneira fácil de repor essas vitaminas e alguns minerais. A receita a seguir é rica em vitaminas e em gorduras essenciais das quais falaremos mais adiante: Bata no liqüidificador um copo de semente de linhaça, um copo de semente de girassol sem sal e um copo de amêndoas também sem sal, até formar uma farofa. Guarde em um recipiente de vidro, de preferência na geladeira. No café da manhã, ingira uma ou duas colheres de sopa dessa farofa adicionada a um suco natural de fruta ou a consuma juntamente com uma fruta, de preferência o mamão. Essa receita é ótima também para regularizar o intestino.

E o que fazer para prevenir o ressecamento vaginal? É comum, a partir dos quarenta anos, o sexo não ser tão freqüente e, com isso, a vagina perder a lubrificação e a secreção regular. A maioria das mulheres precisa de lubrificantes e todas usam. Existem no comércio produtos especiais para serem utilizados antes do sexo, que se encarregam de lubrificar a vagina. Não existe nada pior do que sentir dor durante o ato sexual. Nossas avós diziam que o chá de erva-doce aumenta a secreção vaginal. Vale tentar se você for adepta de meios mais naturais.

O melhor mesmo é consultar o ginecologista quando a vagina estiver muito ressecada, para evitar fissuras na parede, inflamação e sangramento. O ressecamento vaginal modifica a flora bacteriana nativa da vagina e deixa a mulher propensa à cistite. Alguns cremes vaginais contêm doses bem baixas de hormônio e podem ser usados nesses casos. Fazer sexo com mais freqüência também estimula a lubrificação vaginal. Um bom parceiro, com paciência, ajuda a estimular a secreção vaginal e aí sim, quando a vagina estiver bem lubrificada, os dois se satisfazem.

Alguns alimentos contribuem para equilibrar os hormônios e retardam o aparecimento de fissuras. Esses alimentos ricos em fitoestrogênio devem ser consumidos em abundância. Os fitoestrogênios não são encontrados somente na soja; mais de trezentas plantas contêm esse composto. Maçã, aveia, amora, todas as frutas vermelhas, sementes de girassol e de linhaça, todos os feijões são alimentos que contêm compostos com ação estrogênica e podem auxiliar a prevenir o ressecamento vaginal, ocasionado pela diminuição de hormônio.

Mudanças no cabelo

O cabelo é feito de uma proteína chamada queratina, a mesma da unha, enraizada numa depressão denominada folículo. Quando a raiz é danificada, o cabelo pára de crescer. Temporariamente, a queda de cabelo pode ocorrer devido a alguma doença, ao mau funcionamento da tireóide, a mudanças hormonais, mas, após a menopausa, os fios tornam-se mais finos, embora continuem crescendo. Nos anos que antecedem essa fase, você pode ter certeza de que seus cabelos irão se tornar mais finos, secos, quebradiços e com menos brilho. Com o envelhecimento, o número de camadas de queratina depositadas em cada fio de cabelo diminui, e as células dos folículos tornam-se menos ativas. Essas camadas não aderem bem umas às outras, tornando o cabelo mais quebradiço. Quando o estrogênio declina, começamos a secretar menos óleo em nosso couro cabeludo, o que deixa o cabelo menos lustroso. Para piorar ainda mais, é nessa fase que as células produtoras de pigmento no folículo também diminuem e começam a aparecer os primeiros cabelos brancos.

Os mesmos alimentos necessários para manter a pele saudável servem também para os cabelos. Além disso, necessitamos também das vitaminas do complexo B, encontradas em vegetais folhosos, feijões, nozes, lêvedo de cerveja e gérmen de trigo, e dos minerais, principalmente o zinco. Boas fontes naturais de zinco são as sementes de abóbora, animais marinhos, ovos, gérmen de trigo, carnes, mostarda e lêvedo de cerveja.

Mudanças no humor e na memória

No cérebro existem receptores para os hormônios sexuais que ajudam a regular nossas emoções, melhoram a memória, a capacidade de reter informações, o desejo sexual e o humor. Quando esses receptores não são ocupados pelo estrogênio, a mulher fica mais sensível, irritada, sofrendo mudanças súbitas de humor, e a libido diminui.

Não adianta usar tranqüilizante, pílulas para dormir, nem antidepressivos, é o declínio de hormônio que está tirando o sono. Vários estudos demonstram que a deficiência de hormônio contribui para a ansiedade, as mudanças na memória, no desejo sexual e no humor.

Você está precisando preparar listas com freqüência para se lembrar do que tem a fazer durante o dia, mesmo que sejam somente três coisas? Fique tranqüila, não é uma doença degenerativa que está começando, é falta de hormônio no cérebro. Os hormônios sexuais aumentam a densidade dos dendritos, a rede de malha fina que faz a comunicação de uma célula nervosa com a outra. É muito comum, nessa fase da vida, a memória falhar, principalmente a memória de curto prazo. É um tal de ler e reler que irrita! O que ajuda a recuperar a memória além dos hormônios? Por incrível que pareça, as gorduras e as vitaminas do complexo B.

Nosso cérebro é altamente dependente de gordura. Não aquela gordura saturada, de origem animal, mas a gordura poliinsaturada dos peixes, da soja, dos óleos vegetais (de milho, arroz, girassol, semente de abóbora, gergelim, linhaça, nozes, como as amêndoas e as castanhas), e a insaturada, do azeite de oliva extravirgem e do óleo de canola. Todas as sementes e nozes possuem a gordura que o cérebro precisa para melhorar as trocas de informações. A membrana que reveste os neurônios (células cerebrais) contém uma grande quantidade de gordura poliinsaturada e monoinsaturada. A mesma gordura que protege as células nervosas também melhora a função ovariana.

As gorduras são moléculas feitas de carbono e hidrogênio. Quanto mais hidrogênio ela contém, mais saturada ela é. Os óleos vegetais hidrogenados, encontrados na margarina e em outros produtos comercializados, como bolos, tortas, biscoitos, batata frita, são gorduras saturadas e também devem ser evitadas, porque aumentam o colesterol e tendem a acumular-se no corpo. A gordura saturada é a inimiga número um de todos nós. É geralmente sólida à temperatura ambiente, e nosso corpo não tem uma grande necessidade biológica desse tipo de gordura. Mais de um terço das calorias da dieta deverá ser proveniente da gordura e um terço do total de gordura pode ser a saturada de origem animal. As gorduras que o organismo mais necessita são os outros dois terços — as gorduras insaturadas e poliinsaturadas, chamadas de ácidos graxos essenciais. São especiais e o nosso corpo precisa delas para funcionar de maneira eficaz. E são essenciais, porque não podemos produzir essas substâncias, logo, elas devem vir diretamente da dieta.

Existem duas famílias de ácidos graxos essenciais: ômega-6 e ômega-3, também denominados, respectivamente, ácido linoleico e ácido linolênico. A nossa dieta é rica em ômega-6, porque a maioria dos óleos de cozinha contém esse tipo de gordura. Já o ômega-3, embora seja encontrado nos peixes, como o salmão e o atum, e principalmente na semente de linhaça, o brasileiro não tem o hábito de consumir. Ambos os ômegas são importantes para o funcionamento das glândulas sexuais, adrenais e para a manutenção do tecido do revestimento e do tecido nervoso. É desses ácidos graxos que nosso organismo produz as gorduras vitais para os mensageiros que ajudam a regular as atividades do corpo. Eles também previnem as doenças cardíacas, visto que melhoram a elasticidade dos vasos e mantêm equilibrados os níveis do colesterol HDL e LDL.

Esses ácidos graxos são moléculas instáveis, quebram-se facilmente se forem submetidos à temperatura muito elevada e ficam iguais às gorduras saturadas. Faça um esforço: coma peixe pelo menos duas vezes por semana. Além de ômega-3, os peixes são fonte de vitaminas E e D e de minerais, como iodo, manganês, cobre, fósforo, selênio, magnésio, cálcio e zinco. Salmão, atum, sardinha, anchova, todos ajudam a manter os ossos, a pele, os órgãos sexuais e a memória. O ácido linolênico (ômega-3) dá origem ao EPA (ácido eicosapentaenóico) e ao DHA (ácido docosahexaenóico), substâncias requeridas nas sinapses nervosas e nos fotorreceptores da retina, sendo também vitais para a visão.

A semente de linhaça é a principal fonte vegetal de ômega-3, mas não deve ser aquecida para não perder a propriedade nutritiva do óleo. O óleo da semente de linhaça é muito volátil e muito instável; fica rançoso facilmente. Por esse motivo, recomenda-se que seja guardado em local seco e ao abrigo da luz. O correto é colocar a linhaça no alimento ou suco, na hora de consumir. Uma boa dica é usar a semente de linhaça misturada com o azeite de oliva extravirgem prensado a frio como tempero para as saladas. Tente sempre comprar o azeite de oliva que traz no rótulo os dizeres: "Extravirgem prensado a frio", porque este não foi quimicamente alterado pelo calor.

Por falar em gordura, sempre é bom lembrar que a manteiga é melhor para a saúde que a margarina. A manteiga é menos processada e contém antioxidantes naturais, como a vitamina E e o selênio. No entanto, como toda gordura saturada, deve ser consumida com moderação. A melhor manteiga é a orgânica sem sal. A margarina é feita de óleos vegetais, submetidos à alta temperatura, gerando ácidos graxos com uma estrutura não natural — os ácidos graxos na configuração trans — que podem interferir no metabolismo do açúcar, na nossa resposta imunológica, além de não ajudarem em nada no colesterol, porque diminuem o nível de HDL, nosso "bom colesterol".

Para a saúde não importa a quantidade de gordura que nós consumimos, mas a qualidade dessa gordura.

> **Por que precisamos de boa gordura na dieta?**
> - São fontes de vitaminas A, D, E e K;
> - Ajudam a equilibrar os hormônios;
> - Protegem a bainha dos nervos;
> - Produzem antiinflamatórios naturais;
> - Formam neurotransmissores;
> - Equilibram os níveis de colesterol; e
> - Fortalecem o sistema imunológico.

Do mesmo modo que nosso cérebro precisa dos ácidos graxos essenciais, ele também não funciona corretamente sem as vitaminas do complexo B, principalmente a vitamina B12 e o ácido fólico.

A vitamina B12 é essencial para prevenir danos ao sistema nervoso, manter a memória, dar energia e ajudar a formar as células vermelhas do sangue. O corpo consegue estocar vitamina B12 durante muito tempo, aproximadamente dois anos, mas o estresse consome muita vitamina B12, diminuindo o estoque rapidamente. É encontrada em todos os alimentos de origem animal. As melhores fontes dessa vitamina são as carnes vermelhas, os peixes, os ovos e os laticínios.

O ácido fólico ou vitamina B9 faz parte do grupo de vitaminas do complexo B. Ele é necessário para a síntese do DNA, ajuda a prevenir a fadiga, melhora a memória, o sistema imunológico, a formação das células vermelhas, o funcionamento do cérebro e diminui a irritabilidade. As fontes de ácido fólico são os vegetais verdes, especialmente agrião, espinafre e brócolis, além de grãos integrais, ovos, nozes, leite e carnes. Essa vitamina é particularmente importante para as mulheres grávidas, as que usam pílulas anticoncepcionais ou fazem uso de hormônios, pois essas drogas dificultam a absorção de ácido fólico.

Quase todas as vitaminas do complexo B são importantes para a memória, porque participam da formação dos neurotransmissores. A vitamina B6 ou piridoxina é necessária para converter aminoácidos em neurotransmissores. Sem ela, não conseguimos formar a serotonina, a partir do triptofano. A serotonina é um neurotransmissor que estabiliza o sono, exerce efeito antidepressivo e melhora a libido. Outra vitamina importante no metabolismo da serotonina é a B3, a niacina. Já a vitamina B5 e a colina são precursoras da acetilcolina, outro neurotransmissor necessário para a memória. A pessoa muito ansiosa tem muita adrenalina e pouca acetilcolina. A vitamina B5 é encontrada principalmente nos cereais de grãos integrais, nos ovos e na carne. A colina também está presente nos ovos, na lecitina e em derivados da soja, na couve-flor e no repolho. Parece que a falta de estrogênio pode afetar certas enzimas cerebrais que estão envolvidas no metabolismo da acetilcolina.

Equilíbrio emocional

Durante a perimenopausa, as mudanças de humor são freqüentes. Os altos níveis de estrogênio, em relação aos de progesterona, podem deixar a mulher muito sensível. Ela começa a ousar atitudes que antes não imaginava. Aquela mulher dócil, que não costumava reclamar dos filhos e do marido, de uma hora para a outra muda seu comportamento. Passa a não tolerar atrasos, a não aceitar atitudes do filho adolescente, a exigir atenção. Algumas passam por uma síndrome de insatisfação, e as mudanças psicológicas e emocionais nessa fase geralmente levam as mulheres a usarem tranqüilizantes e medicamentos para dormir.

A falta de hormônio no cérebro pode levar a mulher a ter dificuldades para lidar com os problemas, mas não é somente a alteração dos hormônios que a deixa mais sensível. É toda a mudança que está ocorrendo em seu corpo – a dificuldade para emagrecer, a facilidade para ganhar peso, o sono interrompido pelos calores – tudo rouba energia e diminui a capacidade de lidar com problemas crônicos. Os exercícios físicos ajudam muito nessa fase. Eles liberam endorfinas, que atuam como tranqüilizantes naturais. Comer pouca carne vermelha e muita verdura também ajuda a restabelecer a calma e o bem-estar. O chá de camomila alivia o estresse e a insônia. Um suco de fruta com maracujá e uma verdura ou extrato de clorofila também é ótimo para deixar a pessoa mais tranqüila e para combater a insônia. A passiflora do maracujá é um tranqüilizante natural e a clorofila das verduras de folhas verdes contém as vitaminas do complexo B e magnésio, necessários para o metabolismo dos neurotransmissores.

Os óleos essenciais estão envolvidos na produção de prostaglandinas, substâncias sinalizadoras, que regulam os efeitos dos hormônios sexuais e o humor.

O óleo de prímula contém ácido gamalinoleico (GLA), que melhora significativamente os sintomas, porque modifica o mensageiro químico no cérebro.

Os melhores óleos

- Óleo de canola – Deve ser usado para temperar saladas, para preparar maionese, mas não deve ser muito aquecido. Tem um alto conteúdo de ômega-6 (24%) e ômega-3 (10%).
- Óleo de semente de linhaça – É a maior fonte de ômega-3, (57% de ácido alfalinolênico). Não deve ser usado para fritura nem levado ao forno, porque perde o ácido graxo essencial. Depois de aberto, o melhor é guardá-lo no refrigerador. A semente de linhaça, além de abrigar o óleo, é também uma fonte de lignana, uma substância que as bactérias intestinais encarregam-se de transformar em outra substância com atividade estrogênica. A lignana da semente de linhaça possui, também, um leve efeito laxante, podendo ser usada com segurança por pessoas que não sofrem de doenças no intestino. Adicionar semente de linhaça ao pão é uma forma de se obter um aumento do conteúdo de ômega-3 na dieta.
- Óleo de peixe – Salmão, cavala, arenque e sardinhas são peixes de água fria que contêm ômega-3. Os vegetarianos, por não comerem proteína de origem animal, podem conseguir ômega-3 nas algas. Todos os óleos de peixe podem ser suplementados em cápsulas, mas não devem ser usados na cozinha.
- Óleo de nozes – Não é recomendável na culinária, mas outra opção para aumentar o conteúdo de ômegas na dieta é consumir nozes, visto que essa fruta contém 51% de ômega-6 e 5% de ômega-3.
- Óleo de gérmen de trigo – Apesar de conter pouco ômega-3, é uma fonte de octacosanol, uma substância que ajuda a restaurar a função dos neurônios em várias doenças que causam injúria cerebral, como o derrame.
- Óleo de amêndoa – É doce e pode ser usado para dar sabor aos alimentos. Contém uma grande quantidade de ômega-6 (25%).
- Óleo de algodão – É rico em ômega-6 (48%), mas não deve ser usado para cozinhar porque contém uma grande quantidade de ácido graxo poliinsaturado, que, quando aquecido, fica oxidado.
- Óleo de avelã – É um dos óleos mais finos e o preferido dos chefes de cozinha. É semelhante ao azeite de oliva e contém uma alta concentração de ácido graxo monoinsaturado.
- Óleo de oliva – É um dos mais apreciados na culinária e o mais estável para cozinhar. Além disso, é rico em antioxidantes e fitonutrientes. A dieta típica do

mediterrâneo contém, além de vegetais verdes, muito peixe e azeite de oliva. Essa dieta é prescrita para os pacientes que tiveram problemas cardíacos por ser cardioprotetora, devido ao alto conteúdo de gordura monoinsaturada.
- Óleo de amendoim – Apresenta o maior conteúdo de ácido graxo monoinsaturado, o que o torna estável para cozinha e fritura; entretanto, só se deve consumir o óleo de amendoim orgânico, porque os pesticidas são muito usados nos solos em que é plantado.
- Óleo de pistácio ou pistache – Também é muito apreciado entre os chefes de cozinha, por ser um óleo fino e estável.
- Óleo de semente de abóbora – Consumir as sementes de abóbora é uma maneira nutritiva e deliciosa de tirar vantagem desse alimento rico em ômega-3 (15%), ômega-6 (60%) e ômega-9. Os óleos da semente de abóbora também podem ser encontrados na forma de cápsulas.
- Óleo de gergelim – Contém 41% de ômega-6 e é muito usado na cozinha oriental. Também contém uma substância chamada sesamol, de propriedade antioxidante.
- Óleo de girassol – Foi muito valorizado pelos incas e possui um alto teor de ômega-6 (69%), vitaminas do complexo B, potássio, ferro e muita vitamina E. Pode ser usado na cozinha, mas não deve ser aquecido.
- Óleo de prímula – É uma rica fonte de ômega-6. Está disponível na forma de suplemento e não para a cozinha. Como suplemento, é usado para tratar os sintomas da tensão pré-menstrual e mudanças no humor. Alivia as cólicas e os edemas na tensão pré-menstrual, e estabiliza o humor na perimenopausa.

É importante lembrar que os óleos monoinsaturados são mais estáveis e podem ser aquecidos em baixa temperatura porque não perdem a propriedade original. Por outro lado, alguns alimentos, quando consumidos com freqüência, podem interferir na memória, no humor e piorar a cólica pré-menstrual.

Alimentos que devem ser consumidos com moderação ou evitados:
- batata frita industrializada;
- biscoitos;
- balas;
- maionese industrializada; e
- margarina e temperos industrializados para saladas.

Esses alimentos não têm nutrientes, roubam nossa energia e só servem para aumentar os triglicerídios e o colesterol. Quando diminuímos a fritura da nossa dieta, estamos protegendo o sistema cardiovascular e melhorando a função cerebral.

A dieta vegetariana pode trazer muitos benefícios para a saúde, mas ela não contém o DHA necessário para o cérebro, além de ser deficiente em vitamina B12. Aqueles que não consomem proteínas de origem animal, depois de alguns anos, começam a ter problemas de memória, ficam anêmicos e cansados. Uma boa saída para quem come somente a proteína texturizada da soja, é alimentar-se um pouco de peixe, ovos e laticínios, para garantir a vitamina B12 e os ácidos graxos essenciais.

Mudanças na libido

A diminuição do desejo sexual também pode ocorrer nessa fase que antecede a menopausa. A mulher que espera o marido dormir para ir para a cama pode estar com diminuição na libido.

A sexualidade é influenciada por diversos fatores, inclusive problemas no relacionamento, baixa auto-estima, estresse e desequilíbrio hormonal. A inadequada lubrificação na vagina e a diminuição da sensibilidade no clitóris podem comprometer a intimidade física e emocional do casal.

Na maturidade, a sexualidade se transforma. Ela pode se expressar de várias maneiras, inclusive no prazer de assistir a um filme de mãos dadas, compartilhar um bom vinho num restaurante e o mais interessante é que a falta de desejo sexual pode ser uma descoberta casual. Muitos casais conseguem manter um relacionamento aberto e discutem esse fato, mas a maioria das mulheres relata que, com a redução da freqüência da relação sexual a cada dia e o fato de o companheiro não procurá-la mais, o casal perde o diálogo. Está na hora de saírem os dois para uma viagem e ficarem mais tempo juntos.

A psicologia da sexualidade na perimenopausa pode render outro livro, mas é importante que a mulher saiba que o desequilíbrio hormonal contribui para torná-la indiferente à percepção do parceiro. Os estudos mostram que a freqüência de atividade sexual cai tanto para homens como para mulheres, mas, depois dos quarenta anos, a queda é mais drástica.

Quando a função ovariana começa a diminuir, a primeira mudança que se nota é na genitália externa. Os pêlos pubianos ficam mais finos e os grandes lábios começam a perder o tecido gorduroso e, desse modo, respondem menos ao toque. Nessa fase é melhor intensificar a freqüência sexual, porque ela aumenta o fluxo de sangue na região e retarda a atrofia dos grandes lábios. A abstinência sexual acelera a deterioração vaginal. A vagina torna-se menos elástica e menos lubrificada. Como se isso não bastasse, o pH da vagina também se altera, tornando-a mais susceptível à inflamação e à infecção. A deficiência de estrogênio também diminui a tensão dos músculos pré-orgásmicos, e as mulheres respondem mais devagar à estimulação no clitóris. Se ela estiver fazendo uso de medicamento antidepressivo ou anti-hipertensivo, a resposta sexual é mais inibida ainda.

Não espere muito tempo para procurar seu médico para fazer os exames de rotina, porque a maioria desses problemas pode ser resolvida e a atrofia, controlada. Mesmo que nesse momento o sexo não seja a sua prioridade, não espere muito tempo. Depois dos quarenta anos, os melhores momentos ainda estão por vir. A sexualidade pode florescer para muitas mulheres dos cinqüenta aos sessenta anos, quando elas se tornam mais criativas, mostrando que a menopausa pode esconder os melhores anos da vida sexual.

Caso você esteja no grupo das mulheres que gosta de fantasiar um pouco seu momento de intimidade, saiba que existem alimentos com propriedades afrodisíacas que ajudam muito. Muitas ervas têm reputação afrodisíaca e tônico-rejuvenescedora e podem ser usadas por ambos os parceiros.

Há muitos anos, os homens árabes bebem chá de hortelã para estimular sua virilidade, e ele pode ser usado também pelas mulheres.

A mirra é considerada, pela medicina ayuervédica, um tônico para o sistema reprodutivo feminino. A pimenta vermelha, sobretudo a pimenta-de-caiena, aumenta a liberação de óxido nítrico, uma substância que promove a dilatação dos vasos e aumenta o fluxo de sangue na região genital.

As rosas são consideradas símbolo do amor, mas também são um tônico para o sistema reprodutivo feminino, bem como seu chá é usado para aumentar o desejo sexual. Nos homens, elas também podem ser utilizadas para melhorar a libido.

O alecrim é um excelente tônico. Os gregos usavam essa erva no passado como símbolo do amor e da virilidade. Os mexicanos e os italianos acreditam que o manjericão pode não ser afrodisíaco, mas aumenta o tamanho do órgão sexual masculino.

O gengibre é aclamado como afrodisíaco em vários países e é estimulante da circulação, tal qual o alho.

O amendoim contém histidina, um aminoácido de que o corpo necessita para produzir a histamina, que é importante para obter o orgasmo.

A canela é outro excelente tônico; aumenta a circulação, a energia e a vitalidade. Uma poção do amor à base de canela era dada aos amantes no tempo das cruzadas.

Outro estimulante sexual usado há muitos anos é o cravo. Ele ajuda a relaxar a tensão e aumenta a energia.

Salsinha também tem uma boa reputação afrodisíaca, mas outros alimentos também são conhecidos, como o agrião, a cebola (cozida, visto que crua, à noite, não há amor que resista), alho-poró, aveia, mostarda, cevada e mel. Algumas boas fontes de vitaminas necessárias para o sexo são: aspargo, abacate, azeitona, nozes, aveia e grãos integrais. Com um pouco de imaginação podemos usar esses tônicos nutritivos para despertar a libido e quebrar o ciclo vicioso da falta de interesse sexual.

Outros alimentos têm atividade semelhante à do estrogênio; são os fito-esteróides. Eles podem ajudar muito as mulheres. Esses alimentos são a soja, o anis, o ruibarbo, a erva-doce, a alfafa e o aipo. Como o sistema reprodutivo é predominantemente governado por mensagens hormonais, tanto o corpo como a mente necessitam de ajuda.

Incontinência urinária

A perda involuntária da urina (incontinência urinária) ou eminência em urinar é outro problema com que as mulheres nessa fase de transição podem se deparar. Que situação constrangedora, levantar várias vezes à noite ou mesmo não conseguir esperar pelo intervalo quando vai ao teatro, porque precisa ir ao banheiro! Acaba virando motivo de piada. A maioria evita beber água à noite (quando temos mais sede) ou ingerir líquido quando precisa ir a um local público.

O problema é tão sério que algumas mulheres, antes de irem a qualquer lugar público, perguntam logo se tem banheiro limpo. Viagem de carro nos fins de semana para enfrentar engarrafamentos na volta, nem pensar. Assim que ela acaba de esvaziar a bexiga e volta para o carro, já está com vontade de urinar outra vez.

Os médicos chamam de deficiência intrínseca do esfíncter urinário, mas o que importa é que, entre as causas, nessa fase da vida, a falta de estrogênio é a principal. A deficiência de estrogênio leva à atrofia das células da musculatura da uretra e da bexiga. Com isso, a bexiga torna-se menos elástica e menos resistente à infecção. A simples possibilidade de saber que não pode contar com um banheiro já é suficiente para contrair a bexiga e ela ficar com menos capacidade de armazenar urina.

Café, álcool e cigarro também são irritantes da bexiga e pioram os sintomas de incontinência. Alguns medicamentos anti-hipertensivos também podem agravar a situação.

A deficiência de estrogênio leva à perda de colágeno em todos os locais do corpo. O que ocorre no pescoço, no rosto, no abdômen, na vagina, também acontece na bexiga. O hormônio na forma de creme ou comprimidos ajuda a controlar os sintomas. Os cremes à base de soja já estão sendo comercializados na França e podem também ser uma opção natural para melhorar a incontinência e aumentar a elasticidade da bexiga. As isoflavonas da soja têm mais afinidade com os receptores beta de estrogênio e estes são encontrados também na bexiga. Uma dieta rica em soja também aumenta os níveis de fitohormônios circulantes e a excreção destes pela urina. As mulheres que consomem soja apresentam maior excreção de genisteína urinária. A genisteína – um dos compostos da isoflavona – é responsável pela ação estrogênica. É ela que atua nos receptores de estrogênio para exercer a ação hormonal.

O ginecologista deve ser procurado quando a mulher estiver diante de uma incontinência, pois 80% dos casos podem ser curados. Muitas vezes, a causa é o crescimento do útero, devido a miomas que comprimem e diminuem a capacidade da bexiga.

Mudanças no peso

Fora os calores e os suores noturnos, nada incomoda tanto uma mulher como ganhar peso. Mesmo sabendo que o peso ideal, para ela, nunca é o que ela tem, o acúmulo de gordura em algumas áreas do corpo leva a mulher a qualquer sacrifício e dieta.

Uma mulher no seu peso ideal pode se sentir gorda se tiver pouca massa muscular. O peso total é importante, mas a distribuição da gordura é um fator adicional. A pior gordura é a concentrada no abdômen – a gordura visceral. É ela que aumenta o risco de hipertensão arterial, diabetes, doenças cardíacas e alguns tipos de câncer.

Ninguém precisa ter o peso que tinha aos vinte anos, é normal a mulher ganhar peso nessa fase de transição. O que causa o sobrepeso?

Com a idade, o metabolismo (queima de calorias) diminui e, a partir dos trinta anos, a mulher começa a perder 1% da massa muscular a cada ano. Quando ela se dá conta, caiu tudo... Quanto mais músculo ela perde, menos caloria ela queima, e o excesso de caloria ingerido passa a ser estocado na forma de gordura. Se ela continuar comendo o mesmo que comia aos vinte anos, vai acabar engordando. Imagine tudo isso associado a uma tireóide que também começa a funcionar com menos eficácia. Geralmente, isso acontece em torno dos quarenta anos, quando a função de todas as glândulas endócrinas do nosso corpo começa a diminuir.

Essa dificuldade para perder peso leva muitas mulheres a recorrerem a programas de dietas milagrosas, que usam suplementos de hormônios tireoidiano para atingir o efeito desejado. Esse milagre da perda de peso rápida aumenta a excreção de cálcio e diminui a massa muscular, podendo levar a uma osteoporose precoce e a recuperar o peso quando pararem com os suplementos.

O nosso corpo tem um termostato para queimar gordura que funciona de acordo com o que a gente come, se exercita e pensa. Uma dieta temporária não regula o termostato; ao contrário, quebra, e acabamos entrando num ciclo de outra dieta, outra perda e outro reganho de peso. É o famoso ioiô. Uma das razões para ganharmos peso é que não perdemos células de gordura com essas dietas. Outro motivo é não se exercitar regularmente e perder massa muscular. São nossos músculos que nos ajudam a queimar calorias. Quando a dieta acaba e voltamos para o nosso antigo hábito alimentar, se estamos com menos músculos, passamos a queimar menos caloria.

A melhor maneira de não ganhar peso nessa fase de transição é começar a praticar exercícios regularmente e mudar os hábitos alimentares. Toda a família deveria aderir a esse programa de alimentação, pois certamente será mais saudável do que o que a gente costuma comer.

A chave para a manutenção do peso é saber que uma refeição com excesso de carboidrato simples ou refinado (farinha de trigo e açúcar) será fatalmente estocada como células de gordura. Os melhores carboidratos são os complexos, ou integrais. Eles são menos calóricos, contêm vitaminas e minerais, melhoram o funcionamento do intestino e dão-nos a sensação de plenitude mais rapidamente, uma vez que atrasam o esvaziamento do estômago e, desse modo, acabamos comendo menos. O grão integral é rico em fibras, o que não ocorre com o refinado, no qual é removida a camada externa do grão. Outras boas fontes de fibra são as frutas, as verduras e os legumes.

A fibra da dieta não é uma substância simples; trata-se de uma mistura complexa de materiais. As fibras estão contidas nas plantas e são pouco afetadas pelas nossas enzimas digestivas. Elas passam pelo estômago, pelo intestino delgado e é no cólon que irão sofrer transformação. Algumas fibras serão fermentadas pelas bactérias intestinais e outras aumentam o conteúdo e o peso das fezes. As fibras também ajudam a eliminar a gordura e as substâncias químicas, tóxicas, que podem lesar a parede do cólon e causar câncer.

Observe os alimentos a seguir e passe a ingerir mais fibra:

- Grãos – Comece pelos cereais, como farelo de aveia e trigo integral; compre pão integral, pão de centeio, de aveia e sinta a diferença. Você irá comer menos e sentir menos fome. No almoço, prefira arroz integral ou arroz selvagem, e arrisque provar uma massa integral. Vai ver como é deliciosa.
- Frutas – Maçã, pêra, mamão e frutas vermelhas são boas escolhas.
- Vegetais e legumes – Especialmente brócolis, cenoura, abóbora, couve-de-bruxelas, repolho, milho, lentilha, ervilha, feijões e soja.

Para matar a fome, prefira as frutas frescas, algumas nozes, vegetais crus e biscoitos integrais.

Mecanismo de ação das fibras

Estudos mostram que o acréscimo de 14g de fibra na dieta está associado à diminuição de 10% de ingestão calórica e à perda aproximada de 2kg em quatro meses.

As fibras:
- reduzem a densidade calórica da dieta;
- estimulam a secreção da saliva e do suco gástrico, facilitando a digestão;
- diminuem a fome formando um material gelatinoso no estômago e reduzindo o esvaziamento gástrico; e
- aumentam a excreção de sais biliares e colesterol.

Não fique atenta às calorias dos alimentos, mas ao seu valor nutricional e como tais alimentos serão aproveitados no seu organismo. A insulina, um hormônio liberado pelo pâncreas, irá agradecer a sua escolha por alimentos integrais. Ela é responsável pela retirada, no sangue, da glicose resultante do metabolismo dos carboidratos e por sua distribuição para as células de vários tecidos. Quanto mais refinado for o alimento, mais rápido a glicose aumenta no sangue e mais insulina precisa ser liberada para removê-la. Níveis de insulina cronicamente elevados no sangue fazem com que as células se tornem insensíveis a ela e resistam à entrada de glicose. O excesso de glicose e insulina no sangue pode levar a uma síndrome de resistência à insulina, que causa obesidade, diabetes, eleva a pressão arterial e os triglicerídios, além de acelerar o envelhecimento celular.

O que comer

Muitas pessoas não sabem que aquela vontade de comer doce ou chocolate que se manifesta no final do dia está relacionada com os baixos níveis de serotonina e betaendorfina no cérebro. Os baixos níveis de serotonina aumentam a avidez por doce, massa, pão e biscoito – os carboidratos mais simples – além de deixarem a pessoa mais agressiva, impulsiva e deprimida. Por esse motivo, é melhor deixar uma discussão mais acalorada para o dia seguinte, quando estamos menos emotivos e impulsivos. Por outro lado, a deficiência de betaendorfina contribui para a baixa tolerância à dor, aumenta a sensibilidade, a tendência ao isolamento e à baixa auto-estima.

Uma boa maneira de controlar os níveis da serotonina é alimentar-se de proteína, que contém o aminoácido triptofano e o deixará disponível para transformar-se em serotonina. Consumir carboidratos complexos, como os encontrados nas raízes (batatas, beterraba e cenoura) melhora a utilização do triptofano e, conseqüentemente, a produção da serotonina. Não é preciso comer batata todas as noites, mas esse é o melhor horário para ela ser consumida, se a pessoa for muito ansiosa.

Por outro lado, a betaendorfina melhora muito com meditação, atividade sexual, música, dança e outros exercícios físicos. A Dra. Kathleen Des Maisons caracteriza o açúcar como a "mãe de todos os vícios" e, em seu livro *Potatoes not Prozac,* descreve o cenário dos comedores compulsivos e o prazer proporcionado por um pote de biscoito ou uma barra de chocolate, mesmo quando a pessoa está sem fome, porém deprimida.

Aprender a controlar esse impulso – de comer sem fome – demora, mas compensa, porque a qualidade da comida traz bem-estar e equilíbrio bioquímico para o corpo. É tudo uma questão de hábito. Se nos acostumarmos a comer todos os dias, no meio da tarde ou à noite, um biscoito ou um pedaço de pão, vamos viciar nosso organismo com esse tipo de alimento e ganhar uns quilos a mais. A obesidade é o que alguns autores chamam de doença da fartura, das comidas rápidas, gordurosas e industrializadas. É melhor aprender a equilibrar o corpo com alimentos saudáveis do que ficar beliscando o tempo todo e sentindo-se culpada por não conseguir resistir ao impulso do pacote de biscoito ou do doce. Os pais devem prestar mais atenção ao lanche dos filhos no colégio. Uma fruta acalma e desperta, enquanto um pacote de biscoito acalma, mas deixa a criança sonolenta.

Ironicamente, a dieta e os hábitos de estilo de vida adquiridos na infância é que ditarão o caminho que nosso corpo vai seguir, que normalizarão nossos níveis de insulina e nossos hormônios, inclusive os que atuam no cérebro.

Também não adianta proibir uma criança de comer determinados alimentos e fazermos exatamente o contrário.

Se observarmos a história do homem, veremos que, à noite e no início da manhã, as raízes eram retiradas com mais facilidade para serem consumidas, porque a terra ainda estava úmida. A ingestão de carboidratos pela manhã é um hábito antigo porque, nesse horário, precisamos de energia para as atividades do dia, por isso um pãozinho integral ou uma raiz cozida na mesa do café da manhã ajuda. À noite, os carboidratos complexos contribuem para induzir o sono. Podemos variar as raízes, por exemplo: batata-inglesa, batata-doce, batata-baroa, aipim ou mandioca, inhame, beterraba e cenoura, qualquer um desses deve constar no cardápio da noite ou da manhã.

É bom consumir pelo menos uma raiz quentinha à noite. Uma batata cozida com pouco sal, se adicionarmos um filete de azeite e uma salsinha, transforma-se numa opção saudável e é um excelente substituto para o biscoito noturno. No inverno, uma boa escolha é um prato de sopa de inhame, de batata-baroa ou de beterraba. Imagine voltar para casa, naquele dia bem frio, e encontrar um prato de sopa de batatinha-baroa com um pouquinho de manjericão e azeite. Outra dica é preparar um purê de aipim e comê-lo com frango, picadinho de carne ou camarão. Depois de saborear essa maravilha, ninguém vai sair atrás de doce.

As raízes podem ser consumidas de várias maneiras – na forma de sopa, cozidas, assadas ou como purê. Podemos escolher um desses modos e preparar como acompanhamento para o jantar. O preparo é igual ao do purê de batata, mas não leva leite; basta cozinhar com pouca água e aproveitá-la para fazer o purê:
• purê de inhame;
• purê de cenoura;
• creme de batata-baroa;
• batata-doce com aipo;
• purê de batata; e
• purê de aipim.

Nas sopas, as raízes também podem ser aproveitadas, e servem como boas entradas para os dias mais frios:
• sopa de batata-baroa;
• sopa cremosa de cenoura;
• sopa de beterraba;

- sopa de batata com cenoura; e
- sopa de aipim com abóbora.

É só preparar a sopa ou o purê e dar uma incrementada com seu tempero ou erva favorita. Manjericão, coentro, cominho, alecrim, açafrão, *curry* e *funghi* combinam muito bem com as raízes e, para dar um toque diferente, acrescente cubinhos de tofu defumado no lugar dos *croûtons* (cubinhos de pão frito).

Assim como existem alimentos estocados na forma de gordura pelo organismo que induzem o sono, existem aqueles que nos deixam mais alertas, os que costumam inibir o apetite e os que ajudam a acelerar o metabolismo. Esses alimentos podem e devem ser consumidos principalmente na hora do almoço. Eles são os substitutos das drogas anoréxicas, cujos efeitos colaterais são desastrosos. Há algum tempo, observou-se que drogas usadas para controlar o apetite, como a fenfluramina e dexfenfluramina, podem causar disfunção nas válvulas cardíacas e foram logo proibidas. Outros compostos surgiram no mercado, os que bloqueiam a absorção de gordura. Em pessoas mais sensíveis, causam diarréia e cansaço. E não há nada mais desagradável do que comer e precisar ir imediatamente ao banheiro.

Recentemente, uma paciente me relatou que tinha tanta diarréia que estava sempre com assaduras. A flora intestinal estava comprometida, pois a diarréia ocorria mesmo sem que ela comesse gordura. Estava cansada, fraca, e me pediu que encontrasse uma solução natural para o seu problema. Como estava habituada a comer muita fritura, retiramos a gordura da dieta, suspendemos o medicamento e, em uma semana, ela perdeu um quilo, sem dieta. Se começarmos a retirar da dieta alimentos que o organismo costuma estocar na forma de gordura, a pessoa emagrece do mesmo jeito que com o medicamento e irá sentir-se muito melhor. Substituímos a gordura por azeite de oliva extravirgem, retiramos a carne gordurosa do feijão, as frituras e os sanduíches com queijo, salaminho ou presunto da tarde e da noite. O resultado foi incrível. O importante é encontrar substitutos saborosos. Geralmente é fácil e mais prático que usar medicamento.

Todos os compostos para emagrecer são derivados de plantas, então, por que não usar o poder terapêutico dos alimentos? O feijão, por exemplo, contém uma substância (*Phaseolus vulgaricus*) capaz de inibir a absorção do açúcar. Todas as leguminosas têm uma glicoproteína, a lectina, capaz de ligar-se ao açúcar da dieta e inibir a sua absorção, mas, no feijão, ela é encontrada em maior quantidade. Outra opção para inibir a absorção da glicose é o composto encontrado na maçã, a florizina. A maçã é uma fruta que deve ser consumida pelos diabéticos.

Como alternativa para suprimir o apetite, vale tentar o efeito dos monoterpenos. Trata-se de compostos, como o D-limoneno e perilil-álcool, encontrados nos óleos essenciais de diversas plantas, entre elas: limão, laranja, tangerina, *grapefruit*, hortelã e tomate. Também são encontrados nas frutas vermelhas, na semente de gergelim e na salsinha. Os monoterpenos são citados na literatura como compostos anoréxicos, isto é, supressores naturais do apetite. Suas aplicações em regimes para a perda de peso são enormes. Apesar de não existir uma dieta universal para perder peso, uma vez que cada pessoa possui um estilo de vida diferente, eles podem e devem ser incluídos em todas as dietas.

Qualquer que seja a dieta, não devemos esquecer a importância da prática regular de exercício físico. Ela ajuda a controlar os níveis de glicose no sangue, promove a quebra das células de gordura e acelera o metabolismo. Um grande número de atletas aderiu à dieta vegetariana, porque ela aumenta a termogênese, isto é, aumenta a oxidação das gorduras e acelera o metabolismo. Uma dieta com pouca gordura e rica em vegetais é útil para diminuir a gordura do corpo. Esse conceito passou a ser usado pelos cientistas em meados dos anos 1980 para preparar os atletas para competição. Quem não é atleta, não precisa radicalizar e assumir de vez uma dieta vegetariana.

Por que os atletas precisam de alimentos termogênicos? Normalmente, quando queimamos gordura, estamos criando ATP, a molécula de energia que contrai os músculos. Numa pessoa sedentária, a quantidade de gordura queimada pela mitocôndria e a quantidade de glicose usada são reduzidas, mas os atletas, por terem músculos desenvolvidos, precisam e usam essa energia para a contração muscular. Quanto mais o músculo trabalha, mais energia ele produz, portanto, a queima calórica do atleta é muito grande.

Os alimentos termogênicos não substituem os exercícios, portanto não adianta ficar esperando que o alimento faça o seu trabalho – ele apenas ajuda. Os alimentos que aumentam a termogênese são a soja e seus derivados, o café, o gengibre, a pimenta, o guaraná, o açafrão e as algas, os grãos integrais, entre eles, o gérmen de trigo, a semente de gergelim e a semente de linhaça. Os grãos integrais contêm os ácidos graxos poliinsaturados da série ômega-3 (na semente de linhaça) e ômega-6, cujo efeito antitrombótico melhora a dilatação e a elasticidade dos vasos sangüíneos, além de diminuir os níveis de triglicerídios e colesterol. Os compostos fenólicos dos grãos integrais modulam a glicemia (índice de açúcar no sangue), geralmente mais alta nos obesos.

De modo geral, os estudos em nutrição focam os nutrientes isolados, não os alimentos completos. Como os grãos integrais contêm centenas de nutrientes e fitoquímicos na sua composição, até agora a extensão da proteção desse alimento é imprecisa, mas estudos sugerem que a ação protetora resulta da combinação de todas as substâncias.

O grão que consumimos, em geral, sofre muito processamento. Ele é moído, aquecido, cozido, refinado, parboilizado, e muitos têm o sabor alterado para tornarem-se mais palatáveis. Com isso, acabamos ingerindo um alimento quase isento de nutrientes. Os grãos integrais são ricos em fibras e contêm pouca gordura, cerca de 10% de proteínas, alto teor de vitaminas, principalmente as do complexo B, além de serem boas fontes de minerais. Além disso, os óleos de palma e de arroz contêm tocotrienóis, um tipo de vitamina lipossolúvel que é membro da família da vitamina E, com efeito hipolipemiante (diminuem o colesterol). Vejam como é mais saudável consumir o arroz integral em vez do branquinho.

A concentração de lignana da semente de linhaça, outra substância importante no equilíbrio dos hormônios e do colesterol no organismo, é quase cem vezes maior que a de qualquer outro alimento. As lignanas possuem estrutura semelhante aos compostos estrogênicos produzidos pelo nosso corpo. Uma dieta rica em grãos também promove saciedade, acelera o trânsito intestinal e reduz o colesterol. Vale a pena consumir um pouco desses alimentos todos os dias, principalmente se estivermos gordinhos e com os hormônios sexuais alterados.

É importante lembrar que os grãos integrais podem ser consumidos com saladas, adicionados a sopas e frutas no café da manhã. Eles atrasam a digestão e a absorção dos carboidratos, regulam tanto a glicose pós-prandial, como a liberação de insulina. A essa altura, todo mundo vai querer comer muitos grãos, mas, fica aqui um alerta: quando consumidos em excesso, podem fermentar, provocar muitos gases e desconforto abdominal.

As bactérias intestinais são as fermentadoras dos grãos. Elas adoram uma dieta rica em grãos e fibras porque esses alimentos melhoram a qualidade da microflora indígena. Os ácidos graxos de cadeia curta, formados no processo de fermentação, são usados para dar energia ao organismo e nutrir o epitélio intestinal. Em nosso organismo tudo é aproveitado.

Os alimentos que nutrem as bactérias intestinais são chamados de pré-bióticos. A cebola, por exemplo, é um excelente pré-biótico. Outro é a banana, que costumamos dar para as crianças quando estão com diarréia por acharmos que ela prende o intestino. Na verdade, o que ela faz é recuperar a flora intestinal e as bactérias é que irão fazer o resto – recuperar o trânsito intestinal acelerado. O aspargo também é um pré-biótico, do mesmo modo que o alho.

Usando essas informações, verifique seu peso agora e veja se você está no peso ideal. A regra é simples: divida o peso pelo quadrado de sua altura. Se estiver entre 19 e 25, você está bem. Quanto mais no meio desses valores estiver, melhor.

> Exemplo de uma pessoa com peso aceitável:
>
> Peso = 60kg   Altura = 1,60m
> IMC (índice de massa corporal) = 60/(1,60 x 1,60) = 60/2,56
> IMC= 23,4
>
> Uma pessoa magra com a mesma altura teria um IMC de 19,5. Nesse caso, ela pesaria 50kg. Quando o IMC está acima de 25, considera-se sobrepeso, e acima de 30, obesidade.

Podemos começar pelas mudanças no café da manhã. Em vez de café com leite, pão com manteiga e uma fatia de queijo, a sugestão é preparar um suco energético usando todos os alimentos mencionados.

Suco energético

1 maçã
1 banana
1 copo d'água
1 colher de sopa de semente de linhaça
1 colher de sopa de gérmen de trigo
Um pouco de salsinha ou hortelã

1 Bata bem todos os ingredientes no liqüidificador e está pronto. Essa receita rende dois copos, mas você pode beber os dois, porque é muito gostoso. A água pode ser substituída por suco de laranja-seleta, laranja-lima, tangerina, abacaxi; nesse caso, não é preciso acrescentar a banana.

Outro suco muito saboroso e ótimo para corrigir a prisão de ventre é este:

Suco regulador

1 fatia de mamão
1 copo de suco de laranja-seleta ou lima
1 colher de sopa de semente de linhaça
1 colher de sopa de semente de girassol
4 amêndoas ou nozes

1 Bata todos os ingredientes no liqüidificador e tome em seguida.

Escolha sua maneira de consumir soja

Não devemos consumir a soja crua, nem com a película do grão. Quem nos ensina a retirar a pele é Flor Alves Marques, especialista em alimentação natural, em seu livro *Delícias de soja e glúten*. Ela recomenda deixar o grão de soja de molho na água na noite anterior ao preparo e no dia seguinte esfregá-lo com as mãos.

A autora também nos explica como hidratar a proteína vegetal texturizada de soja (PVT). Por ser comercializada seca e granulada de duas formas diferentes, em pedaços grandes ou em flocos secos, devemos hidratá-la antes de usar. É bem fácil: coloque a PVT numa tigela e acrescente água. Para uma parte de PVT, meia de água. Misture bem e espere alguns minutos até que ela dobre de volume. Não precisa escorrer a água. A PVT hidratada está pronta para ser usada e é muito saborosa. Pode ser refogada com os temperos caseiros e é ótima para substituir a carne moída em todos os pratos, inclusive no molho à bolonhesa. Com ela podemos preparar croquetes, quibes, panquecas e tudo o que a imaginação permitir.

- *Shoyu* – É um molho feito do missô, outro derivado da soja, fermentado, usado em vários pratos da cozinha oriental.
- *Tofu* – Preparado com leite-de-soja coagulado, pode ser mole, firme ou muito firme. O mais mole parece um iogurte, dá um ótimo purê ou substitui a maionese nas saladas. O tofu chinês é mais firme. É feito drenando-se a água do queijo de soja curado, cortado em cubinhos para ser adicionado às sopas como tira-gosto. Fica muito gostoso quando temperado com azeite, um pouco de sal e orégano. Serve também para fazer queijo quente. Os pratos com tofu combinam muito bem com gengibre, cominho, orégano e óleo de gergelim.
- *Tempeh* – É preparado inoculando-se os grãos de soja cozidos com esporos da bactéria *Rhyzopus oligosporous*, que cria um nutriente de fácil digestão. Todo *tempeh* de soja é rico em proteínas e muito saboroso. Serve para preparar molho de tomate para ser usado em massas e sopas.

Tonteira

Não é raro as mulheres relatarem esse sintoma para os médicos. Ela começa com uma sensação de frio na testa e um suor fino e gelado em todo o rosto, provocando a sensação de desmaio.

Nos anos 1970, vários livros populares falavam da hipoglicemia e vários editoriais de revistas médicas chamavam a atenção para o interesse do público em saber por que isso acontecia. Nos anos 1990, novas informações começaram a relacionar a hipoglicemia daquela época com a ingestão excessiva de carboidratos refinados e o complexo fluxo de hormônios. O excesso de carboidrato pode levar ao excesso de glicose, excesso de insulina e sobrepeso, e a expressão síndrome X foi introduzida para descrever aqueles sintomas. A síndrome X é um dos males da dieta ocidental, a dieta rica em açúcar refinado, sal, gordura saturada e outros compostos que o corpo humano não está adaptado para suportar.

Nossa dieta não deve conter mais do que 10% desses alimentos. Se você está com a sensação de tonteira, pode estar exagerando nos alimentos com índice glicêmico elevado, como biscoito, pão, *pizza*, torta, massas etc. Esses alimentos jogam muita glicose na corrente sangüínea, liberam insulina muito depressa, e a retirada brusca de glicose do sangue deixa a sensação de hipoglicemia algumas horas depois.

De novo, as fibras são a solução para controlar tais sintomas e ajudar a prevenir a liberação excessiva de insulina. Elas atrasam a digestão e a glicose vai chegando lentamente no sangue.

A dieta ideal contém sete elementos nutricionais imprescindíveis:
1. vegetais;
2. frutas;
3. cereais e grãos integrais;
4. legumes;
5. gordura de boa qualidade;
6. laticínios; e
7. peixe, ovos, frango e carne magra.

O uso desses elementos vai depender do tipo de atividade praticado durante o dia. Por exemplo: uma mulher ativa durante o dia pode consumir os alimentos do número 3 em diante em maior quantidade. Se você acorda às 11 horas da manhã, bebe um café, almoça às duas da tarde, não se exercita e belisca o dia todo, é melhor não abusar desses alimentos; capriche nos itens 1 e 2.

Capítulo 3

Começando a prevenir a osteoporose

As mulheres estão se preocupando cada vez mais cedo em tomar cuidados preventivos com a saúde. Com isso, elas estão tratando os mais sérios problemas decorrentes da queda dos hormônios. Os calores e o sangramento irregular são irritantes, eles forçam as mulheres a buscarem ajuda médica. Entretanto, as quatro principais doenças com as quais elas irão certamente se deparar, se não agirem rápido, são: osteoporose, doenças cardiovasculares, mal de Alzheimer e câncer.

A Terapia de Reposição Hormonal reduz o risco das doenças cardiovasculares, Alzheimer e osteoporose, mas pode aumentar o risco de câncer, especialmente o mais temido de todos, o câncer de mama. A osteoporose e as doenças cardiovasculares são males que se manifestam nas mulheres quando elas perdem a proteção dos hormônios sexuais: estrogênio e progesterona. Portanto, é na perimenopausa que devemos nos preocupar mais com elas.

Osteoporose

Osteoporose significa poros nos ossos. Ela resulta da perda da densidade mineral e das proteínas ósseas. A osteoporose é mal interpretada como um problema de mulheres muito idosas. As mulheres idosas também podem ter um tipo de osteoporose, a osteoporose senil, todavia, o efeito devastador do estilo de vida pode fazer com que ela se inicie aos 35 anos.

Existem muitos fatores intimamente ligados à manutenção da densidade óssea, como o exercício físico, a ingestão adequada de cálcio e vitaminas na dieta. Por outro lado, os fatores mais comuns que propiciam a perda de cálcio são: estresse, álcool, açúcar e sal em excesso, café, cigarro e a falta de hormônio sendo este (o hormônio) ainda considerado o mais importante ingrediente para prevenir as fraturas.

A osteoporose geralmente pode ficar sem diagnóstico até os setenta anos, se a mulher não fizer um exame preventivo – a densitometria óssea, que determina a idade do osso.

Durante a perimenopausa a mulher pode perder 1% a 1,5% do total da sua massa óssea por ano. Depois da menopausa, essa perda óssea acelera, chegando a 3% ao ano e, em algumas mulheres, a 5%.

Como o osso vai ficando cada dia mais fino, uma mulher em um estágio avançado de osteoporose pode quebrar um osso apenas com uma tosse mais forte ou fazer uma fratura espontânea ao rolar na cama à noite. Deparei-me com mulheres, às quais solicitei um raio X de tórax para diagnosticar uma pneumonia, em que a densidade óssea era mínima. No pulmão nada foi encontrado, mas os ossos estavam em um estado avançado de osteoporose. A osteoporose é assintomática, até o momento em que um osso se quebra, porque 25% da massa óssea podem estar perdidos até que isso se torne visível num raio X de rotina. A osteoporose também está relacionada com a perda dos dentes, em decorrência da perda do suporte ósseo que mantém os dentes no lugar.

Existe uma relação genética na osteoporose. Assim, se a mãe ou a avó tiveram fraturas ósseas espontâneas ou desenvolveram uma corcunda acentuada na região cervical, a mulher pode estar no grupo de risco. A escolha do estilo de vida pode incluir uma mulher no grupo de risco ou retirá-la dele. Se ela fuma e costuma ingerir mais de dois copos de bebidas alcoólicas por dia, se consome alimentos pobres em cálcio e não se exercita, ela já começou a determinar o seu sistema esquelético.

O osso é um tecido vivo dinâmico. Ele é constituído de fibras de proteína de colágeno que são infiltradas com cristais de fosfato de cálcio. O tecido ósseo está sempre sendo adicionado e removido. Tal processo é referido como remodelagem óssea. Geralmente a remoção e a formação do osso estão equilibradas. As células responsáveis pela formação dos ossos chamam-se osteoblastos e as removedoras, osteoclastos. Nós temos receptores para o estrogênio nos osteoblastos. Eles ajudam a regular a formação do osso quando o tecido ósseo é removido para ser renovado. A progesterona também estimula a formação óssea. A perda óssea é maior quando os hormônios sexuais diminuem e os osteoblastos não realizam o trabalho direito.

Não se assuste, a osteoporose é lenta, e o osso não depende somente dos hormônios sexuais. Muito se conhece da osteoporose e como preveni-la e tratá-la. Após os setenta anos é mais difícil recuperar ou desacelerar uma perda óssea severa, mas uma osteopenia, ou diminuição da densidade óssea, pode ser recuperada com uma boa dieta, a prática regular de exercício físico e suplementos. Contudo, uma mulher no grupo de risco deve fazer sua primeira densitometria óssea aos quarenta anos, a fim de avaliar sua densidade óssea.

O que podemos fazer para prevenir a osteoporose? Todos os médicos responderão a mesma coisa: "Começar a desenvolver ossos densos antes de chegar à menopausa". Um estilo de vida sedentário acaba enfraquecendo o osso. Mexa-se!!! Qualquer atividade, como caminhar, em que o corpo é forçado a suportar o seu peso, ou exercício de resistência constrói massa óssea. Também é importante limitar o número de cafezinhos, uma vez que a cafeína inibe a absorção do cálcio.

O cálcio é essencial para manter os ossos fortes. Recomenda-se que as mulheres incluídas no grupo de risco consumam acima de 1.200mg de cálcio por dia. Essa dose é mais do que o dobro da recomendada para a manutenção da massa óssea.

O organismo tem dificuldade de absorver uma dose grande de cálcio, de modo que se ele for ministrado na forma de suplemento, o melhor é dividir a dosagem em duas ou três doses antes de cada refeição.

A vitamina D ajuda o corpo a absorver o cálcio. Nos países ensolarados, as mulheres sofrem menos de osteoporose, pois a luz do sol é uma fonte natural de vitamina D. A ação dos raios solares na camada de gordura da pele inicia a formação dessa vitamina lipossolúvel e, então, ela é absorvida para dentro do corpo. Nos países em que as mulheres não se expõem muito ao sol, como o Canadá e os países do norte da Europa, apesar de elas consumirem uma dieta baseada em laticínios, o índice de osteoporose é elevadíssimo.

Na prática clínica foi possível verificar que, para chegarem a desenvolver osteoporose severa, as mulheres enquadram-se em mais de duas dessas situações:
• sua dieta é rica em açúcar, batata, farináceos refinados e pobre em verduras;
• são sedentárias;
• são muito magras, ou estão sempre fazendo dietas;

- são fumantes e consomem muito álcool;
- dormem mal; e
- usam muitos medicamentos.

Por outro lado, as mulheres que se exercitam, se expõem ao sol, mantêm o peso e adotam uma dieta variada, dificilmente chegam a um estágio preocupante de perda óssea.

Os dados epidemiológicos mostram que as africanas sofrem menos de osteoporose que as mulheres do norte da Europa, onde a dieta é baseada em laticínios e o estilo de vida é sedentário.

Diante de todos esses argumentos, tratar a osteoporose somente com hormônio e cálcio não é a melhor opção de tratamento. Para esse mal que afeta quase metade das mulheres na pós-menopausa, numerosos medicamentos, suplementos e hormônios são receitados. Os medicamentos são uma maneira prática e conveniente de manter a saúde dos ossos, mas o mundo natural também oferece recursos. O trabalho do nosso corpo é manter-nos vivos e saudáveis, com a matéria-prima que ingerimos nos alimentos. É preciso ouvir atentamente o que ele precisa, o que devemos acrescentar e o que está em excesso, porque ele faz direitinho o seu trabalho. O modelo natural de saúde é baseado no tripé: dieta, exercício e estilo de vida.

A falta de cálcio não é a única causa da osteoporose. Algumas mulheres que consomem muito leite e, ao mesmo tempo, ingerem em excesso café com adoçante, pães, massas, doces *light* e biscoitos, não ganham nada de massa óssea. Embora o leite seja rico em cálcio, este elemento está presente em vários outros alimentos e numa forma mais fácil de ser absorvida que no leite.

Causas da osteoporose

A osteoporose pode ocorrer devido à falta de hormônio e à idade avançada ou ser provocada por outras afecções. As causas mais freqüentes são:

- Endócrina – A falta de hormônio de várias glândulas pode interferir no metabolismo do cálcio. Assim temos as doenças da tireóide, da paratireóide, das glândulas adrenais e até do pâncreas, como a diabetes, que podem levar à osteoporose.
- Depressão e sedentarismo – Diminuem a absorção de cálcio no intestino.
- Medicamentos – Corticóides, antiinflamatórios, anticoagulantes, antiepiléticos, diuréticos, lítio, quimioterápicos, hormônios tireoidianos, antiáci-

dos, medicamentos para baixar o colesterol, todos interferem na absorção do cálcio.
- Deficiência alimentar – O consumo de muita proteína animal e pouco vegetal acaba eliminando muito cálcio. Estudos mostram que os vegetarianos têm maior densidade óssea que as pessoas que se alimentam de carne vermelha.

Os ossos são os reservatórios naturais dos minerais que o nosso corpo precisa para suas funções diárias. O cálcio é o principal elemento, mas o fósforo, o magnésio e outros minerais também são importantes para manter o cálcio no osso.

O papel do cálcio

Os ossos contêm 99% do cálcio do corpo. O restante é usado para contrair os músculos, incluindo o do coração, para a transmissão nervosa, a coagulação do sangue, a função de vários hormônios e o metabolismo em geral. Nos ossos, ele é encontrado na forma de sais de fosfato de cálcio. O excesso de fósforo na forma de ácido fosfórico (presente nos refrigerantes e bebidas gasosas) pode estimular a saída de cálcio do osso para formar o sal de fosfato de cálcio, enfraquecendo os ossos.

A fonte de cálcio e fósforo está nos alimentos. Os ossos são os bancos de cálcio do organismo. É lá que ele fica estocado até que algum órgão precise dele. Quando um músculo solicita mais cálcio e a dieta for pobre em cálcio é de lá que ele sai. Depois que sai do osso, o cálcio não é reabsorvido, mas sim eliminado pela urina.

O conteúdo de cálcio na maioria dos alimentos é alto. Alguns alimentos são ricos em cálcio, mas também contêm gordura e proteína. O leite é um exemplo. Ele é uma ótima fonte de cálcio, mas, ao ingeri-lo em grande quantidade, algumas pessoas produzem muito muco, estão sempre com alergias, resfriadas e com sinusite. Um grande número de mulheres que digere mal a lactose do leite (o açúcar) manifesta desconforto no estômago, excesso de gases e vivem queixando-se de dores de cabeça, devido ao consumo de muito laticínio. Quase todos os adultos perdem a atividade da enzima responsável pela digestão da lactose – a lactase – e tornam-se intolerantes à lactose do leite. Quando bebem leite ou produtos lácteos, acumulam muitos gases. Não é uma doença, mas um estado normal. Na espécie humana, a atividade da lactase começa a diminuir em torno dos sete anos e, na vida adulta, ela é muito reduzida. Nos descendentes do norte da Europa, a atividade dessa enzima permanece ativa, e eles são os maiores consumidores de laticínios do mundo. Podemos extrair o cálcio do mesmo local que as vacas, os cavalos, os elefantes e outros animais retiram – da natureza, mais precisamente dos vegetais. O nosso corpo sabe exatamente como aproveitar o cálcio deles.

Para os aficionados por leite, a melhor maneira de consumi-lo é na forma de iogurte natural, aquele que não sofre nenhum tipo de adição além dos lactobacilos. Os produtos fermentados são mais fáceis de serem assimilados, pois já foram parcialmente digeridos pelas bactérias pré-bióticas: os lactobacilos.

Conteúdo de cálcio e gordura em vários alimentos

Alimento	Porção	Cálcio (mg)	Gordura (g)
Leite integral	1x.	228	8,1
Queijo *cheddar*	30g	204	9,1
suíço	30g	260	7,1
cottage 2%	120g	78	2,2
Iogurte integral	1x.	274	7,7
low-fat	1x.	414	3,4
Tofu	120g	100	8
Vegetais: espinafre	1x.	150	0
brócolis	1x.	136	0
feijão	1/2x.	81	0
nabo	1x.	252	0
couve	1x.	357	0
Peixes: camarão	120g	115	0,8
salmão	120g	183	14
ostra	120g	258	2
sardinha	120g	425	24,4
Nozes, amêndoas (12)	30g	45	15
Semente de girassol	30g	35	14

Fonte: *Extraída de James Huston e colaboradores,* Perimenopausa, *2.ed. New Harbinger Publication, 2001. Adaptada segundo a tabela da National Osteoporosis Foundation (1992).*

Nota: *x.* = *xícara.*

Os melhores vegetais são os de folhas verdes, frescos, cozidos ou crus, e orgânicos: repolho, mostarda, agrião, rúcula, chicória, salsa, couve, couve-flor são fontes naturais de cálcio. Inhame, cenoura, cebola, alho, gengibre, alho-poró e rabanete também são ótimas fontes de cálcio. As sementes e as nozes são igualmente ricas em cálcio, em especial a semente de linhaça, a de abóbora e a castanha do caju, tão consumida na Região Nordeste.

Uma maneira simples de se conseguir uma boa fonte de cálcio é colocar a casca do ovo caipira para desidratar no forno baixo e depois bater no liqüidificador. Quando a farofa estiver pronta, pingue algumas gotas de suco de limão para transformar o carbonato de cálcio em citrato, uma forma mais absorvível que não causa prisão de ventre. O ideal é colocar uma colher de sopa da farofa na comida.

Para uma boa reposição de cálcio, as mulheres devem incluir na dieta os derivados da soja, pelo menos três vezes por semana. A proteína texturizada de soja, o missô, o leite, o *tempeh* e o tofu contêm, além de cálcio, fitoestrogênio, que ajuda a fixar o cálcio no osso. Muitos alimentos são ricos em cálcio, como a mostarda (495mg) e o aipo (250mg), e são esquecidos. No entanto, outros mais consumidos podem ajudar a eliminar o cálcio por conterem muito oxalato. São eles o espinafre, a acelga e a salsinha.

Influência da dieta na manutenção óssea

Os alimentos que ingerimos ajudam a formar e a manter ossos fortes. Vamos ver os alimentos que encorajam o depósito ósseo. Por exemplo, uma dieta rica em proteína animal, como carne vermelha, pode levar à perda de cálcio pela urina. Por outro lado, a falta de proteína na dieta pode enfraquecer o colágeno dos ossos e contribuir para a osteoporose. Não devemos exagerar, podemos comer de tudo, mas com moderação.

Na hora de escolher os alimentos, lembre-se de que eles devem ser tratados sem pesticidas, devem ser frescos e o mais naturais. Isso significa que podemos caprichar nos grãos integrais, vegetais frescos, frutas, nozes, sementes, ovos orgânicos e peixes que são vendidos em muitos supermercados ou feiras de produtos naturais. Preparar e comer os alimentos com cuidado também facilita a sua absorção. Caso não consiga consumir vegetais crus e saladas, prepare uma sopa ou um cozido. Encontre a melhor forma de ingerir esses alimentos.

Para uma boa ingestão diária de minerais, não há nada melhor do que vegetais frescos, cultivados organicamente na dieta. Quando o assunto é proteína animal, é mais difícil saber se ele foi ou não tratado com antibiótico ou hormônio. Ainda é difícil encontrar frango e carne sem antibióticos, mas, quando for possível achá-los, dê preferência a eles; seu corpo agradece. As proteínas vegetais são outra opção, mas é uma escolha pessoal para quem não é sensível ou alérgico a elas. As proteínas da soja podem ser incluídas na dieta duas ou três vezes na semana. Além de serem nutritivas, elas contêm os fitoesteróides com atividade semelhante à do estrogênio e ajudam a diminuir a incidência de calores e outros sintomas da menopausa. Alguns estudos mostram que os fitoesteróides diminuem a perda óssea. Os grãos de soja contêm fatores que interferem no metabolismo da glândula tireóide, quando consumidos em excesso. Comer muita alga pode, ao contrário, estimular o metabolismo da tireóide.

Na natureza, nada foi colocado para ser consumido em excesso. O segredo da saúde está no equilíbrio. Precisamos de todos os alimentos, de maneira balanceada. Os orientais buscam esse equilíbrio de maneira sábia; eles consomem muita soja, mas incluem na dieta os vegetais marinhos, que são ricos em iodo e melhoram o funcionamento da tireóide. Os vegetais marinhos são uma das principais fontes de minerais. Esses alimentos são extremamente ricos em cálcio e uma boa fonte de iodo, que também influencia no metabolismo ósseo. Outra boa maneira de obter cálcio e proteína é comer bastante feijão na forma de salada, cogumelos ou ervilha, evitando o cozimento excessivo para que os minerais não se percam na água. Nozes e sementes, para incrementar os pratos e adicionar as gorduras essenciais, e a vitamina E completam a receita.

Capítulo 4

Prevenindo as doenças cardiovasculares

Doenças cardiovasculares, assim como a osteoporose, são os fantasmas da menopausa. E ambas começam de maneira silenciosa. Ninguém pensa que pode vir a desenvolver uma doença cardiovascular na perimenopausa, mas, depois da menopausa, o risco aumenta de forma drástica. As estatísticas têm mostrado que a cada ano o número de mulheres que morrem de alguma doença cardiovascular (DCV) aproxima-se do número de homens. De fato, eram os homens que mais precisavam se preocupar com as doenças do coração, infarto e hipertensão. As mulheres ficavam atentas ao câncer nos órgãos reprodutivos, como o de útero, mama, vagina, colo de útero e ovário. Contudo, agora, a DCV é uma ameaça entre as mulheres. O mais interessante é que estão colocando a culpa na falta de estrogênio.

Observando os fatores de risco para as DCV, vemos que muitas mulheres se enquadram perfeitamente:
- deficiência de estrogênio;
- perfil de lipídios ou colesterol alterado;
- hipertensão;
- tabagismo;
- vida sedentária, falta de exercício;
- obesidade;
- abuso de álcool;

- diabetes;
- estresse em excesso; e
- histórico familiar.

Mesmo eliminando a maioria desses fatores de risco, se a dieta não for adequada, a mulher continuará certamente no grupo de risco.

Quando a mulher ainda não está na menopausa, ela conta com o guardião estrogênio, mas isso não quer dizer que ela não poderá desenvolver uma DCV. Se ela for fumante, obesa, estressada e sedentária, não há guardião que ajude.

O componente lipídico que promove a formação da placa de ateroma ou aterogênese que obstrui o vaso sangüíneo chama-se colesterol. O colesterol é um lipídio sintetizado pelo nosso fígado. Ele também está presente na gordura animal, que é a maior fonte externa de colesterol que ingerimos. No nosso sangue ele é carregado pelas lipoproteínas e o estrogênio é um potente protetor dessas lipoproteínas. As duas mais importantes lipoproteínas são o HDL (lipoproteína de alta densidade) e o LDL (lipoproteína de baixa densidade). As HDL são conhecidas como o bom colesterol, porque retiram o colesterol das paredes dos vasos e de outros tecidos e o levam de volta para o fígado. Quando ela está baixa, ficamos com mais colesterol nos tecidos. O mau colesterol ou LDL também faz esse trabalho, mas quando essa lipoproteína fica oxidada ela permite que o colesterol faça um estrago na parede dos vasos. Quando isso acontece, o vaso sangüíneo inflama-se, fica mais estreito, podendo obstruir a passagem do sangue.

O processo de formação da placa que obstrui os vasos é demorado. Às vezes, passam-se vários anos até que as artérias sejam totalmente obstruídas e um infarto aconteça. Enquanto isso, a parede dos vasos torna-se menos elástica, tal qual a nossa pele, e não relaxam totalmente, de modo que o sangue faz muita pressão para passar pelos vasos. É o mesmo que conduzir a água por uma mangueira grossa e relaxada – a água sai com pouca pressão. Quando diminuímos o calibre da mangueira, a água sai com mais pressão. Por esse motivo, o aumento da pressão do sangue na parede dos vasos, ou pressão arterial, começa a variar com a idade. É o primeiro sinal de que os vasos sangüíneos estão mudando. Imagine a situação: sedentarismo, cigarro, álcool, dieta rica em gordura saturada e estresse: tem estrogênio que ajude? O estresse deixa os vasos sangüíneos contraídos o dia todo, por isso a pressão arterial aumenta tanto. Não espere que o seu estrogênio sozinho vá conseguir resolver esse problema.

O colesterol na realidade não é uma gordura. É uma substância semelhante a uma cera, chamada lipídio, encontrada em alimentos derivados de animais e também nos laticínios. Como já foi explicado no Capítulo 2, o colesterol é vital para o organismo. Ele ajuda a construir a membrana celular de todas as células, forma hormônios, neurotransmissores – a bainha que protege os nervos –, facilita a transmissão de impulsos nervosos, produz vitaminas, principalmente a vitamina D, produz antiinflamatórios naturais e é importante para a imunidade. Nosso organismo pode fabricar o colesterol de que ele necessita, mas nós precisamos ajudar um pouquinho com a dieta. Quando ingerimos alimentos ricos em colesterol, este aumenta muito no sangue. Sempre é bom ficar atento quando o assunto é colesterol, visto que ele costuma ser confundido com calorias. Para facilitar, vejamos o exemplo de uma barra de chocolate de 30g: ela tem 150 calorias, aproximadamente 9g de gordura e 5mg de colesterol. A mesma quantidade de queijo *cheddar* tem 112 calorias, 9g de gordura e 30mg de colesterol. O que mudou foi a origem do alimento. Os de origem animal têm colesterol. Uma fatia de pão branco não tem colesterol, mas tem 68 calorias. A lista a seguir vai ajudar você a entender melhor a diferença:

Calorias, gordura e colesterol nos alimentos

Alimento	Porção	Calorias	Gordura (g)	Colesterol (mg)
Queijo *cottage*	1/2 x.	100	2,2	9
Maionese	1 colher	100	11	5
Maionese *diet*	1 colher	45	5	5
Leite integral	1x.	150	8	34
Leite sem gordura	1x.	122	4,7	20
Iogurte integral	1x.	140	8	30
Iogurte desnatado	1x.	127	0,4	4
Manteiga	1 colher	108	12	36
Margarina	1 colher	108	12	0
Caranguejo	100g	93	2	60
Lagosta	100g	90	2	100
Ostra	100g	66	1,8	50

(continua)

(continuação)

Alimento	Porção	Calorias	Gordura (g)	Colesterol (mg)
Salmão	100g	182	7,5	47*
Camarão	100g	90	0,8	100
Sardinha (no azeite)	100g	311	25	120
Pão árabe integral	1 fatia	145	1	0
Pão de trigo integral	1 fatia	61	0,8	0
Pão branco	1 fatia	68	0,8	0
Bife de alcatra	100g	251	17	86
Bife de filé	100g	213	12	86
Cordeiro (costeleta)	100g	188	9	82
Carrê de porco	100g	338	26	103
Bacon	1 fatia	40	3	5
Frango sem pele	100g	153	4,2	66
Frango com pele	100g	210	12,6	75
Peru sem pele	100g	153	4,2	66
Peru com pele	100g	210	12,6	75
Bife de fígado	115g	140	4,7	300
Salame	30g	112	9,8	22
Salsicha	45g	142	13,5	23
Presunto sem gordura	100g	120	6	45

* O peixe é especialmente rico em ácidos graxos essenciais, do tipo ômega-3, gordura poliinsaturada que protege os nossos tecidos.

Nota: x. = xícara

Não existe uma quantidade diária de lipídios recomendada, mas é importante que ela não ultrapasse 30% do total de calorias ingeridas em um dia. As doenças coronarianas ainda são a principal causa de morte entre os homens e podem ser prevenidas reduzindo-se os alimentos ricos em gordura e em colesterol.

Existem alimentos funcionais que previnem as doenças cardiovasculares e devem ser estimulados em todas as idades. Conheça mais detalhes sobre esses alimentos no capítulo a seguir.

Capítulo 5

Alimentos funcionais

Toda matéria-prima que nosso corpo usa para fabricar as substâncias de que precisa provém da dieta. Quando falta matéria-prima, ele adoece. Há muitos anos, as substâncias isoladas dos alimentos vêm sendo usadas para tratar doenças. Em 1928, a principal causa de morte no sul dos Estados Unidos era a pelagra, uma doença proveniente da deficiência de vitamina B3, ou niacina, que causa dermatite, diarréia e demência. Uma maneira barata de corrigir a falta de vitamina B3 na dieta da população foi fortificar a dieta com milho – um alimento rico em niacina. Recorrer aos alimentos para prevenir as doenças é a proposta deste capítulo.

Alimentos funcionais são definidos como substâncias biologicamente ativas que trazem benefícios para a saúde. Eles são considerados alimentos ou substâncias biologicamente ativas. Nutrientes isolados, suplementos alimentares, ervas e lactobacilos devem ser incluídos nessa categoria de alimentos. Vários países estão encorajando pesquisas com esses alimentos e muitos produtos trazem nos rótulos um alerta para a categoria de doença que aquele alimento previne. Por exemplo, nos alimentos com soja encontramos os seguintes dizeres: "Este alimento previne doenças cardiovasculares". A tabela a seguir relaciona os componentes de alimentos funcionais e seus potenciais benefícios.

Exemplos de componentes funcionais dos alimentos

Componente	Fonte	Benefícios
Carotenóides		
Betacaroteno	Cenoura	Neutralizam os radicais livres
Alfacaroteno	Frutas e vegetais	Neutralizam os radicais livres
Luteína	Vegetais verdes	Melhoram a visão
Licopeno	Tomate, melancia e goiaba	Protegem contra o câncer de próstata
Ácidos graxos		
Ômega-3 DHA/EPA	Peixes e óleos de peixes	Melhoram a memória, a visão e previnem DCV*
Ômega-6	Azeite de oliva	Previnem DCV
Flavonóides		
Antocianidinas	Frutas	Neutralizam os radicais livres e previnem o câncer
Catequinas	Chás	
Flavonas	Frutas e vegetais	
Fenóis		
Ácido cafeico	Frutas, vegetais e frutas cítricas	Atividade antioxidante, previnem doenças degenerativas
Ácido ferúlico		
Glucosinolatos, indóis e isotiocianatos		
Sulforafano	Vegetais crucíferos	Reduzem o risco de câncer e têm atividade antioxidante
Pre-bióticos e probióticos		
Lactobacilos	Iogurte	Melhoram a função gastrintestinal
Fruto-oligosacarídeo	Cebola e alcachofra	Melhoram a flora intestinal

(continua)

(continuação)

Componente	Fonte	Benefícios
Fitoesteróides		
Esteróides	Milho, soja e trigo	Reduzem o colesterol no sangue
Saponinas		
	Soja e derivados	Reduzem o LDL, contêm enzimas anticâncer
Fitoestrogênio		
Isoflavonas Daidzeína Genisteína	Soja e alimentos com soja	Reduzem os sintomas da menopausa, protegem contra doenças cardíacas, reduzem o LDL e os triglicerídios
Lignanas		
	Linhaça, centeio e vegetais	Melhoram os sintomas da menopausa
Sulfitos, tiol		
Dialil sulfito Alil metil trisulfito	Alho, cebola, alho-poró e vegetais crucíferos	Melhoram o sistema imune e reduzem o colesterol LDL
Taninos		
Proantocianidinas	Chocolate, uva, groselha e frutas vermelhas	Melhoram a função urinária e reduzem o risco de doenças cardíacas

*DCV = doenças cardiovasculares.
Fonte: *Adaptado de Mahan, L. Kathleen e Escott-Stump, Sylvia.* Krause's Food, Nutrition and Diet Therapy, *10. ed. W. B. Saunders Company, 2000, p. 322-323.*

O potencial terapêutico desses alimentos está sendo estudado em vários países, entre eles o Brasil. A pesquisa na área de alimentos tem evoluído muito, devido a uma preocupação cada dia maior com a saúde. É uma pena que muitos alimentos cheguem à nossa mesa contaminados com agrotóxicos, antibióticos e hormônios.

Os engenheiros genéticos também estão empenhados em prevenir as doenças das plantas e estão modificando alguns alimentos para que eles não sejam atacados por pragas. Já existem vários alimentos transgênicos, incluindo a soja, o milho, o tomate, a batata, o morango e outros. Essa é uma questão ainda problemática, porque, para tornar um alimento resistente a pragas, é preciso implantar-lhes genes a fim de que produzam substâncias capazes de repelir os insetos daninhos. Todavia, isso pode transformar uma planta segura em uma planta tóxica para os insetos benignos. Não conhecemos ainda o risco ecológico dessas plantações. Como é impossível dizer como esse gene inédito irá operar no organismo humano, é sábia a precaução com os alimentos transgênicos no Brasil. O uso controlado de fertilizantes e o manuseio de agrotóxicos por pessoal mais consciente e qualificado resolveriam o problema de perda nas safras. O mundo precisa de pessoas com atitudes éticas no manuseio dos alimentos que chegam à nossa mesa, e parece que agora estamos nos aproximando de nosso objetivo, com a valorização, pela população, dos alimentos orgânicos.

A popularidade dos alimentos orgânicos vem aumentando à proporção que as descobertas estão sendo feitas. O termo orgânico significa livre de químicos sintéticos e pesticidas. Ele também se refere a animais tratados sem antibióticos e hormônios. O uso de antibióticos em animais confinados modifica a flora intestinal de quem os consome com bactérias mais resistentes. Sempre que for possível, devemos dar preferência aos alimentos orgânicos, pois, assim, estaremos contribuindo para uma mudança de consciência, protegendo nosso organismo e prestigiando aqueles agricultores que se preocupam com a nossa saúde. O uso de agrotóxicos sobrecarrega o fígado de quem o consome e acaba com nossas reservas de antioxidantes.

Podemos iniciar a prevenção de várias formas com a farmacopéia dos alimentos contidos na nossa dieta. É mais barato e saudável prevenir com alimentos do que tratar com medicamentos. Quando uma pessoa muda sua atitude em relação à alimentação, ela estará afetando profundamente seu metabolismo. Estamos acostumados com alimentos apetitosos, cheios de preservativos e outros aditivos para torná-los mais saborosos e estimulantes ao paladar, porém ricos em gorduras, farinhas e açúcar. O alimento deve ser uma experiência espiritual, um ritual de benefícios. Comer bem não engorda nem eleva o colesterol. É preciso reexaminar nossa atitude em relação aos alimentos consumidos quando começarmos a ganhar peso.

O nosso intestino sente imediatamente as conseqüências da dieta mal elaborada. Do mesmo modo que as emoções como raiva, estresse, ansiedade e medo têm um profundo impacto bioquímico no nosso intestino, uma alimentação errada pode alterar nossa capacidade de absorção. Uma dieta pobre pode modificar a ecologia do intestino e tornar a linha de células intestinais mais vulnerável à inflamação. Freqüentemente, deixamos de compartilhar uma refeição com a família e os amigos, para comer qualquer coisa diante da televisão, numa mesa de trabalho ou na frente do computador. Para dormir um pouquinho mais, sacrificamos nosso café da manhã e terminamos comendo vários biscoitinhos até a hora do almoço. O ritual de preparar e apreciar uma boa refeição está sendo cada dia mais esquecido. Usamos a desculpa da falta de tempo para nos convencer. O Dr. Hélion Póvoa diz em seu livro *O cérebro desconhecido* que quando escolhemos o que comer, nossos dois cérebros entram em ação: o cérebro da cabeça e o do intestino. Um se comunica com o outro através de mensageiros químicos, os neuropeptídios, numa fase cefálica da digestão. Enquanto isso, o cérebro intestinal vai produzindo enzimas, hormônios e outros sucos gástricos, preparando o ambiente para receber o alimento. Ele está se preparando para nutrir todas as células do corpo.

Embora sejamos diferentes em tamanho, peso e idade, todos nós necessitamos dos mesmos nutrientes básicos – vitaminas, minerais, proteínas, carboidratos, fibras e gorduras – para nutrir e nos energizar. Geralmente devemos comer mais frutas e vegetais frescos, mais grãos integrais e mais carnes magras e peixes. Consumir menos carne vermelha, frituras, produtos e grãos refinados, como biscoitos, bolos e balas. Devemos evitar alimentos processados porque eles contêm muito sal e conservantes. Devemos também tentar beber menos cafeína, soda e consumir menos adoçante. Limitar a ingestão excessiva de álcool e procurar manter um intervalo de, no mínimo, quatro horas entre uma refeição e outra.

Temos obrigação de nos oferecer uma refeição completa, de fácil digestão. Nosso corpo pode assimilar somente alimentos bem digeridos, microscópicos, que serão convertidos em aminoácidos, ácidos graxos e açúcares simples. Cada passo da digestão separa um nutriente, que cumpre uma função específica no metabolismo dos trilhões de células que compõem nosso organismo, entre elas, as dos nossos órgãos sexuais. Uma refeição leve pode ficar sendo processada durante três a quatro horas e uma refeição mais pesada, em média seis horas. Uma refeição pesada e um estresse crônico podem ter um efeito devastador; acelerar o processo de envelhecimento, roubar nossa energia e desorganizar nosso metabolismo hormonal. Dentro de nós, não há barreiras separando um órgão de outro.

Podemos considerar todos os alimentos funcionais desde que eles sejam consumidos na sua forma natural. Gorduras, proteínas e carboidratos são os macronutrientes essenciais que dão energia para o corpo. Caloria é a unidade de energia contida nos alimentos. As gorduras nos fornecem nove calorias por grama; as proteínas, quatro calorias por grama; e os carboidratos, quatro calorias por grama. Quando o alimento é muito processado, ele perde os micronutrientes e ingerimos somente os macronutrientes. Os micronutrientes são os compostos orgânicos não-calóricos que mantêm o organismo saudável e livre de doenças. Os micronutrientes são as vitaminas, minerais, fitonutrientes, fibras e água.

Vitaminas vitais

- Vitamina A – Promove o crescimento das células de todos os tecidos. É a vitamina que mantém a pele, os cabelos e as unhas saudáveis. Ela também melhora a visão noturna e previne a catarata. É muito comum encontrarmos cosméticos com Retin-A para prevenir o aparecimento de rugas. Muitos alimentos contêm essa vitamina. As principais fontes são: cenoura, batata-doce, tomate; manga, damasco, laranja, melão e outras frutas vermelhas e amarelas; e vegetais de folhas verdes.
- Vitamina B2 (riboflavina) – É outra vitamina que mantém a pele e a mucosa saudáveis. Além disso, ela ajuda a produzir energia. Ela também desintoxica as substâncias químicas no fígado, como o álcool e o fumo. As principais fontes de vitamina B2 são: leite, iogurte, ovos, queijos, amêndoas, cogumelos e sementes de abóbora.
- Vitamina B3 (niacina ou nicotinamida) – Além de produzir energia, mantém os sistemas reprodutivos e digestivos, equilibra os níveis de hormônios, melhora o humor e mantém a pele saudável. É encontrada em nozes, legumes, queijos, ovos, vegetais verdes, alcachofra, aspargos, ervilha, batatas, carnes e frango.

- Vitamina B5 (ácido pantotênico) – Metaboliza as proteínas, as gorduras e os carboidratos. É encontrada na maioria dos alimentos, porém as principais fontes são gérmen de trigo, grãos integrais, cogumelo, abacate, damasco seco, pêra, tâmara e ovos.
- Vitamina B6 (piridoxina) – É a vitamina da energia. É essencial para a produção das células vermelhas do sangue, para o metabolismo da glicose e das proteínas. É encontrada na carne de peru, nos peixes, em nozes, amêndoas, gérmen de trigo e sementes de gergelim, em grande quantidade. Leite, mariscos, vegetais de folhas verdes (principalmente agrião, repolho e couve-de-bruxelas), couve-flor e abacate também são boas fontes de vitamina B6.
- Vitamina B12 (cobalamina) – Converte os alimentos em energia. Ela ajuda a produzir as células vermelhas do sangue e o nosso material genético, o DNA e o RNA. Ela também melhora a função neurológica, o humor e a memória. A vitamina B12 é encontrada nos tecidos dos animais, mas as plantas e as frutas podem contê-la por meio da contaminação por bactérias. Muitas pessoas acreditam que os alimentos fermentados e os cogumelos contêm uma quantidade suficiente de vitamina B12, mas as análises mostram que é insignificante. As pessoas que adotam uma dieta estritamente vegetariana acabam ficando anêmicas depois de algum tempo. Isso não ocorre com aqueles que incluem ovos e laticínios na dieta, pois esses são alimentos de origem animal. Os alimentos mais ricos em vitamina B12 são: mariscos, fígado, ostra, caranguejo, peixes, carne vermelha, frango, ovos e laticínios.
- Ácido fólico ou folato – Trabalha com a vitamina B12 para construir nosso material genético, produz as células vermelhas e brancas do sangue e converte os alimentos em energia. Fígado, cogumelos e vegetais de folhas verdes, especialmente brócolis, aspargo, alface, salsa, agrião e espinafre são ricos em folato. Ela também é encontrada em grande quantidade nas frutas, como a laranja e a banana.
- Biotina – Ajuda a metabolizar gorduras e proteínas. Previne a queda de cabelo e fortalece as unhas. É amplamente distribuída entre os alimentos, mas as principais fontes são: cereais, derivados do leite, ovos, carnes vermelhas, peixes, frango, peru, amêndoas, nozes, amendoim e chocolate. Algumas pessoas costumam tomar uma gemada todos os dias, mas, atenção, isso pode levar à deficiência de biotina, porque o ovo cru contém uma proteína, a avidina, que se liga à vitamina neutralizando-a.

- Vitamina C – Pertence ao grupo de antioxidantes mais estudados. Nosso corpo mantém um esquema de defesa contra doenças e infecções e as células da pele e das mucosas, por serem as nossas linhas de frente na defesa contra as bactérias, usam muito as vitaminas antioxidantes: A, C e E. É comum os cremes para a pele conterem essas vitaminas, pois são elas que reparam o tecido lesado. O dano oxidativo das células do corpo pode modificar a nossa defesa e favorecer o aparecimento de doenças. No processo de envelhecimento, várias moléculas reativas (os radicais livres), que iniciam as reações químicas que destroem as enzimas e danificam as células e o DNA – nossa matéria-prima genética –, são formadas em grande quantidade, uma vez que as vitaminas antioxidantes que nos defendem estão reduzidas. Por esse motivo, quando ficamos resfriados, a primeira vitamina a ser prescrita é a vitamina C. Ela melhora o funcionamento das células do sistema imunológico para combater a infecção e ajuda a reparar o tecido lesado. Quando falamos em imunidade, lembramos logo da vitamina C. As frutas, entre elas laranja, limão, *kiwi*, mamão, melão, morango, manga, acerola, goiaba, tomate e groselha, são as principais fontes. É muito bom para a saúde começar o dia com uma boa dose de vitamina C na dieta. Além disso, os vegetais verdes, especialmente quando ingeridos crus, a batata e a pimenta também contêm uma boa quantidade dessa vitamina. Num dia de muito calor, uma boa salada crua e um copo de suco de fruta repõem todas as nossas energias.
- Vitamina E – É a outra vitamina antioxidante que nos protege contra as espécies reativas formadas no organismo que danificam as células. É encontrada na membrana de todas as células do corpo, porque é lá que está a camada de lipídios que protege o interior das células. Ela impede que a gordura, ou lipídio, se oxide. Se não houvesse essa vitamina na membrana celular, ficaríamos com cheiro de manteiga rançosa. Nozes, amendoim, amêndoas, sementes (especialmente as de linhaça, girassol e gergelim), gérmen de trigo, abacate, óleos vegetais e soja são ricos em vitamina E.

Minerais essenciais

Como as vitaminas, os minerais são vitais para manter a energia fluindo no corpo. São encontrados em enzimas, hormônios, tecidos e são usados para quebrar carboidratos e proteínas.

- Cálcio – Como foi comentado no Capítulo 3, esse mineral mantém os ossos e os dentes fortes, mas também é importante para o funcionamento dos músculos, em especial do sistema cardiovascular. É encontrado principalmente nos derivados do leite, da soja, nos vegetais de folhas verdes, como couve e brócolis, e nos peixes.
- Magnésio – Nosso corpo contém aproximadamente 28g de magnésio, distribuídos nos ossos, músculos e tecidos moles e líquidos. O magnésio ajuda a regular a temperatura do corpo, a manter a pressão arterial e a produzir a energia dos alimentos. As dietas ricas em alimentos refinados geralmente são pobres em magnésio. Tofu da soja, feijões, gérmen de trigo, sementes, vegetais verdes, clorofila, amendoim, chocolate, batata com casca, peixes, cereais integrais e frutas, como banana, pêssego e ameixa, são as maiores fontes desse mineral.
- Ferro – Transporta o oxigênio para as células e produz o corpúsculo chamado hemoglobina, das células vermelhas do sangue, ou hemácias. Quando há pouco ferro no organismo, ficamos anêmicos, cansados e deprimidos. As melhores fontes são fígado, ostras, frutos do mar, carnes e frango. Feijões e vegetais de folhas verdes e damasco seco também são ótimas fontes. Devemos ter muito cuidado com o ferro. O excesso deste no organismo pode ser tóxico para o fígado e aumentar o risco de doenças cardíacas. As mulheres que ainda menstruam estão protegidas, porque perdem mensalmente uma boa quantidade com o sangramento, mantendo-o desse modo em níveis aceitáveis.
- Cromo – Ajuda a manter estáveis os níveis de glicose no sangue, uma vez que atua no metabolismo da insulina. As principais fontes são nozes, óleo de milho, legumes, passas, mariscos e todos os frutos do mar.
- Manganês – Converte os alimentos em energia. Ajuda na produção de hormônios sexuais, a manter o cálcio nos ossos e faz parte da enzima antioxidante superóxido-desmutase (SOD), produzida pelo nosso organismo. É encontrado nos vegetais de folhas verdes, nos grãos integrais, nozes, macadâmia, amêndoas, ervilha, derivados da soja, ovo caipira e abacaxi.
- Cobre – Poucas pessoas sabem que o cobre é importante para a formação das células vermelhas do sangue. Quando estamos diante de uma anemia por deficiência de ferro, devemos consumir alimentos ricos em cobre, pois facilitam a absorção do ferro. Além disso, o cobre mantém enzimas antioxidantes, melhora o sistema imunológico e é essencial na formação da bainha de mielina que protege os nervos. A maioria dos frutos do mar é rica em cobre, assim como cereais integrais, gérmen de trigo, nozes, sementes e ameixa.

- Selênio – É um mineral essencial encontrado em pequena quantidade no corpo. Ele trabalha com a vitamina E protegendo as células e melhorando a fertilidade, porque é necessário para as células do espermatozóide. É considerado um antioxidante natural da membrana celular, impedindo que seus lipídios sejam destruídos. Uma deficiência de selênio pode levar a um envelhecimento precoce de vários tecidos, inclusive da pele. As nozes, especialmente as brasileiras (castanhas), semente de gergelim, gérmen de trigo, grãos integrais, brócolis, frutos do mar, frango e carne vermelha são suas principais fontes.
- Zinco – Nosso corpo contém uma grande quantidade de zinco, mas também o perde com muita facilidade, principalmente em situações de estresse. O zinco desempenha várias funções: é um componente da insulina, é o constituinte de mais de vinte enzimas envolvidas na digestão e é necessário para o funcionamento dos hormônios. Podemos resumir dizendo que é um mineral fundamental para os sistemas digestivo, imunológico, reprodutivo e para a síntese do DNA. A deficiência de zinco deixa-nos susceptíveis a infecções, cansados e sonolentos. Ostras, frutos do mar, amêndoas, sementes de girassol, sementes de abóbora, cogumelos, ovo caipira, soja, gérmen de trigo e aves são as principais fontes de zinco.
- Potássio – Juntamente com o sódio, regula a distribuição dos líquidos no organismo. Estimula os impulsos nervosos para a contração dos músculos, ajuda a converter a glicose em glicogênio, a forma pela qual a glicose pode ser estocada no fígado. É comum encontrar deficiência desse mineral nas pessoas que fazem regime para emagrecer à base de medicamentos que contêm diurético. Os primeiros sinais são cansaço, cãimbra e sonolência. Boas fontes de potássio são as folhas de hortelã, a soja, o feijão preto, a semente de girassol, os vegetais de folhas verdes, as carnes, principalmente as de caça e o carneiro. As frutas ricas em potássio são: frutas secas, abacate, figo, melão, mamão, banana, amora, damasco e laranja, nessa ordem.

Sempre que nos referimos a minerais estamos falando dos minerais essenciais, aqueles que não devem faltar. No entanto, na natureza, temos também minerais tóxicos, que, dependendo da quantidade encontrada na dieta ou no meio ambiente, podem influenciar o metabolismo, competindo com os essenciais pela absorção no intestino e causar doenças.

Minerais tóxicos

- Alumínio – Quando consumido em grande quantidade pode ser fatal para as células do sistema nervoso central. O alumínio é uma neurotoxina que interfere nas reações neuroquímicas e contribui para a morte do neurônio. Em estudos realizados com animais, constatou-se que os gatos que receberam alumínio tornaram-se esquecidos; os níveis de alumínio no cérebro desses animais eram equivalentes aos de pessoas com um tipo de senilidade chamada mal de Alzheimer. Ele pode ser encontrado nos sais de mesa, nos antiácidos, nos fermentos, no desodorante, em alguns queijos processados, nas panelas e no processo de purificação da água e de embranquecimento da farinha de trigo e do polvilho.
- Cádmio – É um mineral tóxico cuja estrutura é semelhante à do zinco. Quando os níveis são baixos, a concentração de cádmio aumenta, em especial no fígado e no rim. O cádmio deposita-se no rim causando danos principalmente aos vasos renais. Em conseqüência, a pessoa acaba desenvolvendo hipertensão arterial. Está presente no ar, principalmente em áreas industriais. Um maço de cigarros deposita 2mcg a 4mcg de cádmio nos pulmões do fumante.
- Chumbo – O corpo humano pode tolerar 1mg a 2mg de chumbo sem sofrer os efeitos tóxicos, mas por ser encontrado na água, em cosméticos, nas tintas e nos inseticidas, acaba contaminando nosso meio ambiente. Em crianças, uma intoxicação por chumbo pode causar dificuldade de aprendizado e hiperatividade; no adulto, irritabilidade, dor de cabeça, problemas de memória, depressão e dores musculares.
- Mercúrio – Talvez seja o mineral tóxico mais encontrado na biosfera. As indústrias, os pesticidas e o processo de purificação de mineradoras de ouro acabam contaminando os peixes e as algas dos rios e do mar. Cerca de 10% do mercúrio ingerido acumulam-se no cérebro, causando tremores, perda da memória, vertigem, irritabilidade, mudanças de humor e depressão.

Aminoácidos e proteínas

As proteínas são os alimentos mais difíceis para o nosso corpo quebrar e digerir. Elas usam mais energia no processo de digestão que qualquer outro alimento. As proteínas animais transformam-se em proteínas humanas somente depois que são quebradas em aminoácidos os quais o corpo utiliza, então, para fabricar as novas proteínas das quais precisa. Alimentos ricos em proteínas são mais densos. Portanto, aminoácidos são os blocos construtores de proteínas e proteínas são os blocos construtores de músculos e outros tecidos. Os aminoácidos são também utilizados para fabricar substâncias importantes como enzimas, hormônios, hemoglobina e anticorpos. Vinte aminoácidos são requeridos para formar proteínas e oito são essenciais, visto que nosso organismo não os produz e, por isso, devem proceder da dieta todos os dias. Os aminoácidos essenciais são: isoleucina, leucina, lisina, metionina, fenilalanina, treonina, triptofano e valina. Arginina e histidina são considerados semi-essenciais.

As fontes mais comuns de proteínas são carnes, peixes, ovos, laticínios, grãos e feijões. Os atletas, depois de um exercício muito extenuante, costumam ingerir bebidas com aminoácidos para formar músculos mais fortes. Essas bebidas geralmente contêm aminoácidos na forma livre, isto é, não estão ligados a nenhuma outra substância e podem ser absorvidos mais rapidamente pelo organismo.

A falta de alguns aminoácidos pode ser desastrosa. Por exemplo, a falta de triptofano pode resultar na deficiência de um neurotransmissor importante – a serotonina. O nível reduzido de serotonina no cérebro está relacionado à insônia, à depressão e à avidez por açúcar. Uma adequada quantidade de aminoácidos deve ser consumida diariamente.

Algumas fontes de nutrientes

Carboidrato	Gorduras	Proteínas
Grãos integrais	Óleos vegetais	Carnes, peixes e aves
Frutas	Gordura animal	Soja e derivados
Vegetais e legumes	Nozes e sementes	Grãos integrais
Açúcar e mel	Leite e derivados	Ovos

Fontes naturais de vitaminas

Vitamina A	Vitamina B1	Vitamina B2
Frutas de cor amarela e laranja	Lêvedo de cerveja	Lêvedo de cerveja
Vegetal de folhas verdes	Grãos integrais	Grãos integrais
	Miúdos	Miúdos

(continua)

(continuação)

Vitamina A	Vitamina B1	Vitamina B2
Ovos	Carnes, peixes e aves	Mariscos
Óleo de fígado de peixe	Ovos	Legumes
Leite e derivados	Mariscos	Nozes
	Nozes	Ovos
	Legumes	

Vitamina B3	Vitamina B5	Vitamina B6
Carne magra	Miúdos	Carnes
Peixe e aves	Lêvedo de cerveja	Miúdos
Amendoim	Ovos	Lêvedo de cerveja
Lêvedo de cerveja	Legumes	Mariscos
Leite e derivados	Grãos integrais	Gérmen de trigo
Arroz	Gérmen de trigo	Vegetais verdes
Salmão		

Ácido fólico	Vitamina B12
Vegetais de folhas verdes	Miúdos
Miúdos	Peixe e porco
Lêvedo de cerveja	Carnes
Ostra	Ovos
Salmão	Leite e derivados
Leite e derivados	
Grãos integrais	

Vitamina C	Vitamina D	Vitamina E
Frutas cítricas	Salmão	Óleos prensados a frio
Semente de alfafa	Sardinha	Ovos
Alcachofra	Ovo caipira	Gérmen de trigo
Morango	Óleo de fígado de peixe	Miúdos
Tomate		Mariscos
Brócolis		Batata-doce
Pimenta		Vegetais folhosos
		Nozes

Fontes de minerais

Cálcio	Cromo	Cobre
Leite e derivados	Mel	Vísceras
Vegetais verdes	Uvas	Nozes
Animais marinhos	Passas	Legumes
Mariscos	Mexilhão	Mariscos
Ossos	Grãos integrais	Passas
Amêndoas e nozes	Lêvedo de cerveja	Sementes
Semente de gergelim	Casca da batata	Grãos integrais
Figo seco e damasco	Feijões	
Soja e derivados	Gérmen de trigo	
Figo		
Mamão		
Abacaxi		

Ferro	Magnésio	Manganês
Carnes vermelhas	Animais marinhos	Grãos integrais
Ovos	Grãos integrais	Vegetais verdes
Aves e peixes	Vegetais verdes	Legumes
Mariscos	Mariscos	Nozes
Frutas vermelhas	Nozes	Abacaxi
Vegetais verdes	Sementes	Sementes
Frutas secas	Clorofila	Frutas vermelhas
Fígado	Mamão, banana e abacaxi	Gérmen de trigo
Feijões	Ameixa, passa e pêra	

Potássio	Selênio	Zinco
Abacate, figo e melão	Nozes	Ostra e caranguejo
Banana, laranja e manga	Mexilhão e bacalhau	Nozes e amêndoas
Carnes magras	Camarão, ostra e lagosta	Carne vermelha
Algas e peixes	Salmão	Leite e derivados
Gérmen de trigo	Arroz integral e selvagem	Gérmen de trigo
Soja	Cogumelo	Cereais integrais

(continua)

(continuação)

Potássio	Selênio	Zinco
Batatas	Trigo integral	Sementes de abóbora, gergelim e girassol
Grãos integrais	Aveia	
Milho	Queijo *cottage*	
Frutas secas e passas	Cebola	
Semente de girassol	Rabanete	
Vegetais verdes		
Frutas cítricas e tomate		
Leite e derivados		
Nozes		
Semente de gergelim		
Feijão, lentilha e ervilha		
Alcachofra, aspargo e cogumelos		

- **Proteínas e aminoácidos** – Alimentos como carnes, peixes, peru e laticínios possuem uma grande quantidade de aminoácidos essenciais. Os aminoácidos essenciais são encontrados principalmente nas proteínas animais, nas sementes, em alguns legumes e vegetais, especialmente na soja, no feijão, na lentilha e nas raízes. Algumas frutas também contêm aminoácidos, embora em quantidade reduzida: maçã, cacau, damasco, banana, frutas vermelhas, figo, manga, laranja, mamão, pêssego, pêra, abacaxi, morango, tangerina e melancia; frutas estas em que encontramos todos os aminoácidos essenciais.

Algumas considerações sobre os aminoácidos essenciais

- **Arginina** – Para a fertilidade. Nozes, amêndoas, amendoim, chocolate, coco, gelatina, carne de porco, carne de vaca, presunto, *bacon*, sementes, gérmen de trigo são alimentos que contêm altos níveis de arginina. Esses alimentos podem piorar os sintomas do herpes genital. Por outro lado, a arginina estimula a produção de óxido nítrico, um potente dilatador dos vasos sangüíneos, que também pode aumentar o fluxo de sangue nos órgãos genitais e estimular a ereção nos homens e o orgasmo nas mulheres.

- Cisteína – Um aminoácido protetor do fígado. Aspirina e acetaminofeno (o ingrediente do Tylenol) são medicamentos consumidos normalmente que podem prejudicar o funcionamento do fígado. Comer alimentos ricos em cisteína pode ajudar o fígado a metabolizar esses medicamentos. É encontrado na aveia, leite, carne de peru, amêndoas, brócolis, cebola, alho, lentilha, nozes e sementes.
- Carnitina – Aminoácido gerador de energia. Nos últimos anos, a carnitina tem recebido um destaque especial entre os freqüentadores das academias de ginástica. É comum encontrarmos pessoas consumindo esse aminoácido para ajudar a aumentar a *performance* muscular. A carnitina exerce um papel importante no metabolismo da gordura, sendo também um transportador de ácidos graxos para as células musculares. Por esse motivo, os nutricionistas costumam recomendar a carnitina para melhorar o desempenho muscular e ajudar a queimar as gordurinhas. É encontrada nas carnes vermelhas, mas também em alguma quantidade na carne de peru, peixes e laticínios. Para os vegetarianos, as principais fontes são os derivados da soja.
- Triptofano e vitaminas do complexo B – O triptofano foi o primeiro a chamar atenção dos pesquisadores em 1913, quando se estabeleceu a conexão entre um tipo de doença mental causada pela falta de vitamina B3 (niacina) e o triptofano. Quando há deficiência da niacina na dieta, o organismo pode formá-la a partir do triptofano, que também precisa da vitamina B6 para ser metabolizado efetivamente. Além de aumentar a capacidade do corpo para absorver zinco, o triptofano é o aminoácido mais importante na via que forma a serotonina. Ao contrário da adrenalina, o neurotransmissor que desperta e excita, a serotonina acalma, diminui a ansiedade, relaxa os músculos e prepara o corpo para dormir.
- Creatina – Melhora a atividade física. Mesmo que você seja adepta da dieta vegetariana, dificilmente há carência de creatina no organismo porque nosso corpo a fabrica. A creatina ocorre naturalmente nas proteínas musculares. Ela é uma doadora de fósforo para a nossa molécula de energia, o ATP. Os atletas costumam consumir creatina regularmente porque ela evita a fadiga muscular e encurta o tempo necessário para se recuperar.

Capítulo 6

Os superalimentos

Frutas que são medicamentos naturais

Maçã

Uma maçã média nos dá 3,5g de fibra, mais de 10% da dose diária recomendada. As fibras insolúveis da maçã ligam-se ao colesterol no trato digestivo e ajudam a eliminá-lo nas fezes, reduzindo, assim, o risco de doenças cardiovasculares. Não é somente isso que essa fruta faz. Ela contém também uma forma solúvel de fibra – a pectina – que ajuda a reduzir a produção de colesterol no fígado. É um superalimento para aquelas pessoas que têm dificuldade para manter equilibrados os níveis de colesterol. Deve ser consumida também para melhorar o funcionamento do intestino e prevenir doenças no cólon. A casca da maçã contém quercetina, um antioxidante que também pode prevenir doenças cardíacas. A quercetina é um bioflavonóide capaz de inativar a aflatoxina, um mofo causador de câncer que contamina alguns alimentos, principalmente o amendoim.

Conhecida como a rainha das frutas e "vassourinha" do corpo, essa é a razão pela qual a maçã é sempre escolhida para encabeçar a lista dos superalimentos. É um excelente neutralizador de ácidos do estômago, sendo efetiva para tratar problemas gástricos, hepáticos e biliares. Apesar de seu conteúdo natural de açúcar, é uma fruta excelente para o diabético, por não elevar muito a glicose no sangue. Se for consumida com canela, melhor ainda, porque a canela age de modo semelhante à insulina.

Uma pesquisa realizada na Universidade de Michigan, nos EUA, observou 1.300 estudantes. O grupo que consumia maçã diariamente desenvolveu menos infecções do trato respiratório.

O suco de maçã fermenta com facilidade; não deve ser consumido por pessoas intolerantes a carboidratos.

Abacaxi

Além de uma ótima fonte de vitamina C, potássio e manganês, o abacaxi é uma bromélia rica em uma enzima chamada bromelina, que é um estimulante digestivo, capaz de quebrar as proteínas da dieta. Os cientistas descobriram que a bromelina é também um antiinflamatório natural que melhora os sintomas da artrite, úlcera e outros problemas que envolvem injúria celular. Ela pode ser útil durante a crise de gota e para prevenir a formação de cálculos de ácido úrico nos rins.

Mamão

Como toda fruta de cor laranja, é uma excelente fonte da vitamina antioxidante – o betacaroteno – um precursor da vitamina A. Contém mais de 300% da dose diária recomendada de vitamina C, muita fibra e potássio.

É uma fonte natural de enzima digestiva de proteínas, a papaína. Na Alemanha, é comum o médico receitar cápsulas de papaína para aliviar os sintomas de azia. Nos países tropicais, podemos lançar mão da fruta natural. Na Tailândia, a salada de papaia verde sem casca, cortado em fatias bem fininhas e servido com molho de soja, é muito popular e útil para ajudar na digestão.

Damasco

Os pesquisadores encontraram pelo menos seiscentos carotenóides no damasco. Os carotenóides são os precursores da vitamina A, a vitamina que protege os olhos e a pele. É uma fonte de licopeno, um antioxidante que preserva a parede dos vasos sangüíneos e previne o crescimento da próstata. O damasco também é rico em vitamina C, vitaminas do complexo B e minerais como boro, ferro, potássio, cálcio e manganês.

O damasco seco é mais calórico que a fruta natural, portanto é uma fruta que deve ser consumida com cuidado quando se está tentando perder peso.

Uma observação útil com relação às frutas secas é que elas são preservadas com compostos capazes de desencadear crise de asma nos mais sensíveis.

Banana

A banana está entre as melhores fontes de potássio e vitamina B6. Por muitos anos observou-se que a banana tinha um efeito antiácido, mas não se sabia por quê. Em estudos mais recentes, foi encontrada uma substância capaz de fortalecer a linha de células do estômago, criando uma forte barreira contra os ácidos corrosivos produzidos por esse órgão. Essa substância também estimula a formação do muco que protege todo o epitélio gastrintestinal. Ela contém a pectina, que regula a digestão e ajuda a equilibrar os níveis de glicose no sangue. O maior potencial terapêutico da banana é obtido quando é cozida com a casca.

Morango e outras frutas vermelhas

Além de deliciosos, os morangos são fontes de antioxidantes, principalmente a vitamina C e o ácido elágico, um polifenol de plantas com potencial para prevenir o câncer causado pelo fungo aflatoxina e pelos hidrocarbonos da fumaça do cigarro. Os polifenóis são compostos encontrados em muitas plantas que, acredita-se, inibem o desenvolvimento de câncer. Além disso, a camada externa da fruta é pectina pura, que ajuda a eliminar o colesterol do organismo. O morango é também uma fruta diurética, tal qual o abacaxi. O morango, na medicina popular, tem sido usado para ajudar a prevenir a gota e os cálculos urinários.

Ele faz parte da família de frutas conhecidas como *berries*, as quais chamamos de frutas vermelhas e temos o hábito de consumir na forma de geléia. As mais populares são as uvas, a amora, a framboesa e, na Região Sul, o mirtilo e a groselha.

Todas são pequenas e com uma fonte inesgotável de fibras e nutrientes. Existe um interesse científico muito grande nos flavonóides que elas contêm em grande quantidade.

O pigmento, que dá a coloração que vai do amarelo ao vermelho e ao azul, tem atividade semelhante à das vitaminas. Os bioflavonóides são as catequinas, leucoantocianosídeos, flavinas, flavonas, antocianinas e flavonóis, todos estão sendo estudados porque inibem enzimas capazes de ativar células cancerígenas.

Além dessa propriedade, são usadas como anti-séptico urinário, um remédio efetivo para prevenir cistite. Os flavonóides estão sendo igualmente prescritos pelos médicos para melhorar a circulação e fortalecer os vasos sangüíneos.

Uva

Mesmo sendo uma fruta da família das *berries,* a uva merece um destaque especial por ser muito popular e usada para a fabricação do vinho. A história do vinho como uma bebida saudável vem de muitos anos, mas, recentemente, as pesquisas indicam que beber vinho com moderação, é claro, pode proteger contra doenças cardiovasculares. O vinho tinto contém quercetina e resveratrol, bioflavonóides com atividade antioxidante que protegem a parede dos vasos sangüíneos e ajudam a equilibrar os níveis de colesterol.

Da semente da uva é extraído um extrato que contém proantocianidinas, um polifenol que ajuda a prevenir doenças cardíacas e pode também ser usado na pele como antioxidante.

Figo

É a fruta dos paladares antigos. Desde a época dos faraós, o figo é usado para tratar a prisão de ventre. É uma fonte de potássio, enxofre, magnésio, fibras, vitaminas B6 e betacaroteno. Devido ao grande conteúdo de carboidratos e potássio, era a fruta usada durante o treino pelos atletas gregos. Ela era também a fruta predileta de Cleópatra, que era sempre retratada com uma cesta de figos a seu lado. Na França e na Itália é comum encontrar um pé de figo nas casas das áreas rurais, porque o suco dessa fruta é dado aos animais para prevenir parasitas intestinais. É uma pena que poucas pessoas consumam figo, pois essa fruta contém uma enzima chamada ficina, que auxilia na digestão.

Laranja

Talvez seja a fruta mais consumida no nosso país e todo mundo sabe que ela é rica em vitamina C e potássio. Uma laranja contém em média 70mg de vitamina C, que ajudam a fortalecer o nosso sistema imunológico. Ela também possui flavonóides – antioxidantes tão poderosos como a própria vitamina. A hesperidina e o limoneno, por exemplo, são bioflavonóides encontrados nas frutas cítricas, mas especialmente na laranja. Na Idade Média, era a fruta favorita dos médicos árabes. A laranja é uma boa fonte de fibra – a pectina – uma pele branca encontrada principalmente em volta de cada gomo. A pectina ajuda a eliminar o excesso de colesterol e previne a prisão de ventre. A vitamina C começa a oxidar assim que as laranjas são descascadas, portanto é melhor consumi-las o mais rápido possível.

Abacate

O abacate é rico em ácidos graxos monoinsaturados iguais aos do azeite de oliva. É uma excelente fonte de vitamina E, potássio, ácido fólico, vitamina B6 e fibras. A cor verde do abacate se deve ao alto teor de luteína, um antioxidante que protege a visão. Certos componentes do abacate estimulam a produção de colágeno, razão pela qual ele é usado na forma de cremes. Essa fruta não é boa somente para a pele; é excelente para o intestino e para o sistema cardiovascular. Por ser muito calórica, deve ser consumida com moderação por aqueles que querem perder peso. Pode ser um substituto para a maionese, que é também calórica e pouco nutritiva.

Manga

A manga contém enzimas digestivas com propriedades semelhantes às da papaína do mamão. Por ser uma fonte de fibras, vitamina C e betacaroteno, que auxiliam no funcionamento do intestino e no reparo dos tecidos, a manga não podia faltar nessa relação de superalimentos.

Goiaba

A goiaba é uma superfruta por ser rica em licopeno e em vitamina C. É também uma fonte de cálcio, potássio e fósforo, além de ser pouco calórica.

Pêra

A pêra está entre as frutas mais deliciosas e toleradas pelos diabéticos. O sabor doce deve-se à levulose, um tipo de açúcar que não eleva muito a glicose no sangue. Algumas pessoas se queixam que a pêra crua provoca dor no estômago, mas, cozida, ela alivia os sintomas de azia e possui efeito digestivo. A pêra é excelente fonte de pectina, que estimula a atividade intestinal. Na França, o suco de pêra é usado para auxiliar a digestão. Por ser rica em vitamina B1 (tiamina), ferro, fósforo e cálcio, é ótima para ser consumida pelas pessoas com anemia causada por carência de ferro. É muito útil para as pessoas que sofrem de prisão de ventre.

Caqui

É uma fruta doce, rica em vitamina C, carotenóides e magnésio. Criptoxantina é o carotenóide encontrado no caqui que o organismo se encarrega de transformar em vitamina A. Existem muitas variedades de caqui, mas nenhuma é tão doce quanto a nossa. O creme de caqui, quente ou frio, é muito gostoso e saudável.

Maracujá

É uma fruta nativa do Brasil, rica em vitamina C e potássio, o que a torna um diurético natural. Os sacos membranosos que envolvem as sementes são ricos em fibras. É muito usada na culinária por destacar o sabor dos alimentos e possui um efeito sedativo e hipotensor.

Carambola

Foram os portugueses que trouxeram essa fruta da Índia. É conhecida como fruta-aperitivo. Além de ser uma fonte de vitamina C e de betacaroteno, quando cortada na horizontal, parece uma estrela de cinco pontas, proporcionando um efeito muito bonito nos pratos.

Caju

Fonte natural de potássio, magnésio, vitaminas A e C, é uma excelente opção para repor nutrientes nos atletas. A castanha de caju, crua ou torrada, fornece um suplemento importante de vitaminas B1 e B2 e muito magnésio.

Ameixa

Sua reputação para tratar a prisão de ventre provém da hidroxifenilisatina – um composto que estimula os músculos do intestino e funciona como um laxante. As ameixas são excelentes fontes de fibras solúveis, que contribuem para reduzir o colesterol. São também ricas em vitamina B3, betacaroteno, vitamina B6 e em minerais como cobre, ferro e boro.

Os remédios naturais que consumimos

*"Deixe os alimentos serem os seus remédios
e os remédios, os seus alimentos."*
Hipócrates

Alcachofra

Um composto químico encontrado na alcachofra, chamado cinarina, estimula a produção de bile que ajuda a emulsionar a gordura da dieta. Ele é usado também para melhorar os sintomas de náuseas, dores e a má digestão associada com os cálculos na vesícula.

Outro composto da alcachofra é a silimarina, um potente antioxidante usado para tratar doenças hepáticas. Além dessas ações importantes, ela é também um bom diurético e ajuda a excretar ácido úrico. Fornece vitamina C e ácido fólico.

Alho

Na pirâmide de Gizé, no Egito, uma inscrição receita um dente de alho de manhã para aumentar a força dos escravos.

O alho é uma das mais antigas ervas medicinais citadas para tratar sintomas de resfriados, infecções pulmonar e digestiva. Seu cheiro característico é devido a um grupo de compostos que contém enxofre, mais precisamente a alicina. O rei espanhol, em 1368, baixou um decreto proibindo, durante um mês, as audiências com quem tivesse comido alho. A alicina, porém, é encontrada também na cebola, no alho-poró e na cebolinha. Para evitar que seu gosto predomine numa salada, basta esfregá-lo na saladeira e ficará somente o perfume.

Na literatura médica antiga, o alho era macerado, inalado e passado no peito de pacientes com tuberculose, devido ao poder antibiótico desse composto. É útil também para prevenir parasitas intestinais. Nos papiros egípcios, são citados mais de vinte remédios à base de alho. Os compostos do alho estimulam a produção de glutationa, um antioxidante natural gerado pelo nosso organismo.

Alecrim

Planta originária da região do Mediterrâneo, o alecrim é chamado de erva da lembrança. Um ramo de alecrim era trocado entre os enamorados por conter um aroma que revigora a memória e melhora o humor. Na Grécia, a memória fraca era curada com um raminho de alecrim atrás da orelha. Esse óleo volátil

– rosemaricina – juntamente com outros compostos, como cânfora, limoneno e flavonóides, melhora a circulação, estimula a digestão e possui um efeito levemente diurético. O alecrim enriquece todos os pratos e é também muito gostoso para acompanhar raízes e cogumelos.

Açafrão

Os povos antigos associavam sua cor amarela aos ritos solares. Nero mandou atapetar as ruas com açafrão para apresentá-lo ao povo.

De acordo com o Instituto de Nutrição da Índia, o curcumim, pigmento amarelo encontrado no açafrão e no *curry,* ajuda a prevenir o câncer. A cozinha indiana é a maior consumidora de açafrão no mundo. O rizoma da planta contém substâncias com propriedades antiinflamatórias que melhoram o metabolismo hepático e reduzem o colesterol. Há quem afirme que o açafrão possui propriedades afrodisíacas.

Aipo

O aipo encoraja a excreção do ácido úrico e melhora os sintomas de dores articulares, especialmente da gota. É rico em cálcio, potássio e ácido fólico.

Aipim

É um bom substituto para a batata. É muito usado pelos nossos índios, que usam o aipim de várias formas. Os índios da Amazônia utilizam cataplasma de mandioca, como também é chamado, para curar febre, desânimo e dores musculares. É rico em ferro e vitamina C. O ferro dos vegetais não é bem absorvido, mas a vitamina C ajuda na absorção. É também uma boa fonte de magnésio.

Agrião

O agrião tem um índice muito alto de minerais e vitaminas, principalmente vitamina A e cálcio. É também uma boa fonte de vitamina C, manganês e ferro. É uma planta originária da Pérsia (atual Irã), e os gregos diziam que os persas comiam muito agrião como tônico, quando precisavam realizar um trabalho pesado. Os herbalistas medievais recomendavam o agrião para tratar cálculos nos rins. Ele contém um composto – fenetil isotiocianato – que ajuda a prevenir doenças cardíacas e nos pulmões.

Abóbora

A abóbora, além de pouco calórica, é rica em fibra e é um diurético natural. Pode-se dizer que é o alimento ideal para quem precisa perder alguns quilinhos. Ela contém vitamina A e o carotenóide luteína, que protege a visão, além de vitamina C, cálcio, magnésio e muito potássio. As sementes da abóbora são ricas em zinco e ferro. É um alimento que deve ser consumido regularmente.

Alface

São poucas as pessoas que não consomem alface quase todos os dias. Em geral, quando perguntamos ao paciente que vegetais ele consome normalmente, a resposta é imediata: um *iceberg* de alface, tomate e cebola. Acredite, 95% da alface constituem-se de água; os outros 5% são uma fonte de nutrientes importantes, como vitaminas A e C e potássio. É um estimulante da digestão e um potente sedativo. É um excelente remédio para a prisão de ventre porque a folha da alface contém muita celulose, fibra que melhora o funcionamento do intestino.

Amêndoa

Os romanos costumavam comer amêndoas para cortar os efeitos do álcool. Os ingleses, em 1597, recomendavam comer cinco ou seis amêndoas antes de beber. As amendoeiras eram as árvores favoritas nos jardins ingleses. As amêndoas são extremamente ricas em vitaminas E, biotina e vitamina B3, além de minerais, em especial potássio, selênio, magnésio, cálcio, fósforo e manganês. É muito nutritiva e útil para os que sofrem de osteoporose. Por ser calórica, não é bom abusar, mas uma mistura de amêndoas, sementes de linhaça, e girassol trituradas no liqüidificador é indicada para melhorar o funcionamento do intestino (veja receita na p. 30). É uma fonte poderosa de gordura monoinsaturada, um tipo de gordura que protege o sistema cardiovascular. As amêndoas também contêm proteínas e devem ser consumidas regularmente pelos vegetarianos. Podem ser adicionadas às frutas, saladas, sopas e sobremesas.

Aveia

Desde que começaram a relacionar o colesterol com doenças cardíacas, o farelo de aveia passou a ser indicado pelos médicos. Como a maioria dos grãos, a aveia não deve ser muito refinada para não perder a sua camada nutritiva externa, a fibra solúvel chamada betaglucan, que ajuda no funcionamento do intestino e na eliminação do colesterol. É rica em vitamina A, vitamina B3, ácido fólico, e em minerais como potássio, cálcio e magnésio. A aveia é doce, nutritiva e um dos cereais mais populares em todo o mundo.

Aspargo

O aspargo é uma planta medicinal devido a seu efeito diurético. O composto ativo que proporciona o efeito diurético é a asparagina. A urina das pessoas que consomem muito aspargo fica com um cheiro característico, causado pela quebra de uma substância – metilmercaptano. Os gregos costumavam tratar problemas renais com aspargo. É boa fonte de vitaminas, especialmente a vitamina A, ácido fólico e muito rica em potássio.

Alcaparra

A alcaparra adaptou-se tão bem às montanhas rochosas do Mediterrâneo que até hoje é consumida naquela região. Seu gosto forte era usado para mascarar o sabor rançoso de carnes passadas. É ótima para acompanhar peixes e saladas. Pode ser usada para abrir o apetite, graças ao ácido cáprico, e também é uma boa fonte de cálcio.

Batata

É uma fonte de potássio, magnésio, ácido fólico e vitamina C. Entre outras coisas, as batatas são energizantes, por serem muito ricas em carboidratos. A solanina é uma substância encontrada na pele da batata cuja propriedade antiespasmódica melhora as cólicas intestinais. Ela levou mais de duzentos anos para ser aceita na Europa, quando foi levada do Peru, em 1530, porque os ingleses associavam o alcalóide da casca com a beladona, um medicamento que pode ser fatal quando consumido em grande quantidade.

Hoje em dia talvez seja a raiz mais consumida e é usada para melhorar os problemas digestivos associados ao excesso de ácido no estômago.

Batata-doce

É a raiz mais rica em vitamina A, juntamente com a cenoura. A batata-doce também é rica em fibras, que retardam o tempo em que o alimento é convertido em glicose e absorvido pelo sangue. Por esse motivo, é uma boa opção para o controle da diabetes. É uma pena que o consumo de batata-doce não seja tão popular quanto o da batata, pois, além de nutritiva, ela contém carboidratos complexos que ajudam a controlar o peso.

Batata-baroa
Também chamada de mandioquinha, essa raiz, além de deliciosa, possui muita fibra, cálcio, potássio, vitamina C, B1 e ácido fólico.

Beterraba
É uma raiz nutritiva e de fácil digestão. Na Idade Média, era considerada ideal para quem estava convalescendo.

A cor vermelha é dada pela betacianina, um composto que possui ação antiproliferativa. É rica em ácido fólico, potássio, ferro e silício, um mineral importante para os ossos.

Berinjela
O potássio presente na berinjela ajuda a reduzir a pressão sangüínea, e os fitonutrientes, especialmente os terpenos, possuem atividade antioxidante. O primeiro estudo para tratamento de hipercolesterolemia com a berinjela foi realizado em 1947, na Universidade do Texas, nos EUA, no qual observaram que seu extrato impedia a elevação do colesterol, mesmo em pessoas que abusavam de alimentos gordurosos. Na Nigéria, ela é usada como anticoncepcional e anti-reumático. Também possui compostos anticonvulsivantes, como a escopoletina.

Brócolis
O brócolis é um dos mais potentes alimentos medicinais. Pode ser consumido, fresco, cozido, no vapor, de qualquer maneira. É saboroso e nutritivo. Como todo vegetal da família dos crucíferos, contém compostos capazes de prevenir várias doenças. Deve ser o alimento de escolha para todos, especialmente para as mulheres. Ele contém os chamados indóis, que ajudam a desativar um tipo de estrogênio que favorece o aparecimento de câncer, principalmente de mama e fígado. Todos os crucíferos são ricos em indóis: indol 3 carbinol, sulforafanos, glucosinolatos e ditioltionas, e contêm muita clorofila, vitamina C, betacaroteno, ferro, cálcio e magnésio. Além de prevenirem o câncer, também protegem contra a osteoporose.

Um cientista alemão, em 1930, foi o primeiro a alertar para o poder anticancerígeno do brócolis e do repolho, outro vegetal crucífero. Os ratos que comiam porções desses alimentos todos os dias sobreviveram quando foram submetidos a uma dose letal de radiação diariamente. Os pesquisadores franceses e americanos obtiveram o mesmo resultado quando repetiram essa experiência nos anos 1960. Vamos passar a comer brócolis e repolho todos os dias, gente!

Cebola

Como o alho e o alho-poró, a cebola é usada para combater infecções, melhorar a digestão e cessar a tosse. Um remédio popular é cortar uma cebola, colocá-la em um pires com mel ou açúcar e deixar descansar durante a noite. No dia seguinte, um xarope claro, de sabor não muito suave, está pronto para ser usado contra a tosse. Esse xarope costuma ser preparado no Chile com rabanete em vez de cebola, e seu sabor é mais agradável.

Hoje sabemos que a cebola é um dos alimentos preferidos pela flora intestinal. Ela contém fruto-oligossacarídeos, que as bactérias intestinais adoram. É um suplemento natural para manter a saúde intestinal. É rica em compostos com enxofre, que nos fazem chorar, mas que estimulam a digestão e possuem ação antibiótica. Outro composto potente encontrado na cebola é a quercetina, a mesma da maçã, que protege o sistema cardiovascular e previne o câncer. Corte a cebola somente na hora em que for usá-la, a fim de preservar todos os seus nutrientes.

Cevada

Os gladiadores romanos costumavam comer cevada para aumentar a força física. Ela contém muito magnésio, vitamina B6, zinco, cobre e ferro. Todos os cereais e sementes são ricos em fibras, ácidos graxos poliinsaturados e tocotrienol, um tipo de vitamina E. No Paquistão, é um medicamento receitado para o coração. Além dessa propriedade cardioprotetora, a cevada melhora o funcionamento do intestino e reduz os níveis de colesterol.

Certos tipos de fibras imitam a ação farmacológica das estatinas, um medicamento usado para reduzir a absorção e a síntese de colesterol no fígado. Essa substância é encontrada na casca do arroz, na aveia, no feijão, no anis, no alho e na uva. Uma sopinha de cevada com legumes é uma ótima entrada para uma refeição mais gordurosa.

Cenoura

Como todo mundo sabe, a cenoura é rica em carotenóides. Os carotenóides são vitaminas antioxidantes que protegem o nosso material genético, ajudam a reparar os tecidos e fortalecem o sistema imunológico. O betacaroteno convertido em vitamina A no organismo é o principal carotenóide da cenoura. As algas são também excelente fonte de betacaroteno. Para se ter uma idéia de quanta vitamina A a cenoura contém, basta dizer que 100g de cenoura crua fornecem 31.000 UI de vitamina A, o que é muito além do recomendado.

Canela

Foi a canela que deu origem à primeira das multinacionais, a holandesa Companhia das Índias Orientais, que durante muitos anos controlou sua extração. Os árabes cobravam pedágio para deixá-la passar para a Europa.

A canela serve para dar aromas na culinária, porém é longa sua história como planta medicinal. Ela é citada nos papiros egípcios como remédio de uso externo para tratar úlceras na pele. Tem sido usada há séculos para tratar náuseas, vômito e problemas digestivos. Se você tiver dificuldade para digerir uma banana, acrescente um pouco de canela para facilitar. O óleo de canela é volátil e contém eugenol, um leve sedativo para dor que relaxa a musculatura. O composto mais estudado na canela atualmente é a metil-hidroxicalcona (MHCP), que imita a ação da insulina e ajuda a equilibrar os níveis de açúcar no sangue.

Couve

É outro vegetal da família dos crucíferos; portanto, contém os compostos ricos em indóis encontrados também no brócolis, que melhoram o metabolismo do estrogênio. Ela possui as mesmas propriedades que o brócolis, com teor de cálcio, magnésio e vitamina C muito semelhantes também. O suco de brócolis ou de couve contém tanto cálcio quanto um copo de leite. Quando cozida no microondas, a couve perde um pouco a clorofila. O melhor é consumi-la crua, na salada, ou levemente cozida, sem adicionar água.

Cominho

Os cientistas israelenses identificaram no cominho uma substância com propriedade para prevenir o câncer. Entre os condimentos analisados, foi o mais potente para prevenir o câncer urológico. Contém cálcio, vitaminas B1 e B2. Por ser rico em riboflavina ou vitamina B2, aumenta a atividade da enzima hepática – glutationa transferase – que atua no mecanismo de desintoxicação hepático.

Cebolinha

Introduzida no Brasil pelos portugueses, a cebolinha tem um sabor semelhante ao da cebola, pois pertence à mesma família desta e do alho. Como os seus parentes próximos, possui propriedades bactericidas, ajuda a controlar a pressão arterial e contém as vitaminas A e C. O cheiro da cebolinha estimula a liberação de sucos digestivos.

Coentro

O coentro era tão apreciado na cozinha romana que Apício, um famoso cozinheiro romano, criou um molho em sua homenagem, o Coriandratum. Na Idade Média, o coentro entrava no caldeirão das bruxas na preparação dos filtros de amor. Segundo um alquimista e médico do século XVI, se for reduzido a pó, produz um perfume muito eficaz nas práticas de magia sexual. Nós usamos as folhas e as sementes na cozinha...

É uma planta essencial na cozinha do México, da América Latina e da Ásia. O coentro contém três flavonóides antioxidantes e óleos essenciais que ajudam na digestão e possuem propriedades bactericida e fungicida. São eles o linalol, o pineno e o terpinino. A semente do coentro é rica em vitamina C, vitaminas do complexo B e cálcio. Acompanha bem frutos do mar e é gostosa também para temperar aves.

Cravo-da-índia

O cravo-da-índia tem sido usado como aromatizante há mais de dois mil anos pelos romanos, que o consideravam um tempero exótico. Antes de Vasco da Gama descobrir o caminho para as Índias, o cravo era caríssimo, tanto que foi a especiaria escolhida para presentear o bispo de Roma pelo Imperador Constantino.

Os chineses usam muito o cravo medicinalmente para aliviar náuseas, melhorar a digestão e como tônico para o rim. Contém eugenol, um composto com atividade bactericida, antiviral e antifúngica. Devido ao alto teor de tanino, pode ser útil para curar diarréia. O óleo de cravo é comercializado como medicamento para dor de dente. Pode ser usado para realçar o sabor de sobremesas, mas também combina muito bem com batata-doce, cenoura e abóbora. Na Europa, é muito usado em carnes e salames.

Cogumelo

Na Ásia, os cogumelos são considerados símbolo da longevidade, e os chineses os utilizam em sua dieta há mais de cinco mil anos. O cogumelo asiático contém compostos chamados lentinana, eritadenina e betaglucan, que fortalecem o sistema imunológico, protegem contra doenças e infecções e reduzem o colesterol. Os herbalistas americanos costumam recomendá-lo para fortalecer o sistema imunológico e a função das glândulas endócrinas nos idosos.

Na medicina tradicional chinesa, a dose típica para combater resfriados é sopa com 15g de cogumelos secos, três vezes ao dia. É pouco calórico e muito nutritivo porque contém todos os nutrientes necessários à dieta, muito potássio, proteínas e vitaminas do complexo B.

Couve-flor

É um vegetal da família dos crucíferos. Embora tenha menos nutrientes que o brócolis, a couve e o repolho, ainda assim é poderosa. É uma boa fonte de vitaminas antioxidantes, principalmente a vitamina C e o ácido fólico, e de minerais, entre eles o potássio e o cálcio.

Por ser um vegetal pouco calórico, o caule da couve-flor pode ser usado para substituir a batata em sopas e no caldo verde, por exemplo.

Chuchu

Todos costumam dizer que o chuchu não tem gosto de nada. O chuchu é importante justamente por isso: pouco calórico, nutritivo, não rouba o sabor dos outros alimentos e contém muito potássio e vitaminas do complexo B. É um bom diurético e acompanha bem todas as carnes.

Erva-doce

É uma planta mediterrânea que tem sido cultivada desde os tempos romanos. O caule era usado como vegetal comestível, as folhas para aromatizar os pratos e as sementes, mais fáceis de encontrar nos supermercados, eram utilizadas como erva medicinal. O chá de erva-doce melhora as cólicas intestinais e a digestão. Ela também contém uma substância semelhante ao estrogênio, que ajuda a estimular a menstruação e a produção de leite. Pode também ser empregada para tratar os sintomas da menopausa, como faziam nossas avós. Os ingredientes ativos da planta estão mais concentrados nas sementes, que contêm o óleo volátil anetol e fenechona É muito usada para acompanhar carnes gordurosas, como porco e carneiro, ou em saladas, iogurte e pães, mas vai muito bem com peixes.

Estragão
O nome é de origem árabe e quer dizer pequeno dragão. No início era usado como remédio para aliviar as cólicas menstruais, mas depois foi introduzido na culinária. É uma erva rica em óleos essenciais; acentua o sabor, quando adicionada a pratos, principalmente os que levam ovos. Hoje em dia, ela talvez seja a erva culinária mais importante.

Ervilha
A ervilha preparada de qualquer maneira – cozida, crua ou amassada – é rica em vitaminas do complexo B, principalmente a vitamina B1, a tiamina e o ácido fólico. É uma poderosa fonte do aminoácido lisina, que tem ação contra o vírus do herpes. Como toda semente, contém muita fibra, substância que melhora o funcionamento do intestino e ajuda a eliminar a gordura pelas fezes. É também uma fonte de fitoesteróis, que melhoram o metabolismo do estrogênio. Nada melhor e mais nutritivo do que um creme de ervilha numa noite gelada, para esquentar o corpo.

Espinafre
As folhas verdes, o caule, a flor, tudo se aproveita. Quase desprovido de calorias, trata-se de um alimento versátil e delicioso. Está no topo dos alimentos ricos em vitaminas C e A, ácido fólico, magnésio, potássio e cálcio. Apesar de tão nutritivo, é uma verdura que contém muito oxalato o qual interfere na absorção de cálcio. Pessoas com cálculo nos rins devem evitar o espinafre.

Feijão
Feijão, soja, ervilha e todos os grãos em fava são fontes vegetais de proteínas e ricos em fibra. Eles ajudam a remover o excesso de colesterol do organismo e a manter estáveis os níveis de açúcar. Todos são ricos em carboidratos complexos e uma grande escolha para quem precisa de energia. Os feijões contêm saponinas, lignanas, ácido fítico e isoflavonas que contribuem para o equilíbrio dos níveis de estrogênio no organismo.

Gergelim

Muito usado na cozinha israelita, síria, asiática e no Norte e Nordeste do Brasil. Dos patês, o mais famoso é o *tahine*, que os sírios fazem com as sementes amassadas. Talvez seja a principal fonte de ômega-6, 41%. Também contém muita lignana, uma delas se chama sesamina. Para manter a propriedade nutritiva e a vitamina E, é melhor não submetê-lo a temperaturas muito altas.

Gengibre

Foi introduzido na Europa por Marco Pólo, que o conheceu na Ásia. É uma planta usada na medicina popular para curar tosse e náuseas. Na China, é comum cozinhar gengibre com plantas potencialmente venenosas para reduzir a sua toxicidade.

O gengibre contém zingibereno, gingerol e shogaol, compostos capazes de reduzir o colesterol e a pressão arterial. Trata-se de um anticoagulante mais potente que o alho; e o chá é usado para aliviar dores de cabeça.

Grão-de-bico

Talvez seja o alimento mais rico em fibras e magnésio; em 100g de grão-de-bico temos mais de 500mg de magnésio. Ele também é muito rico em potássio (mais de 900mg), enxofre e vitaminas do complexo B. É um ótimo alimento para os atletas. Pode ser usado também para saladas e pastas.

Hortelã

Acredita-se que haja mais de trinta espécies diferentes de hortelã. Um monge, no ano 875 a.C., dizia que se um homem puder enumerar todas as propriedades da hortelã, deve saber quantos peixes nadam no Oceano Índico. A hortelã é a erva mais usada na medicina popular. Seu componente ativo é o mentol, empregado em vários medicamentos pela indústria farmacêutica, mas contém outros flavonóides ativos e antioxidantes. Em geral, é usada para melhorar náuseas, cólicas, digestão e, ainda, como antiinflamatório, descongestionante e até para parasitas intestinais. Colocar umas folhas na salada estimula a digestão.

Jiló

É um alimento que é sempre lembrado com a frase: "Como qualquer coisa, menos jiló." Os que apreciam o sabor amargo adoram. Contém muito potássio, cálcio e vitaminas do complexo B. Atualmente, foi descoberto pelos chefes de cozinha e ganhou destaque no cardápio. É delicioso cru e sem casca, na salada. O jiló é pouco calórico e nutritivo.

Lentilha

Como todo legume em fava, é uma fonte de fibras, proteínas, minerais e vitaminas do complexo B. A lentilha contém também muita lisina, um aminoácido usado para prevenir o herpes, e proteínas com enxofre, importantes para o fígado. Salada de lentilha, purê, sopa, tudo pode-se fazer com esse grão, é só deixar a imaginação fluir. Arroz de lentilha é menos calórico que o arroz comum, e muito mais nutritivo.

Louro

O nome vem da época em que os heróis e poetas eram adornados com guirlandas de louro. Apolo, deus grego da música e da poesia, foi consagrado com uma coroa de louros. O nome latino da planta é uma homenagem aos poetas laureados. De origem mediterrânea, é um estimulante dos sucos digestivos. O louro contém fitonutrientes, chamados partenolidos, que previnem a dor de cabeça. Alguns estudos nos EUA têm demonstrado que o louro ajuda a estabilizar os níveis de glicose no sangue.

Manjericão

Os hindus inventaram a cultura do manjericão e a levaram para o Egito. De lá chegou a Roma. O nome *basilikon,* em grego, significa erva rainha. O manjericão contém monoterpenos com propriedade antioxidante. Ajuda na digestão, alivia as cólicas, diminui a formação de gases; tudo isso graças ao eugenol, que é bom também para dores musculares. A colheita do manjericão obedecia a rituais complicados: antes de tocá-lo, a mão direita tinha de ser purificada com folhas de carvalho e a esquerda precisava ser lavada em três fontes diferentes. O manjericão acompanha bem pratos com massas, peixes, ovos, aves e queijos.

Mostarda (condimento)

À mostarda é atribuída uma função, a digestiva. Quando for difícil digerir uma carne, coloque um pouco de mostarda para ajudar nesse processo. Ela estimula o sistema digestivo e o circulatório. As sementes de mostarda possuem atividade bactericida e antiinflamatória. É também uma boa fonte de magnésio.

Noz-moscada
Essa erva é incluída nos remédios para náuseas, má digestão e cólica, graças à miristicina. Foi trazida da Índia pelos árabes no século XI, como erva culinária. Casos de delírio foram relatados em 1576, como resultado de um consumo excessivo. É bom não abusar! Ela adapta-se bem a pratos doces e salgados.

Milho
Aqui está um alimento muito consumido na nossa dieta e nas Américas. O milho é uma boa fonte vegetal de proteínas e ácidos graxos insaturados, o que faz dele um alimento protetor do sistema cardiovascular. É também rico em fibras, potássio e vitaminas do complexo B. Uma espiga de milho nos dá 7g de fibras e é ótima para aliviar a prisão de ventre.

Orégano
É difícil encontrar um prato mediterrâneo ou mexicano que não leve orégano. Ele combina com vários alimentos, além de ser uma planta medicinal apreciada pelos herbalistas. O orégano contém antioxidantes, muito cálcio e um óleo essencial com propriedade fungicida. Ele estimula o sistema imunológico, melhora a digestão e o trato respiratório. É também uma fonte de fitoesteróides, que ajudam a equilibrar os hormônios sexuais.

Pepino
É outra planta que contém 95% de água; os 5% restantes compõem-se de vitaminas A, B e C, enxofre e manganês. É uma planta ideal para quem tem ácido úrico elevado. Melhora os sintomas da gota e é diurética. A expressão "frio como um pepino" explica por que ele é muito usado para aliviar queimaduras de sol e picadas de inseto.

Pimenta
O Brasil é o país da pimenta. Temos pimenta-de-cheiro, dedo-de-moça, malagueta, pimenta-do-reino, todas saborosas e muito bem adaptadas à nossa culinária. A pimenta-do-reino era uma das especiarias mais cobiçadas pelo ocidente e o principal motivo das expedições marítimas. Era tão valiosa que servia como moeda para pagamento de impostos na Europa.

A capsaicina, substância encontrada na pimenta, é usada pelos herbalistas na forma de creme, cápsulas ou tintura para tratar vários tipos de dores. É um vasodilatador potente e descongestionante. Muitos consideram a pimenta uma supererva, porque a capsaicina não apenas melhora a dor, mas também libera endorfinas no cérebro. Talvez seja esse o segredo do bom humor do povo baiano.

A pimenta é também uma fonte natural de vitaminas A e C.

Repolho

É membro da família dos vegetais crucíferos, a mesma do brócolis, que se encontram entre os alimentos que previnem o câncer. O sulforafano do repolho parece aumentar a produção de enzimas que evitam o desenvolvimento da doença. A melhor maneira de preservar todos os fitonutrientes do repolho é consumi-lo ao natural ou levemente cozido, com a água do próprio vegetal. Contém as vitaminas A e C, cálcio e magnésio.

Soja

Generosas porções de soja e seus derivados – tofu, *tempeh*, proteína texturizada, leite-de-soja – podem suprir a deficiência de proteínas nas pessoas que não consomem carnes. Os grãos de soja também contêm vitaminas e minerais nas quantidades necessárias para o corpo. É uma rica fonte de fibras, vitaminas do complexo B, cálcio, fósforo, magnésio e ferro, além de uma grande quantidade de ácido linoleico, ácidos graxos essenciais para o organismo. Uma proteína encontrada na soja, a isoflavona, possui ação semelhante à do estrogênio, razão pela qual o consumo de soja alivia os sintomas da menopausa e da tensão pré-menstrual.

Tomate

Licopeno é a substância que deixa o tomate vermelho e o principal carotenóide do tomate. Como todo carotenóide, é solúvel em gordura. Deve ser consumido com um pouquinho de óleo ou azeite. O licopeno tem chamado atenção pela sua capacidade de proteger contra o câncer, especialmente o de próstata, pâncreas e pele. Um estudo conduzido pelo Instituto de Nutrição da Universidade de Harvard, nos EUA, verificou que os homens que comiam meio tomate por dia reduziam o risco de câncer de próstata em 45%. O tomate também contém quercetina, ácido clorogênico e coumárico, que neutralizam substâncias causadoras de câncer da dieta – as nitrosaminas, compostos potencialmente cancerígenos.

Tomilho

Foi utilizado como incenso na Grécia antiga, onde era sinônimo de graça, elegância e coragem. No período das cruzadas, as mulheres colocavam na roupa dos cavalheiros para desejar-lhes sorte. Como a maioria das ervas culinárias, o tomilho é digestivo. Ele contém óleos voláteis, entre eles o timol, que fortalece o sistema imune e tem ação bactericida, fungicida e antiviral. O tomilho tem um aroma tão poderoso que era usado pelos egípcios nos corpos que seriam embalsamados. Ele entra na composição de muitos pratos da culinária francesa.

Trigo-sarraceno

É uma superfonte de energia que queima lentamente – os carboidratos complexos. Mas, além disso, contém quercetina e rutina, um flavonóide que fortalece a parede dos vasos sangüíneos. Estudos científicos mostram que o trigo-sarraceno ajuda a equilibrar os níveis de colesterol e é excelente para o funcionamento do intestino.

Urucum

Os índios brasileiros e peruanos usam o urucum como corante na pele, para demonstrar alegria e agradecimento. O nome vem do tupi-guarani, *uru-ku*, que significa vermelho. Ele empresta sua cor a todos os alimentos. O urucum é rico em vitaminas A e C.

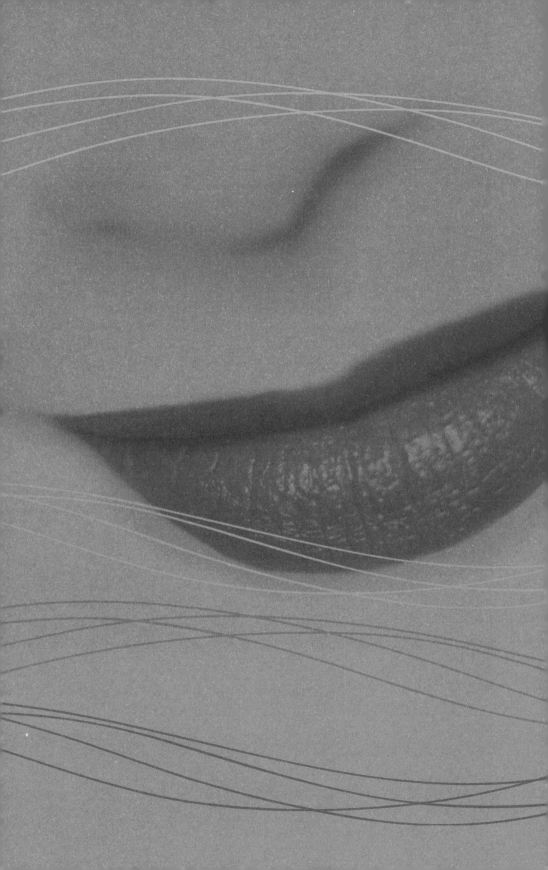

Receitas
Mudando na prática

Ao se escrever para um público leigo, procura-se transmitir o máximo de conhecimento de maneira clara e sucinta, com uma linguagem científica traduzida para a linguagem comum, a fim de não cansar o leitor. Mas, ao terminar, fica sempre a sensação de que se poderia ter explorado mais um determinado assunto, e isso acaba servindo de motivação para se escrever outro livro. Dessa vez, a experiência foi diferente. Escrever com a Flávia foi mais fácil, porque as perguntas foram surgindo e tentei esclarecê-las à medida que ia escrevendo. É claro que este livro não cobre todos os alimentos, falta muita coisa, mas falei um pouquinho de tudo o que colocamos na nossa mesa.

Na área médica, duas condutas estão caminhando juntas: a medicamentosa e a preventiva. Esta última vem ganhando todos os dias novos adeptos. Cada vez mais, vejo colegas de profissão prescrevendo vitaminas e dietas para curar doenças cujos tratamentos incluíam somente medicamentos tradicionais. Todos nós acreditamos que alimentos integrais, uma boa dieta, a prática regular de exercício físico e outros hábitos saudáveis vêm antes de suplementos e medicamentos.

Os alimentos e as dietas terapêuticas aqui mencionados foram pesquisados em publicações científicas especializadas em nutrição. A popularidade dos alimentos como agentes preventivos aumentou tanto que todos os dias surgem publicações sobre substâncias isoladas dos alimentos com potencial terapêutico. Existem laboratórios americanos que desidratam esses alimentos e os comercializam na forma de cápsulas, mantendo todos os nutrientes, para que sejam consumidos como suplemento. Os primeiros que encontrei foram as cápsulas de brócolis, que tomava às refeições quando não conseguia encontrar uma boa salada nos restaurantes que freqüentava. Agora, quem não tem tempo de comer ou não aprecia frutas e verduras já pode encontrá-las em cápsulas. Podemos usar esses suplementos, mas nada substitui uma refeição completa. Para as crianças que se acostumaram a comer apenas macarrão, arroz, feijão e carne, podemos camuflar no feijão as cápsulas de verduras. Santo feijão! Serve de disfarce para tudo.

Adoro comer bem e estudar os hábitos alimentares de culturas diferentes, para ver a correlação com a saúde da população. E, à medida que descubro o poder terapêutico de determinado alimento, procuro prescrevê-lo para prevenir uma certa doença.

Envelhecer, todos nós envelhecemos. As mudanças no nosso corpo ocorrem independentemente da nossa vontade, porém, comer sem moderação acelera o processo de envelhecimento. É comum o médico ouvir as seguintes frases: "Tudo o que como me faz mal" ou "Tudo o que eu gosto de comer me faz mal". Se faz tão mal, por que não experimenta comer outro alimento? Ensinar as pessoas a provar alimentos diferentes e a combiná-los foi o que motivou a elaboração deste livro.

O prazer gastronômico é complexo; uma refeição simples pode satisfazer qualquer paladar quando é elaborada com atenção. É bom ressaltar: responde-se positivamente quando o alimento é preparado com carinho e negativamente quando é preparado sem cuidado. A comida não foi feita para ser devorada, mas sim saboreada. Comer bem quer dizer usar o alimento para satisfazer os nossos sentidos da visão, paladar e olfato. Não existe mágica para uma boa nutrição, é só não complicar.

Nossos hábitos alimentares refletem e definem nossa personalidade. Se observarmos bem, vemos que algumas pessoas, principalmente aquelas acima do peso, estão sempre mastigando alguma coisa. Às vezes, paro para beber um copo d'água numa lanchonete, no meio da manhã, e vejo pessoas devorando um sanduíche ou comendo uma porção de pão de queijo com refrigerante. Estas certamente não estarão com fome na hora do almoço e irão comer outro sanduíche, em vez de fazerem uma refeição completa.

Devemos provar de tudo, para não ficarmos viciados em determinados alimentos. Por exemplo, a costa brasileira é extensa, temos rios com peixes excelentes, mas, o que vemos? Pessoas comendo carne vermelha e laticínios diariamente. Com tanta oferta de peixes, deveríamos adotar um padrão alimentar semelhante ao dos orientais – rico em peixes, algas e vegetais crus. Em vez disso, entupimos nossas artérias com o colesterol da carne gordurosa, da batata frita, e aumentamos nossos triglicerídios com pães e doces, quando deveríamos preferir, por exemplo, nossas maravilhosas frutas tropicais, tão caras na Europa.

Não podemos alterar nosso material genético, mudar a qualidade do ar antes de respirar ou evitar o estresse do dia-a-dia, mas é possível controlar o que estamos comendo. Alimento é bioquímica pura. Dependendo do alimento predominante na dieta, é possível prever as doenças que uma pessoa poderá desenvolver.

Não é difícil comer bem. Nós é que fazemos das nossas refeições um bicho-de-sete-cabeças. No nosso dia-a-dia, costumamos elaborar cardápios com pratos baseados em muito molho, frituras, queijos, que servem para complicar e esconder o sabor do alimento. Uma salada verde, um legume no vapor, servido com sal ou limão e azeite, e um tipo de carne formam uma refeição rápida e saudável. Quando falamos isso, as pessoas pensam logo em regime. Isso é uma dieta normal, para que complicar? Neste livro, Flávia e eu procuramos mostrar que é possível preparar pratos simples, sofisticados e nutritivos, sem muito trabalho e sem muitas calorias, com quase todos os alimentos.

A comida que colocamos na mesa é a intervenção terapêutica primária, numa proposta de manter o corpo saudável e prevenir doenças. Ouse mais e mude enquanto é tempo. Ponha em prática o que você acabou de ler neste livro. Experimente as receitas especialmente criadas por Flávia Quaresma com base no poder terapêutico dos alimentos. Todos os seus órgãos e sistemas irão agradecer e funcionar melhor.

Jane Corona
Março de 2004

Para facilitar a compreensão de termos técnicos ou pouco usuais, este livro traz um glossário (p.329). Os termos estão indicados com asterisco nas receitas. Também foi incluída uma tabela de equivalências dos ingredientes para auxiliar a execução das receitas.

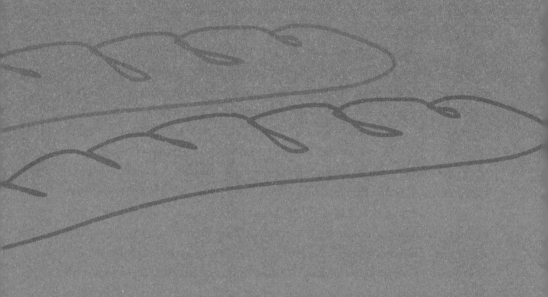

Pães

Pão com Algas e Gergelim

Rendimento: 35 unidades de 50g cada

20g de alga desidratada[a]
1kg de farinha de trigo
9g de açúcar
10g de melhorador de pães[b]
550ml de água
20g de fermento fresco
20g de sal
100g de gergelim branco (torrado)

Preparo:

1 Hidratar* a alga com um pouco de água e reservar.
2 Na batedeira, bater a farinha com o açúcar e o melhorador, acrescentando a água aos poucos. Adicionar o fermento e bater de 10 a 15 minutos na velocidade baixa, sem deixar a massa esquentar. Nos últimos minutos, acrescentar o sal, o gergelim e a alga hidratada.
3 Deixar fermentar por duas horas. Separar a massa em porções de 50g cada uma e boleá-las. Colocar numa forma untada e polvilhada com farinha. Deixar que dobrem de volume, borrifando água para não formar casca. Levar ao forno a 240°C por aproximadamente 20 minutos.

Utensílios necessários: • batedeira • forma

(a) Encontra-se em lojas de produtos naturais e orientais.
(b) O melhorador é vendido em grandes quantidades. O ideal é você pedir/negociar uma quantidade menor na padaria que costuma freqüentar. Esta receita pode ser executada sem o melhorador.

Saiba mais: O gergelim em conjunto com as algas ajuda a regular a pressão arterial. O potássio das algas provoca a eliminação do sódio no organismo e o ácido linoleico do gergelim protege a parede dos vasos sangüíneos.

Pão de Soja

Rendimento: 2 pães de 750g cada

75g de soja em grão
2g de páprica
31g de sal
700g de farinha de trigo
300g de farinha de soja
30g de fermento biológico
10g de fibra de soja
600ml de água

Preparo:

1. Num tabuleiro, colocar a soja em grão temperada com a páprica e 1/2 colher de café de sal. Levar ao forno a 180°C até ficar crocante (cerca de 10 minutos). Retirar do forno e deixar esfriar.
2. Misturar na batedeira as farinhas de trigo e de soja, o fermento e a fibra de soja. Bater na velocidade mínima, adicionando a água aos poucos (cerca de 10 minutos). Acrescentar o restante do sal e bater por mais 5 minutos.
3. Por último, incorporar a mistura de soja em grão. Retirar a massa, envolver com filme plástico e deixar descansar por 2 horas em local fresco.
4. Dividir a massa em duas partes, dar o formato de um cilindro e colocar dentro das formas untadas e polvilhadas com farinha. Deixar descansar novamente até dobrar de volume.
5. Preaquecer o forno a 200°C. Quando estiver quente, levar as duas formas ao forno por aproximadamente 30 a 40 minutos.

Utensílios necessários:
• tabuleiro • batedeira • filme plástico • 2 formas grandes para bolo inglês

Saiba mais: De todas as delícias gastronômicas, muitos não saberiam viver sem pão. E este pãozinho talvez seja a forma mais gostosa de consumir a soja. Quem não quer ganhar peso ou sofre com diabetes não deve consumi-lo em excesso.

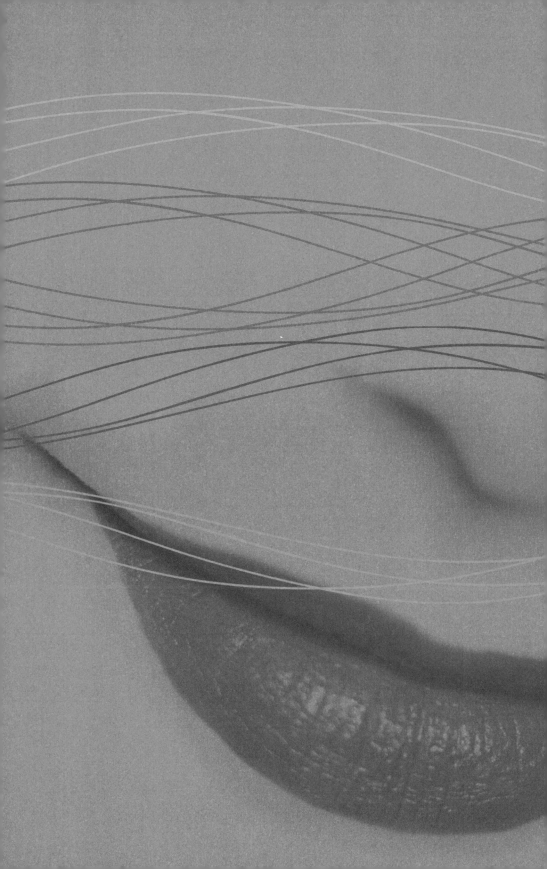

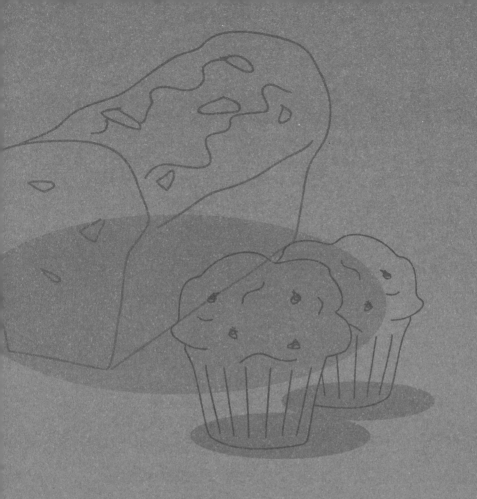

Bolos

Bolo de Aipim com Coco

75g de manteiga sem sal
175g de açúcar
2 ovos
250g de aipim cru ralado
215g de coco ralado
7,5g de farinha de trigo
3g de fermento em pó
6g de manteiga sem sal para untar

Preparo:

1 Bater na batedeira a manteiga com o açúcar.
2 Acrescentar as gemas e continuar batendo até obter uma mistura homogênea e com volume.
3 Adicionar o aipim, o coco, a farinha e o fermento.
4 Bater as claras em neve e incorporá-las à mistura anterior.
5 Untar a forma com a manteiga, colocar a mistura do bolo e levar ao forno a 180°C por aproximadamente 25 minutos.

Utensílios necessários: • batedeira • forma de torta de 22cm de diâmetro

Saiba mais: Para aproveitar toda a fonte de energia que o aipim – rico em magnésio, ferro e vitamina C – nos proporciona, ele deve ser consumido pela manhã. Nada como começar o dia com uma deliciosa fatia de bolo de aipim e uma boa xícara de café!

Bolo de Chocolate com Damasco e Nozes

Rendimento: 20 fatias

190g de farinha de trigo
30g de cacau em pó
2,5g de sal (1/2 colher de chá)
2,5g de bicarbonato de sódio
5g de fermento em pó
30g de chocolate amargo derretido no microondas ou em banho-maria*
50ml de óleo de girassol

160g de açúcar mascavo
1 ovo
2 claras
5ml de essência de baunilha
180ml de leite
75g de damasco seco picado
70g de nozes picadas
6g de manteiga sem sal

Preparo:

1 Peneirar os ingredientes secos e reservar.
2 Num recipiente, misturar o chocolate derretido com o óleo.
3 Acrescentar o açúcar mascavo e bater na batedeira. Adicionar o ovo, as claras e a baunilha. Incorporar a mistura de farinha alternando com o leite.
4 Acrescentar o damasco e as nozes.
5 Colocar a mistura na forma untada com a manteiga e levar ao forno a 180ºC por aproximadamente 50 minutos.

Utensílios necessários: • peneira • batedeira • forma grande para bolo inglês

Saiba mais: Os damascos possuem uma grande concentração de minerais, principalmente o potássio. Dez damascos secos fornecem a mesma quantidade de potássio que seis laranjas ou uma banana. É claro que essa concentração tem seu preço: mais calorias que os damascos frescos.

Bolo de Maçã

2 ovos
175g de farinha de trigo integral
15g de fermento em pó
5g de canela
75g de mel
75g de manteiga
500g de maçã cortada em cubinhos
15g de manteiga para untar

Preparo:

1 Bater os ovos até dobrarem de volume.
2 Peneirar a farinha, o fermento e a canela.
3 Fora da batedeira, acrescentar delicadamente os ovos batidos à mistura da farinha, deixando um pouquinho para polvilhar a forma.
4 Acrescentar o mel e a manteiga derretida e fria. Adicionar os cubinhos de maçã.
5 Colocar a massa na forma untada com manteiga e polvilhada com farinha. Levar ao forno a 180°C por aproximadamente 40 minutos.

Utensílios necessários: • peneira • batedeira • forma de torta de 22cm de diâmetro

Saiba mais: A maçã é a fruta ideal para quem tem problemas com os níveis de colesterol ou intestinais. Uma maçã nos fornece a quantidade diária de fibras necessária ao nosso organismo. Além disso, ela contém pectina, substância que torna mais lento o processo de absorção dos alimentos, proporcionando a sensação de saciedade.

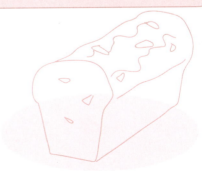

Brownie de Chocolate com Gengibre

Rendimento: aproximadamente 16 unidades

250g de chocolate amargo picado
250g de manteiga sem sal cortada em cubos
100g de gengibre bem picado
35g de farinha de milho (polenta)
8g de cacau em pó
5 ovos
200g de açúcar
1 pitada de fermento em pó
6g de manteiga sem sal

Preparo:

1 Derreter o chocolate com a manteiga no microondas ou em banho-maria.*
2 Adicionar o gengibre.
3 Peneirar a farinha de milho e o cacau e acrescentar à mistura anterior.
4 Na batedeira, bater os ovos com o açúcar até ganharem bastante volume. No final adicionar o fermento em pó.
5 Incorporar delicadamente os ovos batidos à mistura de chocolate.
6 Colocar essa mistura num tabuleiro untado com manteiga e coberto com papel-manteiga. Levar ao forno a 150°C por aproximadamente 25 minutos.
7 Assim que retirar o tabuleiro do forno, cobrir com um outro tabuleiro. Isso fará com que o bolo fique mais denso e úmido. Cortar em retângulos de 9cm x 6cm.

Utensílios necessários: • peneira • batedeira • 2 tabuleiros pequenos • papel-manteiga

Saiba mais: O chocolate não é esse grande vilão que todos imaginam. Apesar de ser muito calórico, ele não contém colesterol. Logo, quem sofre para manter os níveis de colesterol pode consumi-lo.

Muffin de Banana

Rendimento: aproximadamente 25 unidades

- 125g de farinha de trigo
- 5g de fermento em pó
- 2,5g de bicarbonato de sódio
- 45g de açúcar mascavo
- 2,5g de canela em pó
- 0,5g de noz-moscada em pó
- 85g de aveia
- 1 clara
- 1 ovo
- 220g de banana amassada
- 30ml de óleo de canola
- 10ml de óleo de canola para untar
- 115g de iogurte desnatado
- 70g de passas

Preparo:
1. Peneirar todos os ingredientes secos e reservar.
2. Bater a clara com o ovo até dobrar de volume.
3. Num recipiente, misturar a banana amassada, o óleo de canola, o iogurte e as passas. Incorporar delicadamente os ingredientes secos peneirados a essa mistura.
4. Colocar a mistura nas forminhas untadas com o óleo.
5. Levar ao forno a 180°C por aproximadamente 12 minutos.

Utensílios necessários: • peneira • formas para *minimuffin*

Saiba mais: A banana é muito conhecida por possuir grande concentração de potássio, que exerce um importante papel no controle da pressão sangüínea. Mas seus poderes terapêuticos vão muito além disso. A banana é rica em vitamina B6 – a vitamina da energia –, em fibras solúveis, que retardam a absorção da glicose e ajudam a reduzir o colesterol e também em pectina, a qual proporciona a sensação de saciedade.

Muffin de Batata-Doce com Soja

Rendimento: aproximadamente 30 unidades

450g de batata-doce
270g de farinha de trigo
5g de sal
10g de fermento em pó
70g de óleo de girassol
150ml de mel
100ml de leite-de-soja
4 claras

Preparo:
1 Descascar e cozinhar a batata-doce até que esteja bem macia. Passar no espremedor ou peneira para obter um purê.
2 Peneirar todos os ingredientes secos e reservar.
3 Num recipiente, misturar o óleo, o mel, o leite-de-soja e o purê de batata.
4 Bater as claras em neve e incorporar à mistura da batata. Por último, acrescentar os ingredientes secos.
5 Colocar a massa nas formas untadas. Levar ao forno a 180°C por 12 minutos.

Utensílios necessários: • espremedor • peneira • batedeira • formas para *minimuffin*

Saiba mais: A batata-doce e a soja fazem deste *muffin* um alimento muito salutar. Essa raiz é uma das principais fontes de vitamina A, que mantém saudáveis a pele, cabelos e unhas. Uma xícara de batata-doce possui oito vezes mais a quantidade de vitamina A necessária para o nosso organismo.

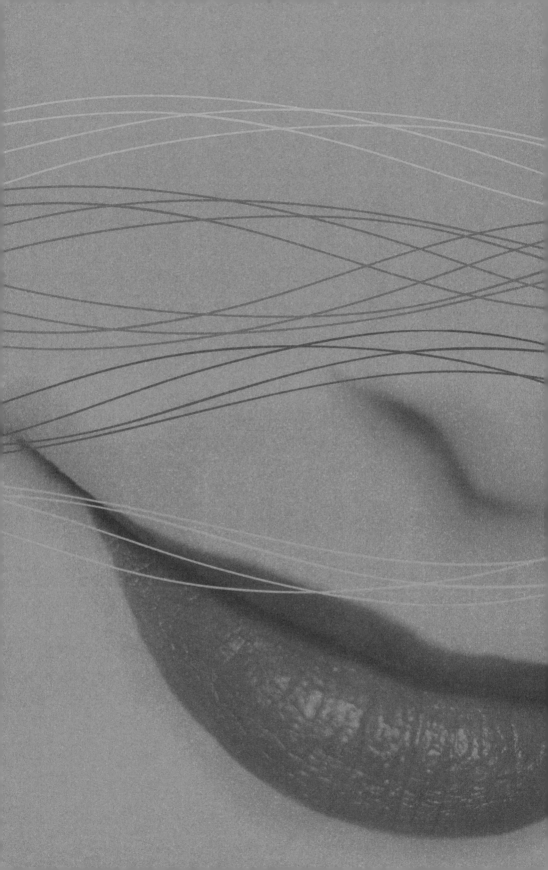

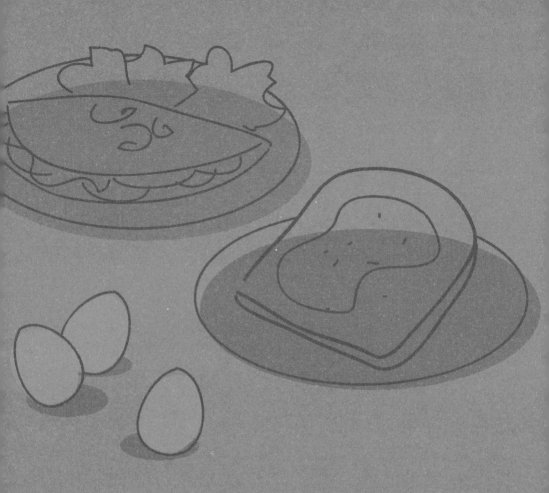

Matinais

French Fruit Toast

Rendimento: 6 unidades

80g de banana d'água
120g de maçã
80ml de leite-de-soja
0,5g de canela em pó
6 fatias de pão de forma integral
40ml de óleo de girassol
canela em pó misturada com açúcar para polvilhar (opcional)

Preparo:

1 Bater a banana, a maçã, o leite-de-soja e a canela no liqüidificador. Molhar as fatias de pão nessa mistura.
2 Numa frigideira, aquecer o óleo e dourar as fatias dos dois lados. Servir imediatamente e polvilhar com canela misturada com açúcar.

Utensílio necessário: • liqüidificador

Saiba mais: Essa é a forma de comer a saborosa French Toast sem ovos, utilizando o leite-de-soja. Vai ficar ainda mais gostosa se você colocar por cima frutas frescas, *maple* ou mel.

Granola Energética

Rendimento: 440g

80g de aveia integral grossa
40g de gérmen de trigo
20g de farelo de trigo
25g de açúcar mascavo
50g de mel de flor de laranjeira
75g de castanha-do-pará picada
50g de passas
50g de damasco seco
50g de ameixa seca

Preparo:

1. Misturar a aveia, o gérmen de trigo, o farelo de trigo, o açúcar mascavo e por último o mel. Mexer bem para que o mel se incorpore perfeitamente aos outros ingredientes.
2. Acrescentar a castanha-do-pará e levar ao forno a 180°C durante 25 minutos, mexendo de vez em quando o tabuleiro. A mistura deve ficar dourada e crocante. Retirar do forno, deixar esfriar e acrescentar as frutas secas.
3. Manter em embalagem fechada por uma semana. Servir com iogurte ou leite.

Utensílio necessário: • tabuleiro

Saiba mais: A vantagem de se preparar a granola em casa, além da certeza de estar usando bons ingredientes, é que você pode personalizá-la, alternando o tipo de mel, utilizando as nozes de sua preferência, variando as frutas secas e acrescentando outros ingredientes como lascas de coco, frutas desidratadas e suplementos alimentares.

Omelete de Salmão com Aneto e Tofu

Rendimento: 2 unidades pequenas

2 ovos
15ml de leite-de-soja
sal e pimenta-do-reino a gosto
1g de aneto picado
20ml de óleo de girassol
50g de tofu
50g de salmão defumado cortado em cubinhos

Preparo:

1. Bater levemente os ovos com o leite-de-soja, temperar com sal, pimenta e aneto.
2. Aquecer uma frigideira antiaderente com um pouquinho de óleo e derramar a mistura dos ovos. Quando começar a formar uma casquinha na parte de baixo, acrescentar o tofu e o salmão. Abaixar o fogo. Dobrar as laterais da omelete e virá-la para que fique dourada por igual e bem fechada.

Utensílio necessário: • frigideira antiaderente

Saiba mais: Para pessoas com problemas de colesterol alto, é aconselhável substituir metade das gemas por claras. A combinação do salmão com o aneto é muito utilizada na cozinha escandinava.

Ovos Mexidos com Tofu

Rendimento: 4 porções

60g de cebola picada
30ml de óleo de girassol
80g de cogumelo fresco (*shiitake, shimeji* e cogumelos-de-paris)
sal e pimenta-do-reino a gosto
100g de tofu cortado em cubinhos
4 ovos
15ml de leite-de-soja
1g de salsa picada

Preparo:

1 Suar* a cebola no óleo, adicionar os cogumelos e temperar com sal e pimenta. Acrescentar os cubinhos de tofu e depois os ovos levemente batidos com o leite-de-soja. Verificar o sal e a pimenta. Por último, acrescentar a salsa. Servir imediatamente.

Saiba mais: Uma receita rápida para o café da manhã ou uma opção de prato bastante protéico para qualquer refeição. Acompanhe estes ovos mexidos com torradas de pão integral.

Panquecas de Soja

Rendimento: aproximadamente 24 unidades

- 125g de farinha de trigo
- 8g de açúcar
- 15g de fermento em pó
- 2,5g de bicarbonato de sódio
- 2,5g de sal
- 325ml de leite-de-soja
- 15g de óleo de girassol
- mel, *maple* e geléia para acompanhar

Preparo:

1. Numa bacia, misturar a farinha, o açúcar, o fermento, o bicarbonato de sódio, o sal e o leite-de-soja. Deixar a massa descansar em ambiente fresco por 20 minutos.
2. Esquentar uma frigideira com um pouco de óleo e, com o auxílio de um aro de inox untado com óleo, colocar a mistura de panqueca. Dourar a panqueca dos dois lados e servir imediatamente com mel, *maple*, geléia etc.

Utensílios necessários: • bacia • 1 aro de inox (5cm)

Saiba mais: Com esta receita, dificilmente você vai notar a diferença entre uma panqueca tradicional e esta à base de leite-de-soja. Entretanto, cuidado na hora de prepará-las, pois cozinham mais rápido que as tradicionais.

Tapioca Especial

Rendimento: 4 unidades pequenas

- 12g de gergelim preto e branco
- 1 pitada de tomilho (só as folhas)
- 80g de queijo de coalho ralado em tirinhas
- 80g de farinha de tapioca ou polvilho de mandioca

Preparo:

1 Esquentar a frigideira e polvilhar o gergelim e uma pitada de tomilho por toda a superfície. Quando eles começarem a pular, espalhar uma colher de sopa de queijo coalho. Cobrir a superfície com uma camada fina de farinha de tapioca peneirada na hora. Quando a goma ganhar consistência, virar de lado por um minuto e voltar para o outro lado. Rechear com 1 colher de sopa de queijo coalho, fechar a tapioca e deixar esquentar um pouco o queijo. Servir imediatamente.

Utensílios necessários: • frigideira antiaderente bem pequena • peneira

Saiba mais: A mandioca é um alimento energético rico em minerais e vitaminas. É perfeito para começar o dia!
O pó da folha de mandioca é uma excelente fonte de cálcio, ótimo para prevenir a osteoporose. Pode ser adicionado a sopas e sucos.

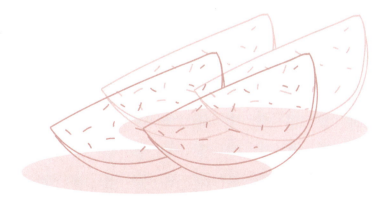

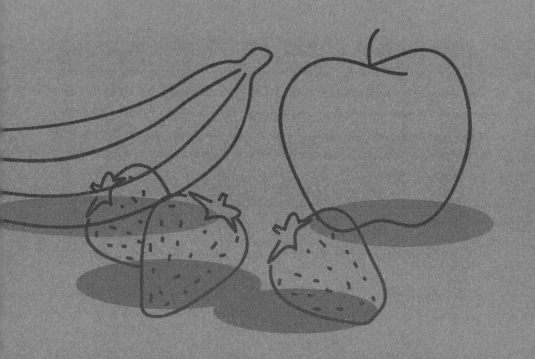

Sucos, vitaminas e shakes

Limonada Suíça com Clorofila

Rendimento: 2 copos

- 200g de limão
- 400ml de água
- 1g de clorofila
- 40g de açúcar

Preparo:

1 Lavar os limões e cortá-los em quatro. Retirar o miolo branco. Colocar os ingredientes no liqüidificador e bater. Coar o suco e servir imediatamente.

Utensílios necessários: • liqüidificador • coador

Saiba mais: A clorofila é muito importante para a saúde por sua ação dexintoxicante e antibacteriana. Livra nosso organismo de impurezas e toxinas nele depositadas. Seu suco é feito do broto de trigo, no qual se encontra a maior concentração de clorofila da natureza — 70% da substância. Com apenas 30ml de suco de clorofila é possível repor vitaminas, aminoácidos, minerais e oxigênio. Essa dose equivale a 3kg de hortaliças. Para completar, ela fortalece o sistema circulatório e regula a função intestinal.
O suco de clorofila hoje é facilmente encontrado congelado ou em pó, o que facilita seu armazenamento e sua conservação. Pode ser adicionado a diversos tipos de sucos como um suplemento.
Obs.: O açúcar pode ser substituído por 5g de estévia ou 20g de açúcar mascavo.

Shake de Amoras com Banana e Tofu

Rendimento: 2 copos

- 500g de amora fresca ou congelada
- 80g de banana madura
- 60g de tofu
- 12g de lêvedo de cerveja

Preparo:

1 Bater as amoras no liqüidificador e passar o suco pela peneira. Recolocar o suco coado no liqüidificador e bater com os demais ingredientes.

Utensílios necessários: • liqüidificador • peneira fina

> **Saiba mais:** Na fase pré-menstrual, o hormônio aldesterona sofre alterações, provocando a retenção de sódio e de água pelos rins, o que ocasiona o inchaço. Consumindo-se alimentos ricos em magnésio, como a banana e o tofu, consegue-se reduzir a retenção de líquido.

Shake de Maçã, Banana e Linhaça

Rendimento: 2 copos

- 400ml de suco de maçã pronto ou natural
- 120g de maçã sem semente e sem casca
- 100g de banana sem casca
- 4g de semente de linhaça

Preparo:

1 Bater todos os ingredientes no liqüidificador e servir em seguida.

Utensílio necessário: • liqüidificador

> **Saiba mais:** O teor de lignana na linhaça é oitocentas vezes maior que em outros 66 alimentos vegetais avaliados. Essa substância é importantíssima para as mulheres, pois é responsável pelo restabelecimento dos níveis de estrogênio – hormônio sexual –, que apresenta uma queda brusca após a menopausa.

Shake de Morango com Pêra e Banana

Rendimento: 1 copo

- 500g de morango
- 75g de pêra
- 80g de banana-prata madura
- 12g de lêvedo de cerveja

Preparo:

1 Passar os morangos e a pêra pela centrífuga. Passar no liqüidificador o suco de morangos e pêra com a banana e o lêvedo.

Utensílios necessários: • centrífuga • liqüidificador

Saiba mais: O lêvedo de cerveja tem um gosto bem amargo e deve ser sempre utilizado com um outro alimento para atenuar seu sabor. É indicado para pessoas de intensa atividade física e mental e é um ótimo complemento alimentar para vegetarianos e aqueles que seguem regimes para emagrecimento.

Suco de Abacaxi com Maçã e Gengibre

Rendimento: 1 copo

- 450g de abacaxi com casca
- 75g de maçã sem sementes
- 2g de gengibre

Preparo:

1 Bater todos os ingredientes no liqüidificador.

Utensílio necessário: • liqüidificador

> Saiba mais: O abacaxi e o gengibre são diuréticos, ajudam a diminuir a retenção de líquido e estimulam o funcionamento do intestino, diminuindo as cólicas. A maçã, rica em fibras, também colabora para o funcionamento do intestino. Este suco é quase um remédio para as cólicas menstruais.

Suco de Abacaxi com Pêra

Rendimento: 1 copo

- 150g de pêra sem casca
- 4 folhas de hortelã
- 250ml de suco de abacaxi
- 12g de gérmen de trigo

Preparo:

1 Bater todos os ingredientes no liqüidificador.

Utensílio necessário: • liqüidificador

> Saiba mais: Abacaxi, pêra e hortelã são muito conhecidos por seu poder digestivo. O abacaxi contém bromelina, um estimulante digestivo capaz de quebrar as proteínas. Este é um suco excelente para os dias em que você passou dos limites e comeu mais do que devia.

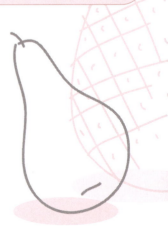

Suco de Beterraba com Espinafre, Cenoura e Maçã

Rendimento: 2 copos

660g de beterraba
60g de salsa
60g de espinafre
720g de cenoura
80g de maçã sem semente

Preparo:

1 Passar todos os ingredientes na centrífuga.

Utensílio necessário: • centrífuga

Saiba mais: A beterraba e o espinafre são excelentes fontes de ácido fólico que, juntamente com a vitamina B12, participam na produção de neurotransmissores, principalmente a serotonina, que promove o bem-estar. Este é o suco ideal para depois da malhação, quando é preciso repor as energias.

Suco de Caldo de Cana com Hortelã

Rendimento: 1 copo

300ml de caldo de cana
12g de gérmen de trigo
2 folhas de hortelã

Preparo:

1 Bater todos os ingredientes no liqüidificador.

Utensílio necessário: • liqüidificador

Saiba mais: O caldo de cana é rico em carboidratos, potássio e ferro. É excelente para ser consumido após a prática de esportes.

Suco de Cenoura com Maçã e Couve

Rendimento: 1 copo

- 720g de cenoura
- 3 folhas de couve
- 30g de salsa
- 80g de maçã sem semente
- 1g de pó de folha de mandioca[a]

Preparo:
1. Passar as cenouras e a couve na centrífuga.
2. Bater no liqüidificador o suco de cenoura e couve com os demais ingredientes.

Utensílios necessários: • centrífuga • liqüidificador

(a) Encontra-se em lojas de produtos naturais.

Saiba mais: A folha de mandioca e a couve são grandes fontes de cálcio e são mais facilmente absorvidas pelo organismo. O cálcio é essencial para manter os ossos fortes. É usado para contrair os músculos, para as transmissões nervosas e para a função de vários hormônios. Dizem que ele ajuda a melhorar a capacidade de concentração e o humor, além de diminuir a retenção de líquidos na TPM.

Suco de Chá de Camomila e Pêra

Rendimento: 1 copo

- 250ml de chá de camomila gelado
- 150g de pêra
- 5g de açúcar mascavo ou mel

Preparo:

1 Bater todos os ingredientes no liqüidificador.

Utensílio necessário: • liqüidificador

> Saiba mais: A pêra contém todas as vitaminas do complexo B, as quais regulam o sistema nervoso e o aparelho digestivo. Adicionada ao chá de camomila, torna-se um suco relaxante, muito bom para ser tomado à noite.

Suco de Laranja com Maçã e Linhaça

Rendimento: 2 copos

- 300ml de suco de laranja natural (tipo seleta ou pêra)
- 220g de maçã sem semente e sem casca
- 5g de semente de linhaça

Preparo:

1 Bater todos os ingredientes no liqüidificador e servir em seguida.

Utensílio necessário: • liqüidificador

> Saiba mais: A semente de linhaça contém o ácido linoleico que elimina o colesterol e as placas de gordura que obstruem o fluxo normal do sangue.

Suco de Laranja com Mamão e Ameixa

Rendimento: 1 copo

- 250ml de laranja natural (tipo seleta ou pêra)
- 265g de mamão papaia
- 20g de ameixa seca sem caroço

Preparo:

1 Bater todos os ingredientes no liqüidificador.

Utensílio necessário: • liqüidificador

Saiba mais: Algumas mulheres no período pré-menstrual têm problemas de prisão de ventre. Este suco é recomendado, pois é extremamente laxante além de ser desintoxicante.

Suco de Laranja com Morango

Rendimento: 2 copos

250ml de suco de laranja natural (tipo seleta ou pêra)
125g de morango maduro
12g de semente de linhaça

Preparo:

1 Bater todos os ingredientes no liqüidificador. Se achar necessário adoçar, acrescentar 1/2 colher de sobremesa de açúcar mascavo ou mel.

Utensílio necessário: • liqüidificador

Saiba mais: Os desequilíbrios hormonais são um fator importante por trás de alguns problemas femininos. As mulheres precisam de boas fontes de ácidos graxos essenciais para ter um funcionamento hormonal estável. Logo, a linhaça, rica em ômega-3, alivia os distúrbios pré-menstruais e da menopausa.

Suco de Limão com Gengibre

Rendimento: 1 copo

> suco de 1 limão
> 250ml de água
> 10g de gengibre ralado
> 3g de canela
> mel a gosto

Preparo:

1 Bater todos os ingredientes no liqüidificador.

Utensílio necessário: • liqüidificador

Saiba mais: Os ingredientes estimulantes deste suco fornecem energia suficiente para você praticar alguma atividade física. Para torná-lo ainda mais energético, adicione guaraná em pó.

Suco de Melancia com Laranja

Rendimento: 1 copo

> 250g de melancia
> 1/2 laranja em gomos

Preparo:

1 Retirar os caroços da melancia. Bater os dois ingredientes no liqüidificador e beber sem coar.

Utensílio necessário: • liqüidificador

Saiba mais: A melancia contém licopeno, um antioxidante responsável pela sua cor avermelhada e que ajuda a impedir e a reparar os danos às células causados pelos radicais livres. Se estes não forem combatidos, podem contribuir para o desenvolvimento de várias doenças, como as cardiovasculares e até mesmo o câncer. Além disso, a melancia é altamente diurética e levemente laxante.

Suco de Tomate com Pepino e Aipo

Rendimento: 1 copo

160g de tomate sem semente
220g de pepino sem semente
2 talos de aipo
sal e pimenta-do-reino a gosto
gotinhas de limão
gotinhas de tabasco

Preparo:

1 Bater todos os ingredientes no liqüidificador.

Utensílio necessário: • liqüidificador

Dica: Usar pouco sal!

Saiba mais: Os três principais ingredientes deste suco são diuréticos e constituem uma poderosa arma para combater o envelhecimento. Pode ser incluído em dietas para perder peso.

Suco de Uvas Verdes e Rosadas com Amoras

Rendimento: 1 copo

- 100g de uva verde
- 100g de uva rosada
- 50g de amora
- 50ml de água mineral (ou água de coco)

Preparo:
1 Bater todos os ingredientes no liqüidificador e peneirar.

Utensílios necessários: • liqüidificador • peneira

Saiba mais: As uvas e a amora são ricas em taninos, que melhoram a função urinária e reduzem o risco de doenças cardíacas. As uvas contêm também a proantocianidina, substância antioxidante que melhora a circulação sangüínea. É muito bom substituir água mineral pela água de coco. Além de trazer um sabor adocicado e especial, ela é pouco calórica e repõe energias.

Suco Verde de Maçã com Laranja

Rendimento: 1 copo

- 4 folhas de hortelã
- 160g de maçã picada
- 250ml de suco de laranja

Preparo:
1 Bater bem todos os ingredientes no liqüidificador.

Utensílio necessário: • liqüidificador

Saiba mais: Este é o suco indicado para diabéticos e pessoas com problemas de colesterol alto. Deve ser consumido imediatamente porque a maçã fermenta.

Vitamina de Banana e Abacate

Rendimento: 2 copos

- 200g de abacate maduro
- 80g de banana-prata
- 10ml de mel ou açúcar mascavo a gosto
- 300ml de leite-de-soja
- 12g de semente de linhaça
- gotinhas de limão

Preparo:

1 Bater todos os ingredientes no liqüidificador e servir em seguida.

Utensílio necessário: • liqüidificador

Saiba mais: Esta vitamina é muito calórica mas muito nutritiva — uma excelente fonte de energia. Tanto a banana quanto o abacate possuem vitamina B6, que é fundamental para o metabolismo da glicose e das proteínas e, também, para a produção das células vermelhas do sangue. Dizem que a falta de vitamina B6 causa depressão e irritação. Logo, esta vitamina deve ser consumida antes da fase pré-menstrual.

Vitamina de Mamão, Laranja e Beterraba

Rendimento: 1 copo

- 265g de mamão papaia
- 110g de beterraba média com algumas folhas
- 250ml de suco de laranja
- 1 folha de hortelã
- 12g de gérmen de trigo
- mel ou açúcar mascavo a gosto

Preparo:

1 Bater bem todos os ingredientes no liqüidificador.

Utensílio necessário: • liqüidificador

Saiba mais: A adição do gérmen de trigo torna este suco ainda mais nutritivo. Em especial para as mulheres, pois nele encontra-se o selênio, mineral natural da membrana celular com propriedade antioxidante, que elimina os radicais livres acusados de causar o envelhecimento dos tecidos.

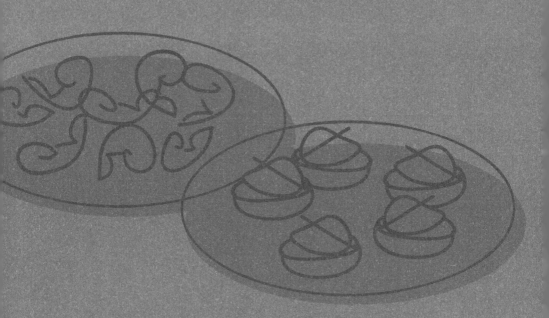

Aperitivos

Ceviche de Camarão com Pasta de Abacate

Rendimento: 4 porções

> 1 receita de *ceviche* de camarão (ver p. 291)
> 1 receita de pasta de abacate (ver p. 291)

Preparo:

1 No momento de servir, escorrer o excesso de azeite do *ceviche*. Passar os camarões em *ceviche* para uma tigela e colocar a pasta de abacate numa tigela pequena.
2 Colocar ao lado palitos longos para os convidados passarem os camarões na pasta de abacate.

Utensílios necessários: • escorredor • 2 tigelas • 4 palitos longos

Obs.: Tanto o ceviche quanto a pasta de abacate devem estar bem frios.

Saiba mais: Por ser rico em gordura monoinsaturada – que ajuda a baixar o mau colesterol (LDL) sem reduzir o bom colesterol (HDL) –, o abacate é um bom acompanhamento para o camarão, que contém muito colesterol.

Crostini de Atum Fresco com Tartare de Algas

Rendimento: 36 unidades

> 100g de sal grosso
> 5g de tomilho
> 2 folhas de louro
> 0,5g de cabo de salsa
> 50g de cebola
> 20g de alho
> 0,5g de pimenta-do-reino em grão

> 1g de raspas de limão
> 200g de atum fresco
> 1/2 receita de *tartare* de algas (ver p. 292)
> 1 baguete
> *ciboulette* para decorar

Preparo:

1. Misturar o sal grosso com as ervas, a cebola, o alho, a pimenta e as raspas de limão, friccionando bem com as mãos para que todos os aromas penetrem no sal.
2. Colocar um pouco do sal temperado no tabuleiro, dispor o atum por cima e cobri-lo bem com o restante do sal.
3. Cobrir o tabuleiro com filme plástico e deixar na geladeira de 30 a 45 minutos. Retirar o atum do sal e lavar bem o peixe em água corrente para eliminar o excesso de sal. O sal temperado pode ser guardado e aproveitado em outras marinadas.*
4. Preparar o *tartare** de algas.
5. Preparar os *crostinis*. Cortar a baguete em fatias com 0,5cm de espessura. Pincelar as fatias dos dois lados com azeite e levar ao forno a 180°C até ficarem bem crocantes.

Montagem:

1. Para cada *crostini*, calcular 5g de *tartare* de algas e 5g de lâminas de atum. Colocar primeiro sobre o *crostini* o *tartare* de algas, depois a lâmina de atum e, por último, decorar com um galhinho de *ciboulette*.

Utensílios necessários: • 1 tabuleiro de aço inox ou plástico • filme plástico • pincel

Saiba mais: O remédio para a longevidade sempre foi objeto de intensa busca tanto para os orientais quanto para os ocidentais. Há mais de dois mil anos, o imperador chinês Shi dedicou-se à obtenção da longa vida. Ele acreditava que essa fonte poderia ser encontrada no Japão. Hoje, imagina-se que tal poder de longevidade seja proveniente das verduras do mar — as algas. Elas são ricas em sais minerais indispensáveis à manutenção da saúde. Suas fibras previnem o envelhecimento, combatem a obesidade e a hipertensão arterial. As algas contêm ácido argínico, que proporciona a sensação de plenitude inibindo o apetite. Sua clorofila promove a eliminação do colesterol, e a alta taxa de iodo acelera o metabolismo e ajuda a controlar o peso.

Guacamole com Tofu

Rendimento: 300g

- 220g de abacate
- 20ml de suco de limão
- 30g de tofu
- 5g de coentro fresco picado
- 25g de cebola picada
- 35g de tomate cortado em cubinhos
- 1g de pimenta dedo-de-moça picadinha
- sal a gosto
- gotas de tabasco a gosto
- rodelas de pepino ou *chips* de *tortillas* mexicanas para acompanhar

Preparo:

1. Com um garfo, amassar o abacate com o suco de limão. Amassar também o tofu. Misturar todos os ingredientes.
2. Colocar o guacamole com tofu numa tigela e servir com rodelas de pepino ou *chips* de *tortillas* ao lado.

Saiba mais: O tofu tem a textura de um queijo. É altamente protéico, de fácil digestão e rico em cálcio e potássio, além de conter pouca caloria, gordura e carboidrato. O tofu não tem um sabor específico, portanto, você pode atribuir a ele o sabor que desejar de acordo com o preparo e a mistura de ingredientes. Para ter certeza de que está ingerindo a taxa necessária de proteína e cálcio, adicione um pouco de tofu a sopas, cremes e outros preparos que passem por liqüidificador. O tofu dá consistência a esses pratos sem alterar seu sabor.

Hummus (Pasta de Grão-de-Bico)

Rendimento: 350g

> 125g de grão-de-bico
> 10g de alho
> 200ml de azeite
> 20ml de suco de limão
> 75g de *tahine* (pasta de gergelim)
> 1/2 folha de louro
> sal, pimenta-do-reino e páprica a gosto
> *pitas* crocantes, bastõezinhos de legumes crus ou *chips* de berinjela para acompanhar

Preparo:

1. Deixar o grão-de-bico de molho por uma noite. Cozinhá-lo em água fervente por aproximadamente 1 hora ou até que esteja bem macio. Escorrer a água e retirar as cascas
2. Colocar o grão-de-bico com os outros ingredientes no processador. Bater bem até obter uma mistura homogênea.
3. Servir o *hummus* numa tigela com um pouco de azeite e polvilhado com páprica. Acompanhar com *pitas* crocantes, bastõezinhos de legumes ou *chips* de berinjela.

Utensílio necessário: • processador de alimentos

Dica: Para armazenar a pasta, cobrir a superfície com azeite e conservar na geladeira.

Saiba mais: O *hummus* pode ser usado como pasta para sanduíches, molhos de pratos principais ou saladas, ou apenas como aperitivo acompanhado de um bom pão árabe.

Lâminas de Salmão com Molho Tártaro de Tofu

Rendimento: 6 porções

480g de lâminas de salmão defumado
10g de ramos de ervas (aneto, salsa, cerefólio etc.)
1 receita de molho tártaro com tofu (ver p. 308)
rodelas de pepino ou torradas integrais com gergelim para acompanhar

Preparo:

1 Espalhar as lâminas de salmão defumado numa travessa e decorar com os ramos de ervas. Colocar o molho tártaro de tofu numa tigela e as rodelas de pepino em outra.

Utensílios necessários: • 1 travessa plana • 2 tigelas

Saiba mais: Este aperitivo é uma combinação que reúne dois alimentos muito importantes para a saúde: o salmão, que é uma das grandes fontes de ômega-3, e o tofu, altamente protéico, pouco calórico, rico em cálcio e ferro e contém pouquíssimo sódio.

Pasta de Berinjela

Rendimento: 440g

20ml de azeite
450g de berinjela
20ml de óleo de gergelim
10g de gengibre picado
5g de alho picadinho
sal e pimenta-do-reino a gosto

40ml de molho de soja
10ml de vinagre de arroz
30g de *tahine*
5g de *ciboulette* picadinha
sticks de tomate-cereja ou torradas de gergelim para acompanhar

Preparo:

1. Num tabuleiro untado com azeite, assar as berinjelas inteiras no forno a 150°C até que fiquem enrugadas e com a polpa totalmente cozida. Esperar esfriar um pouco, cortar ao meio e retirar toda a polpa com o auxílio de uma colher.
2. Numa panela, aquecer o óleo de gergelim e suar* o gengibre e o alho. Acrescentar a polpa de berinjela assada, o sal e a pimenta. Mexer bem até a mistura ficar homogênea. Adicionar o molho de soja, o vinagre de arroz, a *tahine* e, por último, a *ciboulette*.
3. Deixar esfriar e conservar na geladeira. No momento de servir, colocar a pasta de berinjela numa tigela e acompanhar com tomates-cereja espetados no palito longo ou torradas com gergelim.

Utensílios necessários: • tabuleiro • palitos longos

Saiba mais: A berinjela possui pouquíssimas calorias, porém, absorve muita gordura durante o processo de cozimento, cerca de quatro vezes mais que a batata frita. Utilizando-a assada, portanto, obtém-se um prato mais leve, saudável e saboroso.

Pasta de Feijão-Branco com Pimentão Amarelo

Rendimento: 300g

150g de feijão-branco
2g de alho
20g de cebola picada
1/2 galho de tomilho
1/2 folha de louro
375ml de água
60g de pimentão amarelo
20ml de azeite

sal e pimenta-do-reino a gosto
10ml de suco de limão
2,5g de alho assado (ver receita na p. 294)
1,5g de salsa picadinha
bastõezinhos de legumes crus ou *pita chips* para acompanhar

Preparo:

1 Cozinhar o feijão-branco com o alho, a cebola, o tomilho e a folha de louro. O feijão deve ficar bem macio. Reservar.
2 Retirar as sementes do pimentão, cortá-lo em quatro e colocar num tabuleiro untado com azeite. Temperar com sal e pimenta e levar ao forno a 150°C durante 20 minutos. Assim que sair do forno, retirar a pele do pimentão.
3 Passar todos os ingredientes pelo processador até obter uma mistura homogênea.

Utensílios necessários: • tabuleiro • processador de alimentos

Saiba mais: Todos os feijões são ricos em proteína e fibra. Alguns estudos verificaram que uma pessoa pode reduzir em até 20% a taxa de colesterol, se incluir em sua dieta 100g de feijão. Para as mulheres, o feijão é um alimento muito importante, pois também ajuda a equilibrar os níveis de hormônio feminino no organismo.

Pasta de Soja com Ervas

Rendimento: 230g

5g de mel
45ml de leite-de-soja
6g de lecitina de soja
24g de farinha de soja
60g de tofu
5g de salsa picada
5g de *ciboulette* picada
50g de cebola picada
sal e pimenta-do-reino a gosto
30ml de suco de limão
torradinhas integrais ou bastõezinhos de legumes para acompanhar

Preparo:

1 Bater todos os ingredientes no liqüidificador.

2 Colocar a pasta numa tigela e salpicar um pouco de ervas picadas para decorar.
3 Acompanhar com torradinhas integrais ou legumes crus cortados em bastões.

Utensílios necessários: • liqüidificador • tigela para servir

Saiba mais: Esta pasta pode ser um ótimo substituto para a manteiga e a maionese.

Pasta Verde de Tofu

Rendimento: 100g

- 80g de tofu
- 30g de salsinha picada
- 5g de manjericão picado
- sal e pimenta-do-reino a gosto
- 80ml de azeite extravirgem
- rodelas de pepino, bastõezinhos de legumes crus ou biscoitos com gergelim para acompanhar

Preparo:
1 Bater todos os ingredientes no liqüidificador.
2 Colocar a pasta numa tigela e acompanhar com uma das sugestões apresentadas acima.

Utensílio necessário: • liqüidificador

Dica: Esta pasta é leve e saborosa para incrementar um sanduíche. Você pode substituir a salsinha e o manjericão por outras ervas a fim de variar o sabor.

Kibeflor

Rendimento: 25 unidades

- 100g de farinha para quibe
- 150ml de água
- 300g de couve-flor (cozida com sal)
- 100g de cebola picada
- 5g de alho picado (1 dente)
- 5g de tomilho (1 colher de sopa)
- 5g de salsa picada (1 colher de sopa)
- 10g de hortelã picada (2 colheres de sopa)
- sal e pimenta-do-reino moída na hora a gosto
- óleo de girassol para fritar
- 100ml de *salsa* verde (ver receita na p. 310)

Preparo:

1 Deixar a farinha para quibe de molho na água por aproximadamente 2 horas até inchar.

2 Picar a couve-flor cozida e misturar com a cebola, o alho, o tomilho, a salsa e a hortelã. Acrescentar a farinha de quibe inchada e misturar bem para obter um resultado homogêneo. Temperar com sal e pimenta e separar em bolinhos de 25g, fazendo o formato de quibe com as mãos.

3 Aquecer bem o óleo numa panela e fritar os quibes. Colocá-los sobre um papel absorvente. Servir rapidamente acompanhado de salsa verde ao lado.

Utensílio necessário: • toalha de papel

Saiba mais: Para quem não gosta de couve-flor, esta receita de quibe vegetariano pode fazer com que mude de opinião.

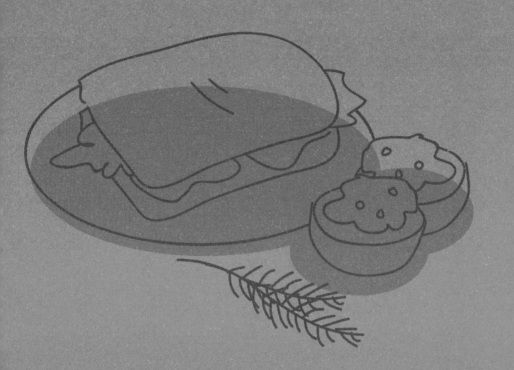

Sanduíches

Italiano de Parma

Rendimento: 4 unidades

120g de tomate *confite* (ver receita na p. 297)
400g de berinjela grelhada e ao vinagre balsâmico
(1/3 da salada de legumes grelhados)
4 pães *ciabatta*
250g de mozarela de búfala em fatias
350g de presunto de Parma em fatias finas
120ml de molho *pesto* (ver receita na p. 307)

Preparo:

1 Preparar o tomate *confite*.
2 Preparar a berinjela segundo a receita de salada de legumes grelhados (ver p. 177) e, no momento de montar o sanduíche, escorrer o líquido da marinada.*
3 Cortar os pães *ciabatta* ao meio. Na parte inferior, dispor as lâminas de berinjela, cobrir com as fatias de mozarela, dispor o tomate *confite*, depois as fatias de Parma e o molho *pesto*. Cobrir o sanduíche com a parte superior do pão.
4 Levar ao forno para aquecer e derreter a mozarela.

Dicas: Este sanduíche pode ser servido quente e acompanhado de uma pequena salada verde com vinagrete tradicional. Se optar por servi-lo frio, acrescente, na última camada, algumas folhas de rúcula temperadas com azeite, sal e pimenta-do-reino.
Para torná-lo vegetariano, substitua o presunto de Parma por abobrinhas e pimentões coloridos grelhados.

Peito de Peru Defumado com Chutney de Manga

Rendimento: 4 unidades

200g de manteiga de soja (ver receita na p. 295)
8 fatias de pão de forma integral
300g de peito de peru defumado
100g de *chutney* de manga (ver receita na p. 301)
8 folhas de alface
5ml de vinagrete tradicional (ver receita na p. 326)

Preparo:

1 Passar a manteiga de soja nas fatias do pão. Montar cada sanduíche com 2 fatias de peito de peru sobre o pão integral, espalhar o *chutney* de manga, as folhas de alface envolvidas com o vinagrete, outras 2 fatias de peito de peru e fechar com outra fatia de pão integral.

Saiba mais: A maioria das pessoas sabe que a carne de peru é saudável. Realmente, o peru leva grande vantagem sobre a carne vermelha: 150g de carne de peru contêm 145 calorias e somente 5g de gordura, enquanto a mesma quantidade de bife contém 313 calorias e 23g de gordura.

Kibeflor das Arábias

Rendimento: 4 unidades

12 unidades de kibeflor (ver receita na p. 147)
150g de *hummus* (ver receita na p. 142)
30g de molho turco (ver receita na p. 308)
160g de tomate cortado em cubinhos
110g de pepino sem casca e sem semente cortado em cubinhos
sal e pimenta-do-reino a gosto
40ml de azeite extravirgem
2 pães *pita* ou árabe
4 folhas de alface cortada em tirinhas

Preparo:

1 Preparar o kibeflor.
2 Misturar o *hummus* com o molho turco. Misturar o tomate com o pepino, temperar com sal e pimenta e acrescentar o azeite.
3 Cortar os pães ao meio formando quatro envelopes.
4 Fritar as bolinhas de kibeflor.
5 Rechear os pães espalhando um pouco da mistura de *hummus* e salpicando a mistura de tomate e pepino. Acrescentar as bolinhas de kibeflor e, por último, as tirinhas de alface.

Saiba mais: Este sanduíche foi inspirado nas comidas de rua de Israel, substituindo-se o popular *falafel* pelo kibeflor — uma boa opção para os vegetarianos.

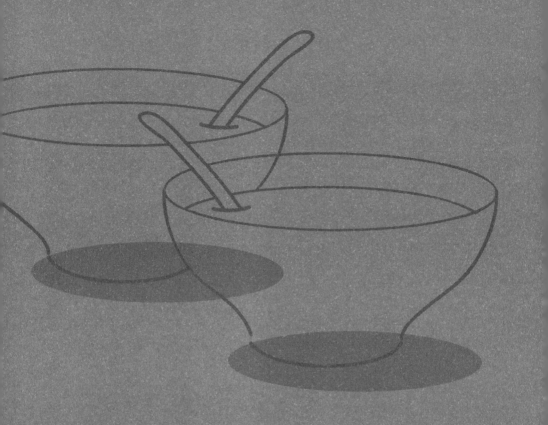

Sopas

Espuma de Ostras com Vieiras Grelhadas

Rendimento: 4 porções

20g de cebola picadinha
2g de alho picadinho
10g de manteiga sem sal
150ml de vinho branco
600ml de creme de leite fresco
8 ostras frescas com o líquido
28 vieiras pequenas
50ml de azeite
sal e pimenta-do-reino branca moída na hora
salsa crespa frita para decorar (ver receita na p. 297)

Preparo:

1 Suar* a cebola e o alho na manteiga. Acrescentar o vinho e deixar reduzir* quase totalmente. Adicionar o creme de leite, deixar ferver e abaixar o fogo. Reduzir o volume mais um pouco. Acrescentar as ostras. Bater tudo muito bem no liqüidificador.

2 Momentos antes de servir, retirar as vieiras da geladeira e passá-las numa frigideira com azeite bem quente. Temperar com sal e pimenta. Dourar os dois lados. Colocar as vieiras nos pratos fundos. Misturar o creme bem quente e despejá-lo delicadamente entre as vieiras. Elas não podem ser cobertas com o creme. Decorar com a salsa e servir imediatamente.

Utensílios necessários: • liqüidificador • 4 pratos fundos

Saiba mais: A ostra é conhecida pela grande quantidade de zinco, que é o mineral mais importante para o sistema imunológico e os órgãos sexuais. Daí a fama de ter poderes afrodisíacos!!!

Minestrone com Lentilhas e Bacon

Rendimento: 4 porções

1 litro de água
300g de toucinho de porco cortado em tirinhas
70g de cebola
10g de alho
40ml de azeite
200g de tomate *pelati* sem semente e picado
400g de lentilha verde pré-cozida (ver receita na p. 249)
1g de orégano fresco picado
1g de tomilho picado (só as folhas)
3 cabos de salsa
1 litro de caldo de legumes (ver receita na p. 298)
sal e pimenta-do-reino a gosto
100g de aipo cortado em cubinhos
100g de alho-poró em rodelas
100g de cenoura cortada em cubinhos
200g de *petit-pois* (congelado)
1g de manjericão picado

Preparo:

1. Ferver a água em uma panela e mergulhar as tirinhas de toucinho por uns 2 minutos. Escorrer e lavar com água fria. Escorrer bem até secar.
2. Suar* a cebola e o alho no azeite, juntar o tomate, a lentilha, as ervas, o caldo de legumes, o sal e a pimenta. Quando a lentilha estiver na metade do cozimento (depois de aproximadamente 15 minutos), acrescentar o aipo, o alho-poró e a cenoura. Quase no final do cozimento, adicionar o *petit-pois*. Verificar o sal e a pimenta. Por último acrescentar o manjericão.

Utensílio necessário: • escorredor

Saiba mais: A lentilha é uma das grandes fontes de proteína vegetal. A grande vantagem que ela tem sobre a carne vermelha é o seu baixíssimo teor de gordura. Para tornar esta sopa mais saudável e ainda mais protéica, substitua o *bacon* por tirinhas de tofu defumado.

Sopa de Abóbora com Gengibre e Lagostins

Rendimento: 4 porções

500g de abóbora descascada e cortada em cubos	300ml de leite-de-soja
60ml de azeite	40ml de azeite
sal e pimenta-do-reino a gosto	5g de alho
4g de gengibre picado	12 lagostins limpos
1g de coentro em grão	1g de tomilho picadinho (só as folhas)
300ml de caldo de legumes (ver receita na p. 298)	galhinhos de cerefólio ou salsa para decorar

Preparo:

1 Colocar a abóbora num tabuleiro untado com azeite, temperar com sal e pimenta e acrescentar o gengibre e o coentro. Levar ao forno a 150°C por 25 minutos.
2 Bater no liqüidificador a abóbora assada com o coentro e o gengibre, o caldo de legumes e o leite-de-soja. Verificar o sal e a pimenta. Manter a sopa aquecida.
3 Esquentar uma frigideira com o azeite, adicionar o alho e logo depois os lagostins e o tomilho. Temperar com sal e pimenta.

Montagem:

1 Colocar a sopa nos pratos fundos e dispor os lagostins na parte central. Decorar colocando um galhinho de cerefólio ou salsa entre os lagostins.

Utensílios necessários: • tabuleiro • liqüidificador • 4 pratos fundos

Saiba mais: No dia em que você exagerar no almoço, opte pela sopa de abóbora à noite. A abóbora é diurética, rica em fibras e pouco calórica. Além disso, contém as vitaminas A e C, magnésio e muito potássio.
As pessoas que estão fazendo regime para emagrecer devem incluir a abóbora pelo menos três vezes por semana nessa dieta, seja em sopas, saladas ou purês. Suas sementes são excelentes para o intestino.

Sopa de Abobrinha com Agrião

Rendimento: 1 litro

> 120g de cebola picada
> 10g de alho picado
> 60ml de azeite
> 1kg de abobrinha limpa (sem as pontas)
> 1 litro de caldo de legumes (ver receita na p. 298)
> 1 folha de louro
> 3 galhos de tomilho
> 2 talos de salsa
> 100g de agrião limpo
> sal e pimenta-do-reino branca a gosto
> 60g de *stracciatella*[a] ou queijo cremoso (opcional)

Preparo:

1. Suar* a cebola e o alho no azeite. Acrescentar as abobrinhas e deixar refogar um pouco. Em seguida adicionar o caldo de legumes, o louro, o tomilho e a salsa. Quando a abobrinha estiver quase cozida, acrescentar o agrião e cozinhar por mais 5 minutos. Retirar do fogo, bater no liqüidificador e passar a sopa pela peneira bem fina. Servir em pratos de sopa e, no último momento, se desejar, adicionar uma colherada do queijo ou de *stracciatella* no centro.

Utensílios necessários: • liqüidificador • peneira bem fina • 4 pratos fundos

(a) *Uma mozarela misturada com creme de leite.*

Saiba mais: O agrião é mais um vegetal da família dos crucíferos – ótimo para pessoas que estão com problemas de anemia e poderoso também para limpar o intestino e o sangue. É muito rico em vitaminas A, C e do complexo B, além de minerais como ferro, iodo, cálcio e potássio.

Sopa de Beterraba com Balsâmico e Orégano Fresco

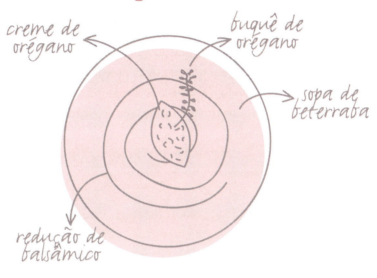

Rendimento: 4 porções

500g de beterraba
sal e pimenta-do-reino a gosto
40g de alho
15g de folhas de orégano fresco
150ml de vinagre balsâmico
120ml de azeite
700ml de caldo de legumes (ver receita na p. 298)
200ml de creme de leite fresco
20ml de redução de balsâmico (ver receita na p. 320)
4 buquês de orégano fresco para decorar

Preparo:

1 Num tabuleiro, abrir uma folha de papel-alumínio. Cortar as beterrabas ao meio e colocá-las sobre o papel-alumínio. Temperar com sal e pimenta e acrescentar o alho. Fechar uma das laterais do papel-alumínio formando um pacote e adicionar 2 colheres de sopa de orégano, o vinagre balsâmico e 90ml de azeite. Fechar o pacote e levar ao forno a 180°C por aproximadamente 1 hora.

2 Retirar o pacote do forno, abrir e colocar as beterrabas, a metade do alho e das ervas e o líquido de cozimento num liqüidificador. Acrescentar a metade do caldo de legumes e deixar bater bem. Caso a sopa ainda esteja grossa, acrescentar mais caldo de legumes. Verificar o tempero.

3 Picar o restante do orégano. Na batedeira, bater o creme de leite e quando estiver quase no ponto de *chantilly,* temperar com sal, pimenta e orégano.

4 Esquentar a sopa. Servir em pratos fundos, regando com um fio de redução de balsâmico e despejando o creme de orégano no centro do prato. Finalizar decorando com um raminho de orégano fresco sobre o creme.

Utensílios necessários: • tabuleiro • papel-alumínio • liqüidificador • batedeira • 4 pratos fundos

Saiba mais: A beterraba ajuda a digestão, a reconstrução dos glóbulos vermelhos, as funções hepáticas e é altamente indicada para quem sofre de anemia. É muito nutritiva, rica em minerais, vitaminas e aminoácidos. Durante o cozimento, os minerais permanecem concentrados, porém as vitaminas perdem suas propriedades. Por isso, é interessante adicioná-la a sucos. A beterraba é um alimento que pode ser totalmente aproveitado – a polpa, as cascas, os talos e as folhas.

Sopa de Brócolis com Crocante de Parma

Rendimento: 800ml

400g de brócolis americano
50g de cebola
5g de alho
50ml de azeite
600ml de caldo de legumes (ver receita na p. 298)
sal e pimenta-do-reino a gosto
100g de Parma crocante (ver receita na p. 296)
120g de queijo de cabra fresco em pedaços (opcional)

Preparo:

1 Cozinhar o brócolis em água fervente com sal até ficar *al dente*.*
2 Numa panela, suar* a cebola e o alho no azeite. Acrescentar o caldo de legumes e o brócolis. Deixar ferver. Bater tudo no liqüidificador, voltar para a panela e temperar com sal e pimenta. Servir quente com os crocantes de Parma e, se desejar, acrescentar os pedaços de queijo de cabra fresco.

Utensílio necessário: • liqüidificador

Dica: Para servir essa sopa fria, logo após bater a mistura de caldo e brócolis no liqüidificador deve-se passar a sopa para uma bacia e colocá-la dentro de uma outra bacia maior com água muito gelada e, assim, interromper totalmente o cozimento. Servir bem gelada. No momento de servir, dispor os pedaços de queijo de cabra fresco e centralizar os crocantes de Parma.

Saiba mais: Você tem cinco razões para consumir mais brócolis:
1 ele pertence à família dos crucíferos, que podem ser chamados de vegetais anticâncer;
2 é rico em betacaroteno;
3 uma xícara de brócolis cozido fornece duas vezes e meia a quantidade de vitamina C necessária ao nosso organismo;
4 é a melhor fonte de cálcio, fundamental na luta contra osteoporose; e
5 quase não contém gordura e contém fibras solúveis, que são excelentes para baixar o nível de colesterol no sangue.

Sopa de Castanha de Caju com Coco e Trilhas

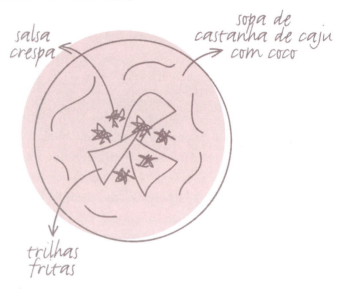

Rendimento: 4 porções

80g de cebola
10g de alho
10g de gengibre
3g de pimenta dedo-de-moça
2g de coentro em grão
3 galhos de capim-limão
100ml de azeite
625ml de caldo de legumes (ver receita na p. 298)
250g de castanha de caju sem sal
300ml de leite de coco
sal e pimenta-do-reino branca moída a gosto
1 pitada de páprica
1 pitada de cúrcuma
6 trilhas pequenas
salsa crespa frita para decorar (ver receita na p. 297)

Preparo:

1 Suar* a cebola, o alho, o gengibre, a pimenta dedo-de-moça, o coentro e o capim-limão com a metade do azeite. Acrescentar o caldo de legumes. Deixar ferver, retirar do fogo e tampar para fazer a infusão.*
2 Bater a castanha no processador até obter uma farinha fina. Colocar a farinha no liqüidificador e acrescentar aos poucos o caldo de legumes bem quente. Adicionar o leite de coco e temperar com os demais ingredientes.
3 Esquentar uma frigideira com o azeite restante. Temperar os filés de trilha com sal e pimenta e fritá-los com a pele para baixo durante aproximadamente 3 minutos sem virar o lado.
4 Esquentar e servir em pratos fundos, dispor os filés de trilha e decorar com a salsa.

Utensílios necessários: • processador de alimentos • liqüidificador • 4 pratos fundos

Saiba mais: A castanha de caju não contém colesterol, mas, infelizmente, é muio calórica. Logo, não deve ser consumida em excesso. Em compensação, é rica em selênio, que ajuda a retardar o envelhecimento dos tecidos, inclusive da pele.

Sopa de Cogumelos com Cevada e Missô

Rendimento: 4 porções

15g de *funghi porcini* ou outro cogumelo seco como o *shiitake*
1,1 litro de caldo de legumes (ver receita na p. 298)
10g de alho
50g de cebola picada
40ml de azeite
50g de cevada
50g de cogumelos frescos (*shiitake, shimeji* e cogumelos-de-paris)
20g de missô
pimenta-do-reino a gosto
10g de *ciboulette* ou salsa picadinha para decorar

Preparo:

1 Lavar o cogumelo seco em água corrente e deixar de molho no caldo de legumes.
2 Numa panela, suar* o alho e a cebola no azeite, acrescentar a cevada, o cogumelo seco, os cogumelos frescos e o caldo de legumes. Cozinhar até que a cevada esteja macia. Temperar com o missô e a pimenta. Passar tudo no liqüidificador. Esquentar bem e decorar com *ciboulette* ou salsinha.

Utensílio necessário: • liqüidificador

Saiba mais: Ofereça esta sopa como entrada quando for servir um prato principal mais gorduroso, pois a cevada melhora o funcionamento do intestino e reduz os níveis de colesterol no sangue por ser rica em fibras. Também é rica em carboidratos. Além disso, uma xícara de cevada cozida contém 170 calorias. Talvez por isso ela tenha sido o alimento preferido dos gladiadores.

Sopa de Couve-Flor com Shiitake Empanado

Rendimento: 4 porções

1 folha de louro
1 galho de tomilho
1 talo de salsa
0,5g de hortelã
50g de cebola picada
5g de alho
30g de manteiga
500g de couve-flor (apenas as flores)

500ml de caldo de legumes (ver receita na p. 298)
500ml de leite-de-soja
sal e pimenta-do-reino a gosto
60g de *shiitake* cortado em tirinhas
2 claras
40g de farinha de milho (polenta)
40ml de azeite

Preparo:

1 Amarrar o louro, o tomilho, a salsa e a hortelã com um barbante.
2 Numa panela, suar* a cebola e o alho na manteiga. Acrescentar o amarrado de ervas e a couve-flor e refogar por alguns minutos. Adicionar o caldo de le-

gumes e cozinhar até que a couve-flor esteja macia. Juntar o leite-de-soja e deixar reduzir* por alguns minutos. Temperar com sal e pimenta. Retirar o amarrado de ervas e bater tudo no liqüidificador.

3 Passar o *shiitake* na clara de ovo, temperar com sal e pimenta e depois empanar com a polenta. Fritar em frigideira quente com o azeite.

4 Colocar a sopa aquecida em pratos fundos e dispor os *shiitakes* empanados no centro.

Utensílios necessários: • barbante de cozinha • liqüidificador • 4 pratos fundos

Dica: Caso não queira servir a sopa com os *shiitakes* empanados, você poderá incrementá-la acrescentando apenas um fio de azeite de trufa.

Saiba mais: Esta sopa é um artifício para quem pretende manter uma dieta de poucas calorias. Como uma xícara de couve-flor cozida contém apenas 30 calorias, esta sopa, sem o *shiitake* empanado, é a opção menos calórica e ideal para compensar uma refeição pesada.

Sopa de Feijão-Branco com Repolho e Pecorino

Rendimento: 4 porções

250g de feijão-branco
100g de cebola
1 cravo
15g de alho
1/2 folha de louro
1 galho de tomilho
1,5 litro de caldo de frango
   (ver receita na p. 298)

1 repolho
8 grãos de zimbro
3 grãos de coentro
sal e pimenta-do-reino moída
   a gosto
100g de queijo *pecorino*
   em lâminas

Preparo:

1 Colocar o feijão de molho por 6 horas. Depois, numa panela grande, colocar o feijão, a cebola espetada com o cravo, o alho, o louro e o tomilho. Cobrir com o caldo de frango. Levar ao fogo e deixar cozinhar lentamente por aproximadamente 1 hora. Retirar a cebola, o alho, o louro e o tomilho.

2 Cortar o repolho em tiras e adicionar à panela com o feijão e o caldo. Deixar cozinhar por mais 1 hora, até que repolho esteja tenro. Temperar com zimbro, coentro, sal e pimenta. Como o queijo *pecorino* é bem salgado, economizar um pouco a quantidade de sal nessa hora.

3 Servir a sopa quente em pratos fundos, espalhar as lâminas de *pecorino*, derramar um fio de azeite e finalizar moendo um pouco de pimenta-do-reino por cima.

Utensílios necessários: • 4 pratos fundos

Saiba mais: O feijão tem quantidades abundantes de vitaminas do complexo B e ferro. Nosso organismo precisa de ferro para a produção de hemoglobina — pigmento dos glóbulos vermelhos — destinado a fixar o oxigênio do ar e a cedê-lo ao nível dos tecidos. Pessoas com carência de ferro ficam cansadas, anêmicas e deprimidas. Talvez por isso é que se diz que o feijão pode melhorar o humor. Aliás, não é à toa que o brasileiro, grande consumidor de feijão, é tão famoso pelo seu bom humor. Com feijão, sem dúvida, a vida fica mais alegre! O *pecorino* é um queijo de ovelha italiano, salgado e picante. Nesta receita, ele pode ser substituído pelo *grana padano* ou pelo parmesão.

Sopa de Melancia com Queijo de Cabra e Hortelã

Rendimento: 4 porções

> 800g de polpa de melancia sem semente
> 1g de gelatina neutra em folha
> sal a gosto
> pimenta-do-reino a gosto moída na hora
> 1/2 pitada de cominho em pó
> 0,75g de 4 Temperos[a]
> 80g de queijo de cabra St. Maur ou queijo de cabra fresco cortado em pedaços
> 12 folhas de hortelã à juliana* para decorar

Preparo:

1. Cortar a melancia em pedaços e bater no liqüidificador.
2. Amolecer a gelatina num pouco de água. Esquentar bem cerca de 100ml de melancia batida e dissolver a gelatina. Misturar com o restante da melancia batida. Temperar com sal, pimenta, cominho e 4 Temperos. Deixar na geladeira até o momento de servir.
3. Colocar a sopa de melancia bem gelada em pratos fundos. Espalhar os pedaços de queijo de cabra e a hortelã.

Utensílios necessários: • liqüidificador • 4 pratos fundos

(a) Encontrado em lojas de especiarias e temperos.

> **Saiba mais:** Ao consumirmos frutas doces logo imaginamos que elas devem ser hipercalóricas. Definitivamente, este não é o caso da melancia. Ela pode ser uma excelente opção para aqueles momentos em que desejamos o açúcar, mas não queremos ingerir as terríveis calorias. Além disso, a melancia é rica em potássio e tem muito pouco sódio e gordura, o que a torna perfeita para pessoas com problemas de pressão arterial. A combinação da melancia com o queijo de cabra traz o sabor das praias israelenses.

Sopa de Mexilhões com Açafrão

Rendimento: 4 porções

Para o cozimento do mexilhão:

- 1kg de mexilhão (450g de mexilhão limpo)
- 200g de cebola cortada grosseiramente
- 50ml de azeite
- 750ml de vinho branco

Para a sopa:

- 100g de cebola picada
- 10g de alho picado
- 60ml de azeite
- 500ml de caldo do cozimento do mexilhão
- 1 folha de louro
- 1 galho de tomilho
- 2 talos de salsa
- 0,5g de estigmas de açafrão
- 400ml de caldo de legumes (ver receita na p. 298)
- 300g de alho-poró limpo e picado
- 600ml de creme de leite
- sal e pimenta-do-reino a gosto
- 4 buquês de cerefólio para decorar

Cozimento dos mexilhões:

1 Limpar bem os mexilhões.

2 Colocar em uma panela grande a cebola com o azeite. Adicionar o vinho, deixar ferver e acrescentar os mexilhões. Deixar cozinhar com a panela tampada por aproximadamente 12 minutos até os mexilhões começarem a abrir. Retirar os mexilhões, descartar os que estão fechados e coar o caldo do cozimento. Retirar os anéis elásticos em volta dos mexilhões. Reservar 12 mexilhões inteiros para a decoração da sopa.

Preparo da sopa:

1 Suar* a cebola e o alho no azeite. Acrescentar o caldo de cozimento do me-

xilhão, o louro, o tomilho, a salsa, o açafrão e o caldo de legumes. Deixar ferver, abaixar o fogo e reduzir* à metade. Adicionar os mexilhões e cozinhar por aproximadamente 20 minutos. Acrescentar o alho-poró e o creme de leite e cozinhar por mais 10 minutos. Bater no liqüidificador ainda quente e passar pela peneira. Esquentar a sopa e verificar o tempero.

2 Colocar a sopa em pratos fundos, dispor os mexilhões no centro do prato e decorar com o cerefólio.

Utensílios necessários: • panela grande • coador • liqüidificador • peneira • 4 pratos fundos

Saiba mais: O mexilhão é rico em cobre que facilita a absorção do ferro e é importante para a formação de glóbulos vermelhos. Ele também contém cromo que mantém estável os níveis de glicose no sangue.

Sopa de Pepino com Abacate e Camarões

Rendimento: 4 porções

Para o camarão:

500ml de água
sal e pimenta-do-reino a gosto
20g de aipo
20g de cebola
20g de funcho
5g de alho
3 galhos de tomilho
12 camarões VM
80g de milho em conserva
20ml de azeite
5g de *ciboulette* picada

Para a sopa:

- 250g de pepino sem casca e sem semente
- 15g de semente de linhaça
- 20ml de suco de limão
- 450ml de caldo de legumes gelado
- 150g de abacate
- 0,5g de hortelã picada
- sal e pimenta-do-reino a gosto

Preparo do camarão:

1 Colocar numa panela a água, o sal, a pimenta, o aipo, a cebola, o funcho, o alho e os galhos de tomilho. Quando ferver, acrescentar os camarões e cozinhar por aproximadamente 5 minutos. Retirar os camarões, escorrer e deixar esfriar. Conservar na geladeira até a hora de servir.

2 No momento de servir, misturar, numa tigela, o camarão com o milho, o azeite, o sal, a pimenta e a *ciboulette*.

Preparo da sopa:

1 Bater no liqüidificador todos os ingredientes da sopa. Colocar a sopa bem fria em pratos fundos e dispor no centro 1 colher da mistura de camarões.

Utensílios necessários: • escorredor • tigela • liqüidificador • 4 pratos fundos

Saiba mais: O pepino é muito conhecido por suas propriedades diuréticas. Além disso, dizem que é excelente para a pele, além de atuar na limpeza do sangue. Por conter pouquíssimas calorias e nenhuma gordura, ele equilibra esta sopa, uma vez que o abacate é bem calórico.

Sopa Vietnamita de Camarões com Shiitake

Rendimento: 4 porções

- 20ml de azeite
- 80g de cebola cortada em tiras
- 20g de alho picado
- 5g de pimenta dedo-de-moça picada
- 10g de gengibre picado
- 2 folhas de capim-limão
- 350g de tomate *pelati* sem semente
- 700ml de caldo de legumes (ver receita na p. 298)
- 1/2 anis-estrelado
- 5g de coentro em grão
- 120g de *shiitake* cortado em tiras
- 160g de abacaxi cortado em cubinhos
- 2g de manjericão picado
- 2g de hortelã picada
- 10ml de suco de limão
- 50ml de *shoyu*
- 5ml de *oyster sauce*[a]
- 150g de camarão

Preparo:

1 Esquentar o azeite, suar* a cebola, acrescentar o alho, a pimenta, o gengibre, o capim-limão e os tomates. Adicionar o caldo de legumes, o anis-estrelado e o coentro em grão. Deixar ferver. Acrescentar o *shiitake*, o abacaxi, reduzir* o fogo e deixar cozinhar por alguns minutos. Adicionar os demais ingredientes, verificar o sal e a pimenta e acrescentar os camarões. Cozinhar os camarões por aproximadamente 3 minutos.

(a) Encontrado em lojas de produtos orientais.

Dica: Esta é uma sopa facílima de preparar. Você pode incrementá-la adicionando cubinhos de tofu ou *vermicelli* de arroz.

Vichyssoise com Soja

Rendimento: 4 porções

60g de cebola picada
10g de alho
40ml de azeite
400g de alho-poró limpo e cortado em rodelas
450g de batata descascada e cortada em cubos
2g de tomilho
3 talos de salsa
600ml de leite-de-soja
600ml de caldo de legumes (ver receita na p. 298)
sal e pimenta-do-reino branca
0,5g de noz-moscada
ciboulette em bastõezinhos para decorar

Preparo:

1 Suar* a cebola e o alho no azeite. Acrescentar o alho-poró, as batatas, o tomilho e a salsa. Adicionar o leite-de-soja e o caldo de legumes. Cozinhar até que a batata esteja bem cozida. Bater no liqüidificador ainda quente e passar pela peneira. Temperar com sal, pimenta e noz-moscada. Caso a sopa fique grossa, acrescentar um pouco mais de caldo de legumes. Colocar a sopa em pratos fundos e decorar com bastõezinhos de *ciboulette*.

Utensílios necessários: • liqüidificador • peneira • 4 pratos fundos

Dica: Esta sopa pode ser servida fria com uma boa colherada de ovas de peixe.

Saiba mais: A *vichyssoise* original não leva leite, mas o leite-de-soja foi incluído nesta receita a fim de fornecer a dose necessária de isoflavona para as mulheres e, assim, aliviar os sintomas da TPM (tensão pré-mestrual). O alho-poró contém carboidratos, proteínas, vitaminas B e C, além de minerais, cálcio, fósforo e ferro. As quantidades de calorias, gordura e sódio são quase insignificantes.

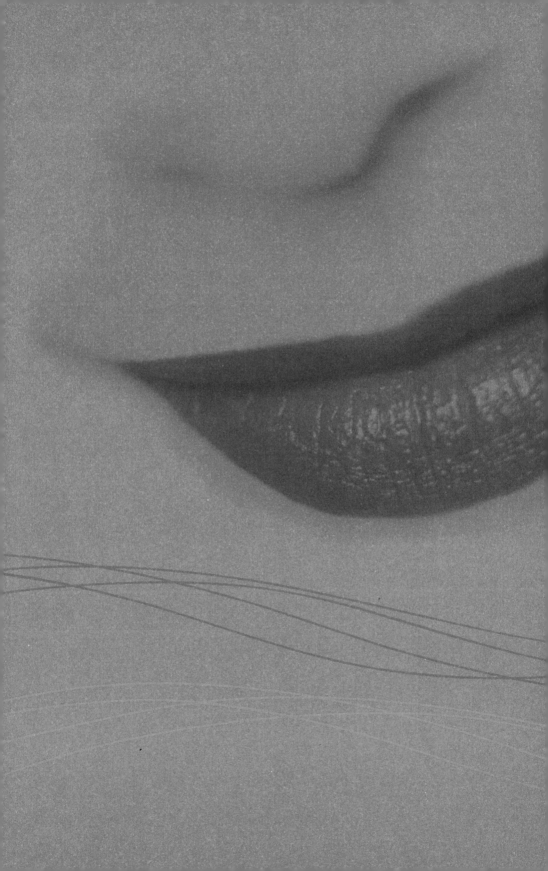

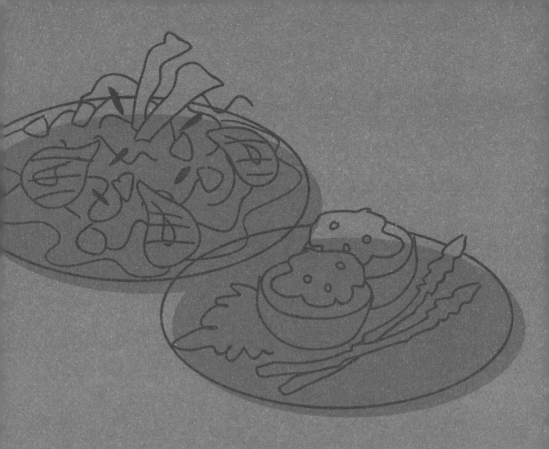

Saladas

Caesar Salad Consciente

Rendimento: 4 porções

- 150ml de molho para Caesar Salad Consciente (ver receita na p. 307)
- 300g de alface romana
- 120ml de azeite
- 120g de pão de forma integral sem casca cortado em cubinhos
- sal a gosto
- 80g de lâminas de queijo *grana padano* (opcional)

Preparo:

1. Preparar o molho para Caesar Salad Consciente.
2. Lavar e secar as folhas da alface.
3. Esquentar uma frigideira com o azeite e fritar os cubinhos de pão (*croûtons*). Temperar com sal.
4. Colocar o molho num recipiente e envolver as folhas de alface com ele. Colocá-las nos pratos, salpicar os *croûtons* e, se desejar, espalhar algumas lâminas de queijo.

Saiba mais: Esta é uma forma de degustar a saborosa Caesar Salad com menos calorias, além de acrescentar um pouco de soja à sua alimentação. Se quiser tornar esta salada ainda menos calórica, substitua os *croûtons* por cubinhos de aipo e retire as lâminas de queijo.

Couscous com Camarões e Temperos do Marrocos

Rendimento: 4 porções

Para os camarões:

- 24 camarões médios (220g de camarão limpo)
- 100ml de azeite
- 40ml de suco de limão
- 5g de hortelã picada
- 5g de coentro picado
- 5g de manjericão picado
- 1g de coentro em grão
- sal e pimenta-do-reino a gosto

Para o *couscous*:

- 240ml de caldo de legumes (ver receita na p. 298)
- 2g de gengibre picadinho
- 1/2 pimenta dedo-de-moça picadinha
- 0,5g de cominho em pó
- 0,5g de coentro em grão moído
- 0,5g de canela em pó
- 0,5g de páprica em pó
- 1/2 pitada de cravo em pó
- sal a gosto
- 200g de *couscous*

Para as guarnições:

- 170ml de vinagrete marroquino (ver receita na p. 325)
- 40g de cebola roxa em tirinhas
- 60g de cenoura cortada em cubinhos
- 10g de figo seco picado
- 70g de grão-de-bico cozido
- 40g de pistache

Preparo dos camarões:

1 Num recipiente, misturar os camarões limpos com o azeite, o suco de limão, as ervas e a pimenta. Deixar na geladeira marinando* por aproximadamente 2 horas.

2 Escorrer bem os camarões e temperá-los com sal. Esquentar bem a frigideira e fritar os camarões rapidamente. Reservar.

Preparo do *couscous*:

1 Preparar o caldo de legumes. Misturá-lo com os temperos e levar ao fogo.
2 Colocar o *couscous* numa tigela.
3 Assim que o caldo ferver, derramá-lo sobre o *couscous*. Cobrir com filme plástico e deixar o *couscous* inchar.

Montagem:

1 Preparar o vinagrete marroquino.
2 Quando os camarões e o *couscous* estiverem frios, misturar as guarnições, o *couscous*, os camarões e o vinagrete. Servir quando estiver bem frio.

Utensílios necessários: • escorredor • frigideira antiaderente • tigela • filme plástico

Saiba mais: Os gregos faziam medicamentos com o coentro fresco. Já os romanos preparavam um vinagre temperado com suas sementes para conservar a carne. O coentro também é considerado afrodisíaco, pois dizem que suas sementes são capazes de acender paixões.

Japa Salad

Rendimento: 4 porções

70g de pepino japonês
sal e pimenta-do-reino a gosto
20ml de óleo de gergelim
70g de *shiitake* cortado em tiras
4g de salsa picadinha
70ml de azeite
180g de lula limpa cortada em anéis (com os tentáculos)
30ml de saquê (ou vinho branco)
120ml de molho cremoso com gengibre e *shoyu* (ver receita na p. 306)
120g de bardana
5g de cebola picada

2g de alho picado
30ml de molho *shoyu*
80g de broto de feijão
50g de pimentão vermelho à juliana*
50g de pimentão amarelo à juliana
80g de *bok shoy* cortado em tiras[a]
70g de nabo japonês à juliana
1 folha de alga crocante
20g de gergelim tostado preto e branco

Preparo:

1. Tirar a casca e as sementes do pepino, cortar à juliana, temperar com sal e colocar num escorredor. Reservar por cerca de 15 minutos. Lavar bem com água corrente para retirar o excesso de sal e escorrer.
2. Aquecer uma frigideira com o óleo, passar as tiras de *shiitake* e temperar com sal e pimenta. Por último, acrescentar um pouco da salsa.
3. Aquecer outra frigideira com 50ml de azeite, passar rapidamente as lulas e temperar com sal e pimenta. Derramar o saquê, deixar evaporar e salpicar o restante da salsa.
4. Preparar o molho cremoso com gengibre e *shoyu*.
5. Cozinhar a bardana numa panela com água durante 15 minutos. Escorrer e cortá-la em bastões de 2cm.
6. Suar,* no restante de azeite, a cebola e o alho. Acrescentar o *shoyu* e a bardana. Temperar com pimenta e cozinhar por 2 minutos. Deixar esfriar.
7. Misturar todos os ingredientes e envolvê-los com o molho.

Utensílios necessários: • escorredor • 2 frigideiras

(a) Mini-acelga japonesa (bok shoy) pode ser encontrada em casas especializadas.

Saiba mais: O gergelim é a maior fonte de ômega-6, um ácido graxo polinsaturado que ajuda a baixar os níveis de colesterol e o LDL no sangue. Quando dourado em alta temperatura, fica muito mais saboroso, mas satura o ácido graxo e perde as propriedades nutritivas e a vitamina E.

Legumes Grelhados e Mozarela de Búfala com Balsâmico

Rendimento: 4 porções

250g de pimentão amarelo
250g de pimentão vermelho
300ml de azeite
sal e pimenta-do-reino a gosto
200ml de vinagre balsâmico
50g de açúcar
100ml de caldo de frango (ver receita na p. 298)
200g de berinjela em lâminas
200g de abobrinha em lâminas
300g de batata-doce em lâminas
200g de minimozarela de búfala
3g de folhas de manjericão

Preparo:

1 Retirar as sementes dos pimentões, cortá-los em quatro e colocá-los num tabuleiro com 60ml de azeite. Temperar com sal e pimenta e levar ao forno a 150°C por 20 minutos. Assim que tirar do forno, retirar as peles.

2 Numa panela, colocar o vinagre balsâmico, o açúcar, o caldo de frango, o restante do azeite, o sal e a pimenta-do-reino moída. Levar ao fogo e deixar ferver. Abaixar o fogo e reduzir* quase à metade formando um molho. Deixar esfriar.

3 Grelhar as lâminas de berinjela, abobrinha e batata-doce, separadamente, numa chapa ou frigideira antiaderente e temperar com sal e pimenta.

4 Espalhar os legumes com a mozarela num tabuleiro e cobrir com o molho. Deixar na geladeira por cerca de 20 minutos. Misturar os legumes com a mozarela e as folhas de manjericão e colocar numa saladeira.

Utensílios necessários: • tabuleiro • chapa ou frigideira antiaderente • saladeira

Saiba mais: Quando grelhamos um alimento, utilizamos pouca gordura, conservamos os sucos nutritivos e deixamos formar uma bela crosta dourada que, além do sabor, dá um toque bonito e rústico. Você pode colocar os legumes que apreciar, variando sempre.

A mozarela de búfala também pode ser substituída por tofu, queijo de cabra fresco ou ainda queijo de ovelha fresco, como o grego *feta*.

Este prato pode ser acompanhado de uma boa seleção de folhas verdes e vinagrete.

Salada de Arroz Selvagem e Integral

Rendimento: 4 porções

120ml de molho vinagrete de laranja (ver receita na p. 322)
45g de cebola
5g de alho
10ml de azeite
120g de cogumelos-de-paris
120g de *shiitake*
15ml de vinho tinto
sal e pimenta-do-reino a gosto
210g de arroz integral cozido (ver receita na p. 244)
240g de arroz selvagem cozido (ver receita na p. 245)
160g de aipo em lascas
70g de nozes-pecã
60g de passas pretas

Preparo:

1 Preparar o vinagrete de laranja.
2 Suar* a cebola e o alho no azeite. Acrescentar os cogumelos e refogar um pouco. Adicionar o vinho, o sal e a pimenta. Reservar.
3 Num recipiente, misturar os dois tipos de arroz, os cogumelos, o aipo, as nozes e as passas. Temperar com o vinagrete.

Saiba mais: O arroz integral e o selvagem são recomendados para as pessoas que precisam seguir uma dieta para reduzir o nível de colesterol do sangue. Eles contêm fibras, vitaminas do complexo B, cálcio, ferro e proteínas. Uma xícara de arroz integral contém mais de 5g de proteína. O arroz estabiliza o açúcar no sangue, deixando-nos com uma sensação de saciedade por um tempo maior. Logo, a idéia de que o arroz engorda pode começar a ser descartada. Tudo depende do que irá acompanhá-lo. Nesta salada, é o aipo, que tem pouquíssimas calorias, é diurético e contém ferro, potássio e as vitaminas A, B, C e E. Os cogumelos são ricos em proteínas, pouco calóricos e contêm bastante vitamina D, que propicia a absorção do cálcio. A noz-pecã é calórica, porém contém pouca gordura saturada e nenhum colesterol.

Salada de Batata com Alcachofra, Vagem Francesa e Aspargos ao Pesto

Rendimento: 4 porções

120ml de molho *pesto* (ver receita na p. 307)
150g de vagem francesa
150g de aspargos verdes
300g de batatinha
150g de mini-alcachofras
60ml de suco de limão
90ml de azeite
sal a gosto

Preparo:

1 Preparar o molho *pesto*.
2 Cozinhar, separadamente, a vagem e o aspargo em água fervente e salgada. Quando ficarem *al dente*,* escorrer e mergulhar em água gelada para interromper o cozimento.
3 Colocar as batatinhas numa panela com água fria e sal e levar ao fogo para cozinhar.
4 Retirar as folhas externas das alcachofras, cortá-las ao meio e passar o suco de limão. Esquentar o azeite numa frigideira e passar as alcachofras. Deixar esfriar.
5 Cortar as vagens e os aspargos em bastões de aproximadamente 3cm a 4cm. Misturar os legumes e as batatas num recipiente e envolvê-los com o molho *pesto*.

Utensílio necessário: • escorredor

> **Saiba mais:** Numa só salada, estão reunidos quatro alimentos poderosos. A batata, vista sempre como a campeã em calorias, está associada a três alimentos de baixas calorias: a alcachofra é rica em cálcio, ferro, niacina, vitamina C, magnésio e potássio. Entretanto, as pessoas que precisam ficar distantes do sódio devem consumi-la com moderação, pois uma alcachofra média pode ter 80mg dessa substância. O aspargo, além de ser adorado pelos *gourmets*, é um alimento muito saudável. É rico em selênio e vitaminas A e C – todos importantíssimos para as mulheres. E, ainda, é diurético, contém ácido fólico e potássio, e não possui gordura, colesterol nem sódio. A vagem francesa é uma ótima fonte de ferro. Meia xícara de vagem cozida chega a conter 1mg de ferro. Além disso, ela contém potássio, fibras, pouca gordura e pouco sódio.
> Esta salada é indicada para aqueles dias terríveis de cólicas menstruais. A batata contém solanina, que é uma substância antiespasmódica; e o manjericão do *pesto*, eugenol, que diminui o efeito das cólicas.

Salada de Brie com Maçã ao Vinho Branco

Rendimento: 4 porções

- 400g de maçã cortada em cubinhos
- 400ml de vinho branco
- 150g de açúcar
- 80g de manteiga
- 160g de queijo *brie*
- 4 ramos de alecrim
- 200g de folhas verdes sortidas
- 60ml de vinagrete tradicional (ver receita na p. 326)
- 60g de nozes picadas
- 20ml de azeite de nozes (ver receita na p. 293)

Preparo:

1. Numa panela, colocar a maçã, o vinho, o açúcar e a manteiga. Levar ao fogo e deixar cozinhar por 6 minutos. As maçãs devem ficar *al dente*.*
2. Cortar o queijo em fatias, colocá-las num tabuleiro, espalhar os raminhos de alecrim sobre o queijo e levar ao forno, de preferência numa grelha superior, se houver.

3 Num recipiente, envolver o *mix* de folhas verdes com o vinagrete.
4 Esquentar as maçãs.

Montagem:

1 Arrumar o *mix* de folhas temperadas no centro do prato, espalhar as maçãs sobre e ao redor da salada. Dispor o queijo *brie* derretido no topo, salpicar as nozes picadas e, por último, colocar um fio do azeite de nozes em volta.

Utensílio necessário: • tabuleiro

> Saiba mais: Para quem é louco por queijo, a maçã pode ser um ótimo aliado para este saboroso alimento, rico em gordura saturada. Ela contém fibras insolúveis que se ligam ao colesterol no trato digestivo e ajudam a eliminá-lo. Além disso, a maçã contém pectina, uma forma solúvel de fibra que ajuda a reduzir a produção de colesterol no fígado.
> As nozes contribuem com o ácido linoleico, que também favorece a eliminação do colesterol.

Salada de Frango ao Tandoori

Rendimento: 4 porções

200g de peito de frango limpo
sal e pimenta-do-reino a gosto
2g de *tandoori*[a]
300ml de vinagrete com *tahine*
 (ver receita na p. 322)
50g de cebola picada
5g de alho picado
30ml de azeite
250g de cevada
1 folha de louro
3 galhos de tomilho
600ml de água
20g de passas brancas
20g de passas pretas
60ml de conhaque
15ml de suco de limão
90g de maçã verde cortada
 em lâminas
90g de cenoura cortada
 à juliana*
50g de rabanete cortado
 em lâminas
3g de gergelim torrado
50g de uva verde sem caroço
2g de salsa em folhas
2g de hortelã em folhas

Preparo:

1 Temperar o peito de frango com o sal e o *tandoori*. Numa frigideira, grelhar o frango temperado por aproximadamente 5 minutos de cada lado. Deixar esfriar e cortar em lâminas.
2 Preparar o vinagrete com *tahine*.
3 Suar* a cebola e o alho numa panela com o azeite. Acrescentar a cevada, o louro, o sal, a pimenta, o tomilho e a água. Cozinhar por aproximadamente 25 minutos. Reservar.
4 Colocar as passas de molho no conhaque. Passar um pouco de suco de limão nas lâminas de maçãs para elas não escurecerem. Quando as passas estiverem macias, retirar o excesso de conhaque.
5 Misturar as passas, a cenoura e o rabanete com a cevada e acrescentar o gergelim torrado, as uvas e as ervas. Incorporar o vinagrete com *tahine*. Por último, adicionar delicadamente as lâminas de maçã e frango.

(a) Tempero encontrado em lojas de alimentos orientais.

Saiba mais: O *tandoori* é um misto de temperos de origem indiana. Ele é constituído de cominho, mostarda, gengibre, cúrcuma, canela, várias pimentas e louro. Ao cobrirmos o peito de frango com esse tempero, obtemos uma coloração muito bonita, além de muito sabor.

Com frango, cevada, passas, cenoura e gergelim, esta salada vale por uma refeição. Ela deve ser servida de preferência no almoço.

Salada de Gorgonzola com Peras e Redução de Porto

Rendimento: 4 porções

20ml de redução de Porto
(ver receita na p. 320)
100ml de vinagrete especial
(ver receita na p. 324)
600ml de água
70g de frutose
1 canela em pau pequena
450g de peras

60g de avelãs quebradas
80g de *radicchio* já limpo
80g de *frisée* já limpo
80g de *lollo rosso* já limpo
200g de gorgonzola
em pedaços
ciboulette para decorar

Preparo:

1. Preparar a redução de Porto e a vinagrete.
2. Levar ao fogo a água, a frutose e a canela numa panela. Deixar ferver. Abaixar o fogo e cozinhar por aproximadamente 5 minutos.
3. Descascar as peras e mergulhá-las na calda de açúcar quente. Fatiá-las ainda quentes.
4. Num recipiente, envolver as folhas no vinagrete especial, salpicar um pouco de avelãs.

Montagem:

1. Colocar um pouco da mistura de folhas no centro de cada prato e alternar fatias de pêra, pedaços de gorgonzola e folhas. Salpicar avelãs por cima e decorar com bastõezinhos de *ciboulette*.
2. Finalizar colocando um fio de redução de Porto ao redor da salada.

Saiba mais: A pêra é rica em fibras em sua maior parte insolúveis, que estimulam a digestão. Além disso, é excelente fonte de pectina, que ajuda a diminuir a absorção do açúcar no sangue e estimula o funcionamento do intestino. Também contém ferro – fundamental para pessoas com anemia.

Salada de Lentilhas com Peito de Pato e Manga

Rendimento: 4 porções

240g de lentilha verde (ver receita na p. 249)
10ml de óleo de girassol
300g de peito de pato cru
sal e pimenta-do-reino a gosto
300ml de molho de iogurte com *chutney* de manga
 (ver receita na p. 306)
180g de acelga em tirinhas
240g de manga cortada em cubinhos de 1cm
5g de *ciboulette* picadinha (1 colher de sopa)

Preparo:

1 Preparar as lentilhas.
2 Esquentar bem uma frigideira com o óleo. Temperar o peito de pato com sal e pimenta e colocá-lo na frigideira bem quente com a pele virada para baixo. Quando a pele estiver dourada, após aproximadamente 10 minutos, virar o peito de pato de lado e deixar dourar por mais 5 minutos. Retirar do fogo e reservar.
3 Preparar o molho de iogurte com *chutney* de manga.
4 Retirar a gordura do peito de pato e fatiar bem fino.
5 Num recipiente, misturar a lentilha com a acelga, os cubinhos de manga, a *ciboulette* e, por último, o molho de iogurte com *chutney* de manga.

Saiba mais: Esta salada é hiperprotéica e vale por uma refeição. É muito importante, na hora de fritar o pato, manter a pele para preservar o sabor e deixar a carne tenra. No entanto, é recomendável retirar a gordura antes de fatiar o pato. Assim, você poderá aproveitar a parte saborosa e nutritiva dessa ave.

Salada de Peito de Peru com Risoni e Sabores do México

Rendimento: 4 porções

1 receita de vinagrete mexicano (ver p. 325)
80g de feijão-vermelho
5g de alho
1/2 folha de louro
sal a gosto
toucinho (opcional)
100g de *risoni* ou outra massa
150g de abacate
suco de 1/2 limão
40g de pimentão vermelho cortado em cubinhos
40g de pimentão amarelo cortado em cubinhos
40g de milho verde
75g de peito de peru defumado cortado em cubinhos
3g de coentro picadinho
3g de *ciboulette* ou salsa picadinha

Preparo:

1 Preparar o vinagrete mexicana.
2 Colocar o feijão numa panela, cobrir com água, acrescentar o alho, o louro e o sal. Se desejar, acrescentar um pedacinho de toucinho. Cozinhar até ficar *al dente*.* Retirar do fogo, escorrer, passar rapidamente na água fria e reservar.
3 Cozinhar o *risoni* numa panela com água fervente. Quando estiver *al dente*, retirar do fogo, escorrer, passar rapidamente em água bem fria e reservar.
4 Cortar o abacate em cubinhos e cobrir com o suco de limão para não escurecer. Colocar os pimentões e o abacate num recipiente, acrescentar o milho, o feijão cozido, o peito de peru, o *risoni* e as ervas. Incorporar o vinagrete. Servir bem frio.

Utensílio necessário: • escorredor

Dica: O vinagrete pode ser preparado com antecedência e conservado na geladeira. Também pode ser aproveitado depois para temperar uma salada verde.

Saiba mais: O peito de peru, além de ser pouco calórico e possuir pouca gordura, contém carnitina, que é o aminoácido gerador de energia e importante no metabolismo da gordura. É uma opção leve e excelente para o almoço. Um prato para o verão.

Salada de Salmão Defumado com Abacate e Papaia

Rendimento: 4 porções

- 130ml de vinagrete cítrico com gengibre (ver receita na p. 321)
- 140g de abacate
- suco de 1/2 limão
- 120g de papaia
- 100g de rúcula
- 100g de *mix* de folhas verdes
- 30g de agrião
- 180g de salmão defumado cortado em cubinhos

Preparo:

1. Preparar o vinagrete cítrico com gengibre.
2. Cortar o abacate em cubos e passar o suco de limão para não escurecer. Cortar o papaia em cubos.
3. Lavar e secar a rúcula, as folhas verdes e o agrião.
4. Num recipiente, misturar o salmão com o abacate, o papaia e um pouco do vinagrete. Reservar. Em outro recipiente, envolver as folhas com o restante do vinagrete. Fazer uma cama de folhas e dispor a mistura de salmão por cima.

Saiba mais: Esta salada é perfeita para as pessoas que precisam controlar o nível de colesterol. O salmão é rico em ômega-3. O abacate contém gordura monoinsaturada que baixa o nível de mal colesterol sem diminuir o bom colesterol. O papaia e o abacate contêm muito potássio, que, com o sódio, ajudam a diminuir problemas cardíacos.

Salada Mediterrânea

Rendimento: 4 porções

- 100ml de molho turco (ver receita na p. 308)
- 1,2kg de pepino
- sal a gosto
- 400g de tomate-cereja
- 80g de cebola roxa em tiras
- 80g de azeitona preta sem caroço
- 20g de salsa
- 8g de hortelã
- 60g de *pignons* tostados
- 320g de queijo *feta* (ou cabra fresco)

Preparo:

1. Preparar o molho turco.
2. Descascar e retirar as sementes dos pepinos. Cortar em meia lua, temperar com sal e colocar num escorredor para retirar o excesso de água. Lavar bem e deixar escorrer.
3. Num recipiente, misturar o pepino com os tomates, as tiras de cebola, as azeitonas, as ervas, os *pignons* e o queijo. Incorporar delicadamente o molho turco.

Utensílio necessário: • escorredor

Saiba mais: Para os árabes, a hortelã é quase sagrada. Estava presente tanto nos admiráveis palácios quanto nas tendas mais simples. Na mitologia grega, era considerada símbolo de hospitalidade e, até a Idade Média, foi usada para limpar e perfumar a casa. No século XVIII, começaram a pesquisar suas virtudes medicinais e os ingleses difundiram o chá de hortelã para tratar todas as doenças.

Salada Roxa de Raízes

Rendimento: 4 porções

- 1 receita de vinagrete de raiz-forte (ver p. 323)
- 130g de repolho roxo cortado em tiras finas
- 130g de rabanete à juliana*
- 70g de maçã à juliana
- 70g de aipo-rábano à juliana
- 300g de beterraba cozida cortada em cubinhos
- 100g de nozes picadas

Preparo:

1 Preparar o vinagrete.
2 Colocar o repolho de molho em água bem gelada por 20 minutos.
3 Escorrer bem, misturar os demais ingredientes e envolvê-los com o vinagrete.

Utensílio necessário: • escorredor

Saiba mais: A beterraba, o rabanete e o aipo-rábano são raízes que contêm carboidratos complexos, que facilitam a utilização do triptofano, responsável pelo controle dos níveis de serotonina. Esta salada é indicada para o jantar, principalmente para pessoas ansiosas que têm dificuldade para dormir.

Salada Verde com Figos e Queijo de Cabra

Rendimento: 4 porções

- 20ml de azeite
- 8 figos frescos
- sal e pimenta-do-reino a gosto
- 2 colheres de sopa de mel
- 40g de Parma crocante (ver receita na p. 296)
- 50ml de redução de balsâmico (ver receita na p. 320)
- 100ml de molho vinagrete tradicional (ver receita na p. 326)
- 20g de ervas sortidas (salsa, manjericão, *ciboulette* e cerefólio) para decorar
- 200g de folhas verdes e roxas sortidas
- 250g de queijo de cabra

Preparo:

1. Aquecer uma frigideira com o azeite. Temperar os figos com sal e pimenta. Grelhá-los rapidamente na frigideira. Colocá-los sobre um tabuleiro, pincelar com mel e grelhar mais uma vez.
2. Preparar o Parma crocante, a redução balsâmica e o vinagrete tradicional.
3. Separar alguns raminhos de ervas para a decoração. Num recipiente, misturar as folhas verdes e as ervas com o vinagrete.

Montagem:

1. No centro de cada prato, colocar duas metades de figo grelhado, um pouco de queijo de cabra despedaçado e o Parma crocante. Arrumar o *mix* de folhas e ervas por cima. Dispor 3 metades de figo ao redor da salada. Salpicar pedaços de queijo e Parma crocante. Decorar com ervas. Finalizar colocando, ao redor da salada, a redução de balsâmico.

Utensílios necessários: • tabuleiro • pincel

Saiba mais: Passe a consumir mais figo na sua alimentação. Essa fruta, além de ser rica em fibras, apresenta baixo teor de sódio e pouca gordura, e dá a sensação de saciedade.

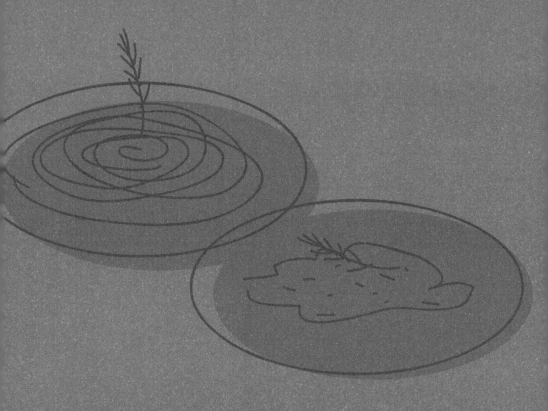

Massas, polentas e risotos

Fricassê de Cogumelos sobre Polenta

Rendimento: 4 porções

- 450g de polenta macia (ver receita na p. 253)
- 60g de Parma crocante (ver receita na p. 296)
- 300g de *shiitake*
- 200g de *shimeji* limpo
- 200g de cogumelo-de-paris
- 20g de *funghi porcini*
- 80g de manteiga sem sal
- 70g de cebola picada
- 5g de alho picadinho
- 80ml de vinho Madeira ou Marsala
- 350ml de caldo de vitela ou legumes (ver receitas na p. 299 ou 298, respectivamente)
- sal e pimenta-do-reino a gosto
- 2g de salsa picadinha

Preparo:

1. Preparar a polenta macia e o Parma crocante.
2. Cortar os cogumelos em lâminas não muito finas. Numa frigideira, derreter a manteiga e suar* a cebola e o alho. Em seguida, acrescentar os cogumelos cortados. Esquentar bem a frigideira, adicionar o vinho, deixar evaporar e depois adicionar o caldo aos poucos. Reduzir.* Temperar com sal e pimenta e por último adicionar a salsinha.

Montagem:

1. Colocar a polenta já aquecida no centro de cada prato, fazer uma cavidade no meio e dispor o *fricassé* de cogumelos por cima. Acrescentar um pouco do molho do *fricassé* em torno da polenta. Finalizar picando um pouco de Parma crocante sobre o *fricassé*.

Saiba mais: Este prato não poderia ser mais protéico. O milho contém mais proteínas do que se imagina e os cogumelos são mais ricos em proteínas dos que alimentos como trigo e arroz.

Lasanha de Legumes Mediterrâneos

Rendimento: 4 porções

400g de tomate *confite* (ver receita na p. 297)
120ml de molho *pesto* (ver receita na p. 307)
50g de mistura para gratinar* (ver receita na p. 296)
700g de pimentão amarelo
700g de pimentão vermelho
120ml de azeite
sal e pimenta-do-reino a gosto
10g de alho
600g de berinjela
500g de abobrinha
250g de queijo de cabra fresco (ou ricota)

Preparo:

1 Preparar o tomate *confite*, o molho *pesto* e a mistura para gratinar.
2 Retirar as sementes dos pimentões, cortá-los em quatro e colocá-los num tabuleiro com 1/3 do azeite, sal, pimenta e o alho. Levar ao forno a 150°C por aproximadamente 20 minutos. Assim que sair do forno, retirar a pele.
3 Cortar a berinjela e a abobrinha em lâminas. Grelhar separadamente na chapa ou frigideira antiaderente com o restante do azeite, sal e pimenta.
4 Montar a lasanha no pirex ou nas tigelinhas, alternando camadas de legumes, tomate *confite*, o molho *pesto* e o queijo de cabra ou a ricota. Polvilhar com a mistura para gratinar.

Utensílios necessários: • tabuleiro • grelha ou frigideira antiaderente • 1 pirex pequeno ou 4 tigelinhas

Saiba mais: Esta lasanha é uma ótima opção para vegetarianos. Para os mais radicais, será necessário tirar o queijo de cabra. Este prato também é uma boa dica para aqueles que estão atrás de um prato leve, pois não leva a massa, logo tem menos carboidratos.
A lasanha pode ser servida como prato principal ou como acompanhamento. Ela é um bom par para um pernil de cordeiro assado.

Linguine com Salsa Verde e Sardinha

Rendimento: 4 porções

> 600ml de *salsa* verde (ver receita na p. 310)
> 400g de *linguine*
> 3,5 litros de água com sal
> 12 filés de sardinha
> sal e pimenta-do-reino a gosto
> 40ml de azeite extravirgem
> 8 ramos de alecrim

Preparo:

1. Preparar a *salsa* verde.
2. Colocar o *linguine* para cozinhar na panela com a água fervente e salgada (conferir o tempo de cozimento na embalagem).
3. Temperar os filés de sardinha com sal e pimenta. Adicionar o azeite e 4 ramos de alecrim. Quando a massa já estiver quase cozida, levar as sardinhas ao forno a 120°C por aproximadamente 5 minutos.
4. Colocar a *salsa* verde num recipiente. Assim que o *linguine* estiver cozido *al dente*,* escorrer e misturar imediatamente com o molho.
5. Retirar as sardinhas do forno.

Montagem:

1. Colocar a massa nos pratos fundos, dispor três filés de sardinha em cada prato. Decorar com os raminhos de alecrim restantes e servir imediatamente.

Utensílios necessários: • panela com capacidade para 4 litros • escorredor • 4 pratos fundos

Dica: A *salsa* verde pode ser preparada no dia anterior, porém ela deve ser armazenada na geladeira, em recipiente coberto com papel-alumínio para não sofrer alteração na sua coloração.

> **Saiba mais:** Algumas pesquisas constataram que os esquimós – grandes consumidores de peixes gordos – sofrem menos de arteriosclerose e de problemas cardíacos do que as pessoas que não consomem peixe pelo menos uma vez por semana.
>
> A sardinha é um dos peixes com a maior fonte de ômega-3, chegando a conter quatro vezes mais essa gordura do que o salmão e o atum.

Nhoque à Romana com Molho de Tomate-Cereja e Manjericão

Rendimento: 4 porções

- 500ml de molho de tomate-cereja (ver receita na p. 317)
- 1 receita de nhoque
- 20ml de azeite
- 5g de folhas de manjericão
- 4 buquês de manjericão

Preparo:

1. Preparar o molho de tomate-cereja e a massa do nhoque.
2. Cortar a massa de nhoque com um cortador redondo. Colocar num tabuleiro untado com azeite e levar ao forno a 180°C.
3. Esquentar o molho e adicionar as folhas de manjericão.
4. Quando os nhoques estiverem dourados, retirá-los do forno e passá-los para os pratos. Acrescentar o molho de tomate e decorar com os buquês de manjericão.

Utensílios necessários: • cortador redondo de 3cm • tabuleiro

> **Saiba mais:** O tomate é rico em licopeno, que, segundo várias pesquisas, tem a capacidade de proteger o organismo contra o câncer.
>
> O manjericão facilita a digestão e alivia as cólicas menstruais.

Orzotto com Couve

Rendimento: 4 porções

- 20g de cebola picada
- 5g de alho
- 60g de manteiga
- 200g de cevada
- 1,6 litro de caldo de frango (ver receita na p. 298)
- 60g de queijo *grana padano* ralado
- sal e pimenta-do-reino a gosto
- 200g de couve cortada em tiras finas

Preparo:

1. Suar* a cebola e o alho com metade da manteiga. Adicionar a cevada e refogar um pouco. Acrescentar o caldo aos poucos até que a cevada esteja no ponto. Esse cozimento é longo, dura cerca de 30 minutos.
2. Adicionar o queijo, temperar com sal e pimenta. Retirar do fogo e acrescentar o restante da manteiga misturando bem. Por último, misturar a couve.

Saiba mais: Todas as mulheres deveriam consumir mais couve, pois ela é a rainha do cálcio e ajuda a combater a osteoporose. Contém muito potássio e magnésio. A couve é ótima para a visão, por conter luteína, um pigmento da família dos carotenóides.

Penne com Aspargos e Camarão

Rendimento: 4 porções

- 1/2 receita de salsa crespa frita para decorar (ver p. 297)
- 500g de aspargos verdes
- 350ml de leite integral
- 1 litro de creme de leite fresco
- 400g de *penne rigate*
- 3,5 litros de água
- 300g de camarão médio limpo[a]
- sal e pimenta-do-reino a gosto
- 70ml de azeite
- 70ml de conhaque

Preparo:

1 Preparar a salsa crespa e fritá-la em local seco e quente.
2 Separar as pontas dos aspargos e reservar. Picar os talos. Numa panela misturar o leite, o creme de leite e os aspargos picados. Levar ao fogo, deixar ferver e abaixar o fogo para que os aspargos cozinhem lentamente.
3 Colocar a massa para cozinhar numa panela com a água fervente e salgada (conferir o tempo de cozimento na embalagem).
4 Temperar os camarões com sal e pimenta. Esquentar o azeite numa frigideira e fritar os camarões por aproximadamente 3 minutos. Acrescentar o conhaque e flambar* um pouco. Retirar do fogo e reservar.
5 Quando os aspargos estiverem bem macios, retirar do fogo e bater essa mistura no liqüidificador. Passar pela peneira e levar novamente ao fogo baixo para reduzir* até ficar mais encorpado.
6 Quando a massa estiver *al dente,* retirá-la da água fervente e escorrer. Aproveitar essa água para cozinhar as pontas de aspargos *al dente*.

Montagem:

1 Na hora de montar os pratos, aquecer os camarões e as pontas de aspargos.
2 Num recipiente, misturar o *penne* com o molho cremoso bem quente. Acrescentar a metade dos camarões e dos aspargos.
3 Nos pratos fundos, dividir os camarões restantes e acrescentar a massa com o molho. Decorar com as pontas de aspargos e a salsa crespa frita.

Utensílios necessários: • panela com capacidade para 4 litros (para a massa) • liqüidificador • peneira • escorredor • 4 pratos fundos

(a) 600g de camarão rendem 300g de camarão limpo.

Saiba mais: Os aspargos estão entre os raros ingredientes que possuem muitos nutrientes e poucas calorias. Não contêm colesterol, gordura, nem sódio. Além de ter um efeito diurético é uma das maiores fontes de ácido fólico, que converte os alimentos em energia.

Risoto Afrodisíaco com Ostras e Shiitake

Rendimento: 4 porções

750ml de caldo de legumes (ver receita na p. 298)
120g de manteiga
10g de alho picado
300g de *shiitake* cortado em tiras
sal e pimenta-do-reino a gosto
5g de salsa picadinha
70g de cebola picada
10g de gengibre picado
6g de pimenta dedo-de-moça
12 pistilos de açafrão
250g de arroz *arborio*
200ml de espumante (ou vinho branco)
120g de queijo *grana padano* ralado
12 ostras

Preparo da primeira parte:

1 Esquentar o caldo de legumes.
2 Numa frigideira, derreter 30g de manteiga e suar* o alho. Acrescentar o *shiitake*. Temperar com sal e pimenta e finalizar colocando a salsa. Reservar.
3 Numa panela, derreter 70g de manteiga e suar a cebola, o gengibre, a pimenta dedo-de-moça e o açafrão. Acrescentar o arroz *arborio* sem lavar e refogar por 3 minutos. Adicionar o espumante e mexer até evaporar todo o álcool. Começar a colocar o caldo e uma pitada de sal. Após ter adicionado 400ml de caldo, o processo de preparação do risoto estará exatamente na metade. Nesse momento, você poderá interrompê-lo para preparar um acompanhamento.

Preparo da segunda parte:

1 Continuar acrescentando o caldo quente aos poucos, mexendo constantemente. Quando o arroz estiver quase *al dente,* * adicionar o *grana padano*. Continuar acrescentando o caldo, sempre mexendo até que o arroz fique *al dente*. Adicionar o *shiitake*, mexer bem, retirar a panela do fogo e acrescentar a manteiga restante fria e cortada em pedaços. Por último, colocar as ostras cruas e verificar sal e pimenta. Servir imediatamente.

> **Saiba mais:** Esta receita contém dois alimentos que são grandes fontes de zinco: a ostra e o *shiitake*. A falta de zinco causa queda de cabelo, impotência, cansaço e sonolência. Se você tiver um dia atribulado, com estresse, este é o prato ideal e mais indicado para levantar o seu astral.

Risoto de Alcachofra

Rendimento: 4 porções

- 200g de minialcachofras limpas e cortadas ao meio
- 200ml de vinho branco
- sal e pimenta-do-reino a gosto
- 20ml de azeite
- 40g de cebola picada
- 5g de alho picado
- 250g de arroz *arborio* ou outro arroz para risoto
- 750ml de caldo de legumes (ver receita na p. 298)
- 60g de queijo *grana padano*
- 10g de salsa picadinha
- 40g de manteiga sem sal

Preparo:

1 Numa frigideira, colocar as alcachofras com a metade do vinho para cozinhar. Temperar com sal e pimenta.

2 Numa panela, esquentar o azeite e suar* a cebola com o alho. Acrescentar o arroz e refogar por 5 minutos. Adicionar o restante do vinho e deixar evaporar mexendo bem. Acrescentar aos poucos o caldo de legumes quente, mexendo constantemente.

3 Quando o arroz estiver quase *al dente*,* adicionar o queijo. Continuar acrescentando o caldo até que o arroz fique *al dente*. Juntar as alcachofras e a salsa picada e mexer bem. Retirar a panela do fogo e acrescentar a manteiga. Servir imediatamente.

Risoto de Petit-Pois e Ervas

Rendimento: 4 porções

- 100g de *mousseline* de ervilhas (ver receita na p. 251)
- 40ml de azeite
- 40g de cebola picada
- 250g de arroz *arborio* ou outro arroz para risoto
- 750ml de caldo de legumes (ver receita na p. 298)
- 120g de ervilha congelada
- 60g de queijo *grana padano* ralado
- 5g de hortelã picada
- 5g de manjericão picado
- 40g de manteiga

Preparo da primeira parte:

1 Preparar a *mousseline* de ervilhas.
2 Tirar as ervilhas do congelador e colocá-las num recipiente com água fria.
3 Numa panela, esquentar o azeite e suar* a cebola. Acrescentar o arroz sem lavar e refogar por 5 minutos. Adicionar aos poucos o caldo de legumes quente, mexendo constantemente. Após ter adicionado 400ml do caldo, o processo estará exatamente na metade. Nesse momento, você poderá interromper o cozimento para preparar um acompanhamento para o risoto.

Preparo da segunda parte:

1 Continuar acrescentando o caldo até que o arroz esteja quase *al dente*.* Adicionar, então, o queijo. Continuar acrescentando o caldo mexendo energicamente. Adicionar a *mousseline* e logo depois as ervilhas inteiras. Mexer até que o arroz fique *al dente*. Acrescentar o manjericão e a hortelã. Retirar a panela do fogo e adicionar a manteiga. Mexer bem e servir imediatamente.

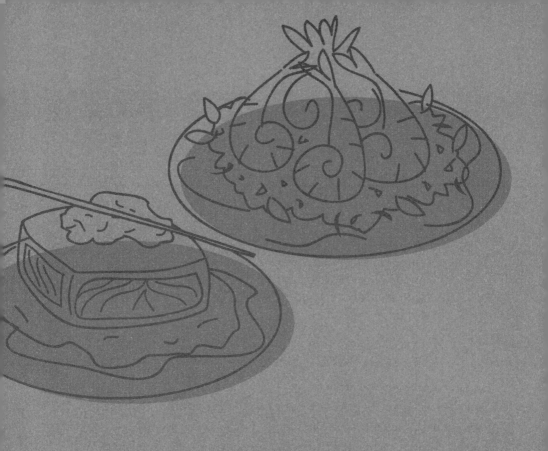

Peixes e frutos do mar

Atum Mi-Cuit sobre Purê de Batata com Wasabi, Molho Oriental e Chutney de Pimentões

Rendimento: 4 porções

100g de *chutney* de pimentões coloridos (ver receita na p. 302)
600g de purê de batata com *wasabi* (ver receita na p. 259)
250ml de molho oriental (ver receita na p. 319)
80ml de azeite
4 filés de atum fresco com 180g a 200g
sal e pimenta-do-reino a gosto
ciboulette para decorar

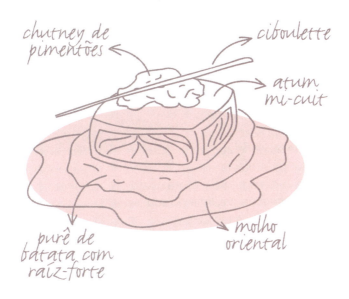

Preparo:

1 Preparar o *chutney*, o purê e o molho.
2 Esquentar bem uma frigideira com o azeite. Temperar os filés de atum com sal e pimenta. Colocar na frigideira com o azeite bem quente. Selar* cada lado dos filés por 3 minutos. Levar ao forno a 180°C por mais 3 minutos.

Montagem:

1 Centralizar o purê bem quente em cada prato e dispor o filé de atum sobre ele. Colocar o *chutney* de pimentões sobre o peixe e decorar com a *ciboulette*. Colocar o molho em torno do purê.

> Saiba mais: A raiz-forte (*wasabi*) é um dos doze alimentos crucíferos. Muitos médicos e pesquisadores atribuem a esses alimentos o poder na luta contra o câncer e doenças do coração. Além disso, eles estimulam a boa digestão e são bons para pessoas que sofrem de bronquite e asma.
> No *chutney*, que entra para dar um toque agridoce à receita, encontramos uma boa fonte de vitamina C.

Brandade de Bacalhau Gratinada

Rendimento: 4 porções

600g de bacalhau sem pele
1/2 litro de leite
1/2 litro de creme de leite
2 galhos de tomilho
25g de alho
1 folha de louro
600g de batata
sal e pimenta-do-reino a gosto
4 galhos de salsinha picada
4 *ciboulettes* picadas
100ml de azeite extravirgem
50g de mistura para gratinar* (ver receita na p. 296)

Preparo:

1 Retirar o excesso de sal do bacalhau trocando a água pelo menos quatro vezes. O ideal é fazer isso com mais de um dia de antecedência.

2 Colocar numa panela o leite, o creme de leite, o tomilho, o alho e o louro. Deixar ferver, colocar o bacalhau e abaixar o fogo. Deixar cozinhar por 15 minutos.

3 Retirar o bacalhau com uma escumadeira, esperar esfriar, retirar as espinhas e desfiar.
4 Cozinhar as batatas descascadas e cortadas na mistura de creme, leite e temperos por aproximadamente 25 minutos, mexendo de vez em quando. Passar as batatas pela peneira. Coar o líquido do cozimento e reservar.
5 Misturar o bacalhau desfiado com o purê e incorporar pouco a pouco o líquido do cozimento. Testar o sal e a pimenta. Adicionar a salsinha, a *ciboulette* e o azeite.
6 Colocar a *brandade* nos anéis de inox untados com azeite, cobrir a superfície com a mistura para gratinar. Levar ao forno para gratinar por aproximadamente 10 minutos.

Utensílios necessários: • escumadeira • peneira • coador • aros de inox de 5cm

Dica: A *brandade* também pode ser servida num pirex, em vez de em porções individuais.

Saiba mais: A *brandade* é um prato tradicional e familiar da região de Provença, na França. É uma forma econômica de se consumir o bacalhau. Cozinhando as batatas no mesmo leite do bacalhau, você não perderá o real sabor do peixe. Para torná-la mais saudável e nutritiva, intercale as camadas de bacalhau com legumes verdes (ver a receita de *mix* de legumes verdes na p. 250). O bacalhau é rico em ômega-3, cálcio e vitamina D, que ajuda na absorção do cálcio.

Camarões ao Curry, Arroz de Jasmim com Coco e Abacaxi e Azeite de Manjericão

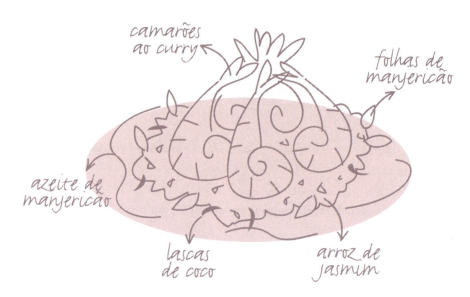

Rendimento: 4 porções

50ml de azeite de manjericão (ver receita na p. 293)
600g de arroz de jasmim com coco e abacaxi
    (ver receita na p. 243)
40ml de azeite
1g de *curry* em pó
28 camarões VM limpos (com cauda)
sal e pimenta-do-reino a gosto
lâminas de coco passadas no forno e 4 buquês de manjericão para decorar

Preparo:

1 Preparar o azeite de manjericão e o arroz de jasmim.
2 Preparar as lâminas de coco, colocá-las num tabuleiro e levar ao forno para tostarem um pouco.
3 Esquentar o azeite com o *curry* numa frigideira. Temperar os camarões com

sal e pimenta. Quando o azeite estiver bem quente, passá-los rapidamente pela frigideira por aproximadamente 3 minutos.

Montagem:

1 Colocar o arroz no centro do prato. Dispor os camarões ao redor e espalhar o azeite de manjericão em torno deles. Decorar com as lâminas de coco e os buquês de manjericão.

Utensílios necessários: • frigideira • tabuleiro

Saiba mais: O abacaxi é riquíssimo em bromelina, a enzima que estimula a digestão e quebra a proteína. Por isso, depois de um churrasco, não deixe de consumir uma boa fatia de abacaxi ou um delicioso suco desta fruta com hortelã.

Cherne Rôti sobre Purê de Abóbora e Azeite de Rúcula

Rendimento: 4 porções

40ml de azeite de rúcula (ver receita na p. 294)
600g de purê de abóbora com gengibre e coentro em grão
    (ver receita na p. 254)
30g de Parma crocante para decorar (ver receita na p. 296)
50ml de azeite
4 filés de cherne com aproximadamente 180g cada
sal e pimenta-do-reino branca moída a gosto
50g de folhas de rúcula para decorar

Preparo:

1 Preparar o azeite de rúcula, o purê de abóbora e o Parma crocante.
2 Um pouco antes de servir, aquecer uma frigideira antiaderente com o azeite, temperar os filés de peixe com sal e pimenta e selar* os dois lados de cada filé começando pelo lado da pele. Retirá-los da frigideira, colocá-los num tabuleiro e levar ao forno a 170°C por aproximadamente 8 minutos.

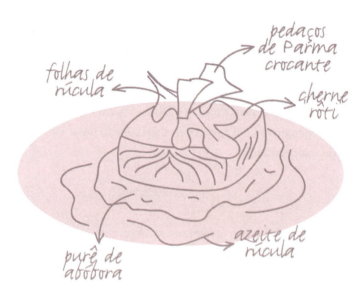

Montagem:

1 Colocar uma boa colher de purê de abóbora no centro de cada prato. Dispor o filé em cima. Contornar o peixe com o azeite de rúcula. Passar as folhas de rúcula no azeite, temperar com sal e pimenta e colocá-las delicadamente sobre o peixe. Colocar pedaços de Parma crocante por cima.

Utensílios necessários: • frigideira antiaderente • tabuleiro

Saiba mais: Este prato, por conter poucas calorias, é ideal para uma segunda-feira, depois de ultrapassar os limites no fim de semana.

Filé de Robalo sobre Risoto de Ostras e Molho Oriental

Rendimento: 4 porções

100ml de molho oriental (ver receita na p. 319)
1 receita de risoto de ostras (ver p. 197)
50ml de azeite
4 filés de robalo com aproximadamente 180g cada
sal e pimenta-do-reino branca moída a gosto
ciboulette para decorar

Preparo:

1. Preparar o molho oriental.
2. Preparar a primeira parte do risoto de ostras.
3. Aquecer a frigideira com o azeite, temperar os filés de peixe e selar* os dois lados de cada filé começando pelo lado da pele. Retirá-los da frigideira, colocá-los num tabuleiro e levar ao forno a 170°C durante aproximadamente 8 minutos.
4. Terminar o risoto.

Montagem:

1. Colocar uma boa porção de risoto no centro de cada prato. Dispor o filé de robalo por cima. Contornar o peixe com o molho oriental. Decorar com a *ciboulette*.

Utensílios necessários: • frigideira antiaderente • tabuleiro

Saiba mais: A combinação do peixe com este risoto incrementado com ostras frescas faz deste prato uma boa opção para aqueles que gostam de sabores do mar. E, se o momento é de conquistas, os poderes afrodisíacos deste risoto podem ajudar.

Linguado Pôelé sobre Risoto de Petit-Pois e Ervas com Azeite de Hortelã

Rendimento: 4 porções

40ml de azeite de hortelã (ver receita na p. 292)
1 receita de risoto de *petit-pois* e ervas (ver p. 199)
50ml de azeite
4 filés de linguado com aproximadamente 180g cada
sal e pimenta-do-reino branca a gosto
4 buquês de hortelã para decorar

Preparo:

1. Preparar o azeite de hortelã.
2. Preparar a primeira parte do risoto.
3. Aquecer a frigideira antiaderente com o azeite, temperar os filés de peixe com sal e pimenta e selar* os dois lados de cada filé. Retirá-los da frigideira, colocá-los num tabuleiro e levar ao forno a 170°C por aproximadamente 10 minutos.
4. Finalizar o risoto.

Montagem:

1. Colocar uma boa porção no centro de cada prato. Dispor o linguado por cima. Contornar o peixe com o azeite de hortelã e decorar com os buquês de hortelã.

Utensílios necessários: • frigideira antiaderente • tabuleiro

Saiba mais: O risoto não é um dos acompanhamentos menos calóricos, mas é uma opção para o linguado, que é um peixe leve. No lugar do molho, apenas um azeite perfumado.

Moqueca de Vermelho com Proteína de Soja Texturizada e Chuchu

Rendimento: 4 porções

- 2 litros de água
- 125g de proteína de soja fina branca
- 25g de cebola picada
- 8g de gengibre picado
- 12g de pimenta dedo-de-moça picada
- 5g de alho
- 20ml de azeite-de-dendê
- 20ml de azeite
- 75g de pimentão verde cortado em cubinhos
- 75g de pimentão amarelo cortado em cubinhos
- 75g de pimentão vermelho cortado em cubinhos
- 1g de coentro em grão bem picado
- 700ml de leite de coco
- 500ml de caldo de peixe (ver receita na p. 299)
- 400g de filé de vermelho em pedaços de 5cm x 2cm cada
- 35ml de suco de limão
- 220g de chuchu cortado em cubinhos de 1cm
- 10g de coentro fresco picado
- 10g de salsa picada
- 10g de *ciboulette* picada
- sal a gosto
- 700g de farofa axé (ver receita na p. 247)

Preparo:

1. Ferver a água numa panela. Retirar do fogo e acrescentar a proteína de soja fina. Deixar descansar por 10 minutos. Escorrer bem retirando todo o excesso de água.
2. Suar* a cebola, o gengibre, a pimenta e o alho no azeite-de-dendê. Acrescentar o azeite, os pimentões e o coentro em grão. Adicionar o leite de coco e o caldo de peixe. Deixar reduzir* à metade.
3. Colocar os pedaços de peixe num tabuleiro com o suco de limão. Deixar marinar* por 30 minutos.
4. Após reduzir o caldo da moqueca à metade, acrescentar o chuchu e a proteína de soja já escorrida. Quando o chuchu estiver quase *al dente,* adicionar o peixe. Quando o peixe estiver cozido, acrescentar as ervas. Servir a moqueca bem quente, acompanhada da farofa.

Utensílios necessários: • escorredor • tabuleiro

Saiba mais: Apesar de o chuchu não possuir um sabor tão marcante, algumas qualidades importantes devem ser ressaltadas: ele tem pouquíssimas calorias, é diurético, contém muito potássio e vitamina C. Além disso, pode acompanhar perfeitamente peixes, carnes e aves. Pode ser apenas cozido e passado no azeite ou manteiga, ou utilizado em suflês e gratinados.

Namorado com Purê de Aipim e Coco, Molho de Pimentões Coloridos, Dendê e Gengibre

Rendimento: 4 porções

- 1 receita de purê de aipim e coco (ver p. 255)
- 1 receita de molho de pimentões coloridos, dendê e gengibre (ver p. 315)
- 50ml de azeite
- 4 filés de namorado com 180g a 200g cada
- sal e pimenta-do-reino a gosto
- salsa crespa frita para decorar (ver receita na p. 297)

Preparo:

1. Preparar o purê e o molho de pimentões.
2. Aquecer a frigideira com o azeite, temperar os filés de peixe com sal e pimenta e selar* os dois lados de cada um, começando pelo lado da pele. Retirá-los da frigideira, colocar num tabuleiro e levar ao forno a 170°C durante aproximadamente 8 minutos.
3. Esquentar o purê e o molho.

Montagem:

1. Colocar o purê no centro de cada prato, dispor o peixe sobre o purê e terminar colocando o molho ao redor. Salpicar a salsa crespa frita sobre o peixe.

Utensílios necessários: • frigideira antiaderente • tabuleiro

Saiba mais: É uma boa opção para o almoço, pois tanto o purê de aipim quanto o molho são bem energéticos.

Pargo sobre Purê de Batata-Baroa e Molho Vierge

Rendimento: 4 porções

1 receita de purê de batata-baroa (ver p. 256)
1 receita de molho *Vierge* (ver p. 309)
4 filés de pargo com 180g a 200g cada
sal e pimenta-do-reino a gosto
50ml de azeite
raminhos de cerefólio para decorar

Preparo:
1 Preparar o purê e o molho.
2 Temperar os filés com sal, pimenta e azeite. Colocá-los num tabuleiro e cobrir com papel-alumínio. Levar ao forno 170°C por aproximadamente 8 minutos.
3 Esquentar o purê.

Montagem:
1 Colocar o purê no centro de cada prato, dispor o peixe sobre o purê e terminar colocando o molho frio por cima do peixe. Decorar com raminhos de cerefólio.

Utensílios necessários: • tabuleiro • papel-alumínio

Saiba mais: Este é um prato muito bom para ser consumido à noite: o peixe contém pouca gordura; a batata-baroa possui carboidratos complexos que ajudam a induzir o sono; e um molho leve à base de azeite extravirgem.

Salmão sobre Legumes Orientais e Molho de Amendoim

Rendimento: 4 porções

Para o salmão:

- 350g de molho de amendoim (ver receita na p. 311)
- 60ml de azeite
- 4 filés de salmão sem pele com 180g a 200g cada
- sal e pimenta-do-reino branca moída na hora, a gosto

Para a guarnição:

- 60ml de azeite (3 colheres de sopa)
- 5g de gergelim
- 60g de cebola roxa à juliana*
- 60g de pimentão vermelho à juliana
- 60g de pimentão amarelo à juliana
- 100g de *nirá* em bastõezinhos
- 200g de broto de feijão
- sal e pimenta-do-reino a gosto
- *ciboulette* para decorar

Preparo do salmão:

1 Preparar o molho de amendoim.

2 Esquentar o azeite na frigideira. Temperar os filés de salmão com sal e pimenta e selar* cada lado, na frigideira, por aproximadamente 3 minutos. Colocá-los num tabuleiro e, minutos antes de servir, levar ao forno apenas para aquecer.

Preparo da guarnição:

1 Numa frigideira, esquentar o azeite e adicionar o gergelim. Deixar dourar, abaixar o fogo e acrescentar a cebola, os pimentões e o *nirá*. Por último, adicionar o broto de feijão. Temperar com sal e pimenta.

Montagem:

1 Centralizar os legumes no prato. Colocar o salmão sobre os legumes e dispor o molho ao redor. Decorar com *ciboulette*.

Utensílios necessários: • 2 frigideiras antiaderentes • tabuleiro

> Saiba mais: Apesar do alto teor de gordura, o amendoim não tem colesterol e contém bastante proteína. Também não podemos nos esquecer dos efeitos afrodisíacos. Este prato pode ser igualmente preparado com peito de frango.

Trilha sobre Ratatouille e Molho de Tomate-Cereja

Rendimento: 4 porções

1 receita de *ratatouille* (ver p. 262)
1 receita de molho de tomate-cereja (ver p. 317)
500g de trilha
sal e pimenta-do-reino a gosto
50ml de azeite
4 buquês de tomilho para decorar

Preparo:

1 Preparar a *ratatouille* e o molho de tomate-cereja.
2 Temperar os filés de trilha com sal e pimenta. Esquentar o azeite na frigideira. Colocar a trilha primeiro pelo lado da pele e, quando ela estiver bem crocante, fritar o outro lado até terminar o cozimento.

Montagem:

1 Colocar a *ratatouille* no centro de cada prato, dispor dois filés de trilha, decorar com os buquês de tomilho e terminar colocando o molho de tomate-cereja em torno da *ratatouille*.

Utensílio necessário: • frigideira antiaderente

Saiba mais: Esse pequenino peixe é muito saboroso, e este prato tem o sabor do Mediterrâneo. Além de ser simples e muito fácil de preparar, agrada a todos.

Vieiras Grelhadas sobre Purê de Batata-Doce com Aipo e Molho de Laranja com Aneto

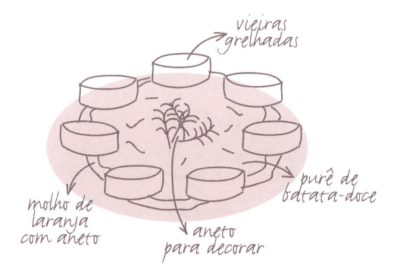

Rendimento: 4 porções

- 1 receita de purê de batata-doce com aipo (ver p. 256)
- 1 receita de molho de laranja com aneto (ver p. 313)
- 40ml de azeite
- 28 vieiras sem coral
- sal e pimenta-do-reino branca moída, a gosto
- raminhos de aneto para decorar

Preparo:

1 Preparar o purê e o molho.
2 Momentos antes de servir, aquecer bem uma frigideira com o azeite, grelhar as vieiras, temperar com sal e pimenta e dourar dos dois lados rapidamente.
3 Aquecer o purê e o molho com cuidado para não deixar ferver.

Montagem:

1 Dispor o purê no centro de cada prato. Arrumar as vieiras sobre as bordas do purê. Colocar o molho ao redor do purê. Por último, decorar com um raminho de aneto no centro do purê.

Utensílio necessário: • frigideira antiaderente

Saiba mais: Este prato não é dos mais leves, mas você deve se render um dia à deliciosa combinação das vieiras com o toque cítrico da laranja.

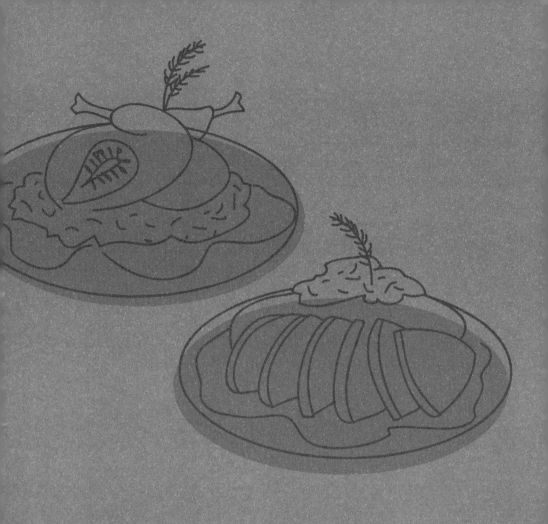

Aves

Codorna Recheada com Figo e Parma, Couscous com Frutas Secas e Redução de Porto

Rendimento: 4 porções

8 figos
250g de presunto de Parma fatiado
8 codornas desossadas
sal e pimenta-do-reino a gosto
70ml de óleo de girassol
20g de manteiga sem sal
600g de *couscous* com frutas secas (ver receita na p. 246)
20ml de azeite
50ml de redução de Porto (ver receita na p. 320)
4 raminhos de tomilho para decorar

Preparo:

1. Lavar e secar os figos, depois cobri-los com o Parma.
2. Temperar as codornas com sal e pimenta por dentro e por fora, colocar os figos dentro das codornas e amarrar as pernas e asas com um barbante de cozinha.
3. Esquentar bem uma frigideira com o óleo e a manteiga. Selar* as codornas, passá-las para o tabuleiro e levar ao forno a 180°C por aproximadamente 12 minutos.
4. Retirar do forno e remover os barbantes. Esquentar o *couscous* numa panela com o azeite.
5. Aquecer a redução de Porto.

Montagem:

1. Dispor o *couscous* no centro de cada prato, colocar a codorna por cima, decorar com um raminho de tomilho e, por último, colocar a redução de Porto aquecida em torno do *couscous*.

Utensílios necessários: • barbante de cozinha • tabuleiro

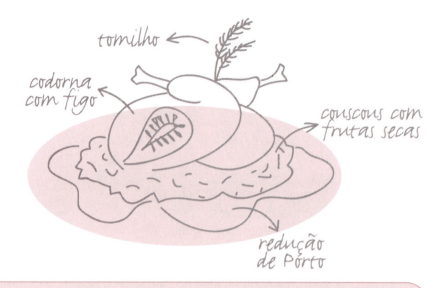

> **Saiba mais:** Apesar do Parma e das frutas secas, temos na receita o figo, que contém pouquíssimas calorias, é rico em fibras e auxilia a digestão.
> 1 figo fresco = 37 calorias
> 1 figo seco = 47 calorias

Escalopes de Frango com Molho de Tahine e Purê de Berinjela

Rendimento: 4 porções

- 600g de purê de berinjela (ver receita na p. 260)
- 320ml de molho de *tahine* com uvas verdes (ver receita na p. 317)
- 4 peitos de frango orgânico
- 50ml de azeite
- sal e pimenta-do-reino a gosto
- 4 buquês de tomilho para decorar

Preparo:

1 Preparar o purê de berinjela e o molho de *tahine* com uvas verdes.

2 Tirar a pele dos peitos e eliminar o nervo. Abrir horizontalmente cada um retirando dois escalopes por peito. Colocar os escalopes entre folhas de papel-manteiga e achatá-los delicadamente com o auxílio de um rolo de massa.
3 Esquentar uma frigideira ou grelha com o azeite, temperar os escalopes com sal e pimenta e fritá-los por aproximadamente 5 minutos.
4 Esquentar o purê de berinjela e o molho de *tahine*.

Montagem:
1 Colocar o purê no centro de cada prato e os escalopes por cima. Dispor o molho ao redor e espetar um buquê de tomilho sobre os escalopes.

Utensílios necessários: • papel-manteiga • rolo de massa • grelha

Saiba mais: A berinjela inibe o aumento do colesterol no sangue. A *tahine* é muito rica em cálcio e pode substituir a manteiga.

Estrogonofe de Frango com Proteína Texturizada de Soja

Rendimento: 4 porções

70g de proteína texturizada de soja
360ml de água
30ml de suco de limão
50ml de óleo de girassol
120g de cebola picada
15g de alho picado
200g de *shiitake* em tiras
sal e pimenta-do-reino a gosto
400g de filé de peito de frango orgânico cortado em cubinhos de 2cm

40ml de conhaque
7,5g de extrato de tomate
4ml de molho inglês
240g de tomate *pelati* picado e sem semente
750ml de creme de leite fresco
5g de salsinha picada

Preparo:

1 Colocar a proteína de soja na água fervente com o suco de limão para hidratá-la.* Após 15 minutos, escorrer bem retirando todo o excesso de água.
2 Suar* no óleo a cebola e o alho. Adicionar o *shiitake*, temperar com sal e pimenta, refogar por alguns minutos e retirá-lo da panela.
3 Na mesma panela em que o *shiitake* foi refogado, acrescentar os cubos de frango, temperar com sal e pimenta e deixar refogar por alguns minutos. Quando a panela estiver bem quente, flambar* com o conhaque. Em seguida, adicionar o extrato de tomate e o molho inglês, o tomate *pelati* e a proteína de soja hidratada e escorrida. Deixar cozinhar por aproximadamente 20 minutos.
4 Acrescentar o creme de leite e abaixar o fogo para reduzir* lentamente à metade. Momentos antes de servir, adicionar a salsinha picada.

Utensílio necessário: • escorredor

Saiba mais:
A soja é uma das fontes mais ricas em fitoestrogênios. Os asiáticos consomem de 25mg a 45mg de fitoestrogênios por dia, sendo que os japoneses chegam a consumir até 200mg. Por causa do grande consumo, essas populações apresentam baixos índices de doenças cardiovasculares e sintomas da menopausa. Para uma vida mais saudável, deveríamos consumir pelo menos duas porções de alimentos derivados da soja diariamente.

Uma porção de soja corresponde a:

237ml de leite-de-soja;

100g de tofu;

100g de *tempeh*;

1 colher de sopa de farinha-de-soja; ou

4 pedaços de pão de soja.

Lombo de Avestruz com Molho de Frutas Vermelhas

Rendimento: 4 porções

300ml de molho de frutas vermelhas (ver receita na p. 312)
800g de lombo de avestruz
sal e pimenta-do-reino a gosto
80ml de óleo de girassol
550g de *mix* de legumes verdes (ver receita na p. 250)
4 raminhos de alecrim para decorar

Preparo:

1 Preparar o molho de frutas vermelhas.
2 Cortar o lombo de avestruz em porções de 200g. Temperá-las com sal e pimenta.
3 Aquecer uma frigideira com o óleo. Selar* todos os lados dos lombos na frigideira bem quente. Retirá-los da frigideira e colocar num tabuleiro. Deixar descansar por aproximadamente 15 minutos.
4 Preparar o *mix* de legumes verdes.
5 Levar os lombos ao forno à temperatura de 180°C por aproximadamente 7 minutos.
6 Recuperar o caldo do cozimento do avestruz e adicionar ao molho de frutas vermelhas.

Montagem:

1 Esquentar os legumes verdes e colocá-los como um leito na parte superior do prato.
2 Fatiar o lombo e dispor as fatias apoiando-as no leito de legumes verdes.
3 Colocar o molho na parte inferior de cada prato e terminar decorando com os ramos de alecrim.

Utensílios necessários: • tabuleiro

Saiba mais: As frutas vermelhas são pouco calóricas, ricas em vitamina C e possuem mais fibras que uma fatia de pão integral, além de conterem muito potássio e serem antioxidantes. Dizem que com as suas folhas faz-se um excelente chá para aliviar as cólicas menstruais.

Calorias em 1 xícara:

amora – 71 calorias

mirtilo – 81 calorias

framboesa – 60 calorias

morango – 45 calorias

Peito de Pato com Molho de Especiarias e Purê de Grão-de-Bico

Rendimento: 4 porções

300ml de molho perfumado com especiarias (ver receita na p. 319)
150g de *chutney* de frutas secas (ver receita na p. 300)
600g de purê de grão-de-bico (ver receita na p. 261)
4 peitos de pato (de aproximadamente 230g cada)
sal e pimenta-do-reino a gosto
4 raminhos de tomilho para decorar

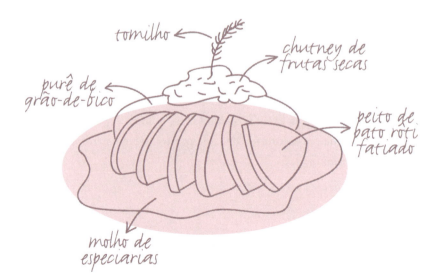

Preparo:

1. Preparar o molho perfumado com especiarias, o *chutney* de fruta secas e o purê de grão-de-bico.
2. Retirar o excesso de gordura dos peitos e reservar para seu cozimento. Fazer alguns cortes na parte da gordura e temperar com sal e pimenta.
3. Esquentar bem uma frigideira antiaderente com os pedacinhos de gordura excedente. Quando derreter, selar* o peito de pato começando pelo lado da pele. Deixar a pele ficar bem douradinha (6 minutos) e virar para selar o outro lado (4 minutos). Retirar do fogo e deixar descansar.
4. No momento de servir, esquentar o purê e o molho perfumado e levar o peito de pato rapidamente ao forno a 180°C para aquecer. Cortar em fatias.

Montagem:

1. Colocar o purê de grão-de-bico na parte central superior de cada prato e acrescentar uma colher de *chutney* de frutas secas previamente aquecido.
2. Dispor as fatias de pato em torno do purê e terminar colocando o molho na parte inferior do prato.
3. Decorar com um raminho de tomilho sobre o *chutney*.

Utensílio necessário: • frigideira antiaderente

Saiba mais: Habitantes muito pobres de uma região da Índia apresentavam taxas de colesterol muito baixas. Alguns estudos atribuem isso ao fato de eles se alimentarem basicamente de grão-de-bico. Esse alimento é rico em proteínas, fibras, ferro e potássio, além de conter vitaminas do complexo B e muito cálcio.

Peito de Peru Marinado com Maracujá e Cachaça

Rendimento: 4 porções

500g de açúcar
1/2 litro de água
1/2 litro de suco de maracujá
5g de zimbro
5g de pimenta-do-reino preta em grão
5g de pimenta-da-jamaica
5g de canela em pau
4g de anis-estrelados
1/2 litro de cachaça
150g de cebola
75g de alho
4 folhas de louro
4 galhos de tomilho
170g de aipo
5g de pimenta dedo-de-moça
1,4kg peito de peru com osso
50g de manteiga sem sal
300ml de molho de maracujá (ver receita na p. 315)
1 receita de polenta grelhada com espinafre (ver p. 253)
4 raminhos de alecrim para decorar

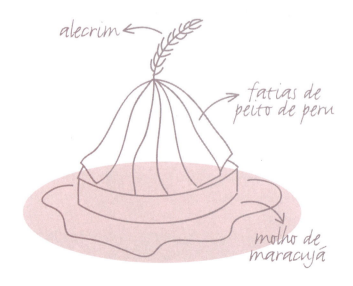

Preparo:

1. Numa panela, colocar o açúcar e a água para caramelizar.* Quando a calda atingir a cor de caramelo claro, adicionar o suco de maracujá, o zimbro, a pimenta-do-reino, a pimenta-da-jamaica, a canela e o anis-estrelado. Deixar ferver, retirar do fogo e esfriar.
2. Bater no liqüidificador a cachaça, a cebola, o alho, o louro, o tomilho, o aipo e a pimenta dedo-de-moça. Incorporar essa mistura à calda com temperos. Colocar o peito de peru num recipiente e cobri-lo com esse preparado. Deixar na geladeira por pelo menos 8 horas para marinar.*
3. Retirar o excesso do líquido e colocar o peito de peru num tabuleiro untado com manteiga. Espalhar pedacinhos de manteiga sobre o peito e um pouco por baixo da pele. Temperar com sal e pimenta. Levar ao forno a 150°C.
4. Durante o cozimento, regar o peito de peru com o líquido da marinada. Repetir essa operação diversas vezes até que o peito esteja assado. O tempo de cozimento deverá ser de aproximadamente 40 minutos. Reservar o caldo do cozimento para o molho.
5. Preparar a polenta grelhada com espinafre.
6. Acrescentar um pouco do caldo de cozimento do peito de peru ao molho de maracujá.
7. Preparar o molho de maracujá e adicionar um pouco do caldo do cozimento do peito de peru.
8. Cortar a polenta em rodelas com o diâmetro de 8cm e grelhar na frigideira com o azeite. Esquentar o peito de peru e cortá-lo em fatias. Aquecer o molho.

Montagem:

1. Colocar a polenta grelhada no centro de cada prato e dispor cuidadosamente as fatias de peito de peru sobre ela (como um leque). Espetar um ramo de alecrim no centro do leque de peito de peru. Colocar o molho de maracujá ao redor da polenta.

Utensílios necessários: • liqüidificador • tabuleiro

Saiba mais: O maracujá contém pouquíssima caloria, muito potássio e vitamina C. É excelente para a pele e é um ótimo tranqüilizante natural. Com o mesmo molho de maracujá, pode-se preparar um frango ou lombo de porco.

Frango com Molho de Laranja e Balsâmico, Purê de Batata com Alho Assado

Rendimento: 4 porções

600g de purê de batata com alho assado (ver receita na p. 257)
1/2 litro de suco de laranja
15ml de vinagre balsâmico
750ml de vinho branco
300g de cebola
150g de alho
2 folhas de louro
4 folhas de tomilho
15g de salsa
300g de aipo
150g de alho-poró
5g de pimenta-do-reino preta em grão
5g de pimenta-da-jamaica
2g de zimbro
3g de canela em pau
1 anis-estrelado
1,7kg de frango
100g de manteiga sem sal
sal e pimenta-do-reino a gosto
1 receita de molho de laranja com vinagre balsâmico (ver p. 314)

Preparo:

1 Preparar o purê de batata com alho assado.
2 Bater os 15 primeiros ingredientes no liqüidificador. Colocar o frango num recipiente e cobri-lo com a mistura obtida para marinar.* Deixar na geladeira por pelo menos 8 horas. Virar o frango de vez em quando para que todos os lados possam pegar o sabor da marinada.
3 Retirar o excesso de líquido e colocar o frango num tabuleiro untado com manteiga. Espalhar pedacinhos de manteiga sobre o frango e um pouco tam-

bém por baixo da pele do peito. Temperar com sal e pimenta por dentro e por fora. Levar ao forno a 150°C. Reservar o líquido da marinada.

4 Durante o cozimento, regar o frango com o líquido da marinada. Repetir essa operação diversas vezes até que esteja assado. O tempo de cozimento deverá ser de aproximadamente 30 minutos. Reservar o caldo de cozimento para o molho.

5 Com o caldo do cozimento reservado, preparar o molho de laranja com balsâmico.

6 No momento de servir, aquecer o purê, o molho e o frango.

Utensílios necessários: • liqüidificador • tabuleiro

Saiba mais: Os russos chamam o alho de antibiótico natural. Ele diminui o colesterol e a pressão sangüínea, melhora a circulação e estimula o sistema imunológico.

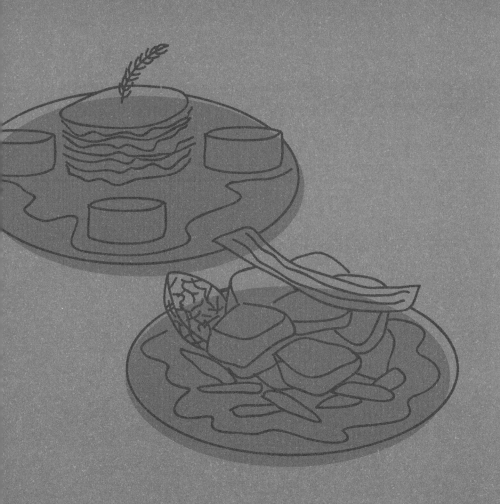

Carnes

Charlotte de Cordeiro com Berinjela e Cogumelos

Rendimento: 6 porções

- 1 pernil de cordeiro

Para a marinada:*

- 15g de gengibre fresco em lâminas
- 6g pimenta dedo-de-moça
- 15g de alho
- 120g de cebola picada
- 180g de cenoura picada
- 1 talo de aipo picado
- 1 galho de tomilho
- 1 galho de estragão
- raspas de 1 laranja
- 750ml de vinho branco
- sal e pimenta-do-reino a gosto
- 120ml de azeite
- 100ml de mel

Para o cordeiro:

- 1/3 da receita de nhoque de polenta cortado em losangos ou em círculos pequenos (ver p. 252)
- 200g de shiitake
- 200g de cogumelo-de-paris
- 200g de shimeji
- 120ml de azeite
- 50g de cebola picada
- 5g de alho picado
- sal e pimenta-do-reino a gosto
- 800g de berinjela
- 1/2 litro de caldo de vitela (ver receita na p. 299)
- 2 galhos de alecrim picadinho
- 0,5g de cominho em pó
- 0,5g de coentro em pó
- 0,5g de canela em pó
- 6 galhinhos de alecrim para decorar

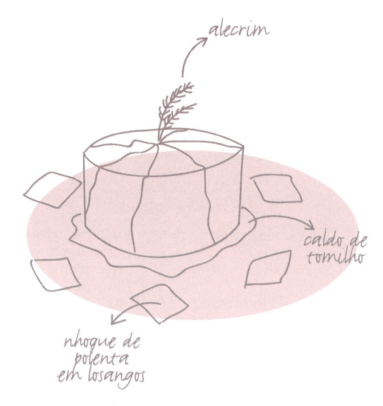

Preparo:

1. Na véspera, marinar* o pernil de cordeiro com gengibre, pimenta, alho, cebola, cenoura, aipo, tomilho, estragão, raspas de laranja e vinho branco. No dia seguinte, escorrer bem o pernil e guardar o caldo e os legumes da marinada. Temperar com sal e pimenta e selar* o pernil num tabuleiro com 50ml de azeite bem quente. Reservar.
2. Refogar os legumes da marinada nesse azeite. Colocar o pernil num tabuleiro untado com azeite, temperar mais uma vez com sal e pimenta, adicionar os legumes refogados e espalhar o mel sobre o pernil. Levar ao forno a 180°C. Regar o pernil regularmente com o líquido da marinada. Cozinhar por aproximadamente 45 minutos. Depois de cozido, cortar em fatias bem finas.
3. Preparar a polenta.
4. Cortar o *shiitake* em tiras, o cogumelo-de-paris em lâminas e retirar os pés do *shimeji*. Aquecer 50ml de azeite, suar* a cebola e o alho, saltear* os cogumelos rapidamente temperando com sal e pimenta. Reservar.
5. Cortar as berinjelas em lâminas finas. Grelhar no restante do azeite (quente) até dourar os dois lados temperando com sal e pimenta.

6 Cortar 7 círculos ou losangos da polenta para cada pessoa.

7 Quando o pernil estiver cozido, recuperar o caldo do cozimento. Peneirar e adicionar o caldo de vitela, o alecrim, o cominho, o coentro em pó e a canela. Deixar reduzir* à metade.

8 Untar os aros de inox com azeite. Sobre um tabuleiro untado com azeite, forrar os aros com as lâminas de berinjela grelhadas e alterar camadas de cordeiro e cogumelos, pressionando bem com as mãos para que fique bem firme. Fechar a *charlotte*. Para servir, aquecer no forno, assim como os nhoques.

Montagem:

1 Colocar a *charlotte* no centro de cada prato, cobrir com o molho e espetar um galhinho de alecrim na parte superior. Dispor os nhoques em volta.

Utensílios necessários: • escorredor • tabuleiro • peneira • aros de inox de 6cm

Saiba mais: *Rosmarinus*, alecrim em latim, significa orvalho do mar, pois crescia espontaneamente nas areias das praias do Mediterrâneo. O alecrim contém rosmaricina, que estimula a digestão, melhora a circulação e tem efeito diurético.

Costeleta de Porco com Purê de Batata e Mostarda à L'Ancienne

Rendimento: 4 porções

1 receita de purê de batata com mostarda à *l'ancienne* (ver p. 258)
1 receita de molho de repolho roxo com vinho tinto (ver p. 316)
4 costeletas de porco com 200g a 220g cada
sal e pimenta-do-reino a gosto
50ml de azeite
1g de tomilho picado
4 galhos de tomilho para decorar

Preparo:

1 Preparar o purê de batata e o molho de repolho roxo.
2 Temperar as costeletas com sal e pimenta. Numa frigideira bem quente com azeite, selar* as costeletas dos dois lados até ficarem douradas. Colocar as costeletas num tabuleiro, salpicar o tomilho sobre elas e levar ao forno a 150°C por aproximadamente 12 minutos.
3 Esquentar o purê e o molho.

Montagem:

1 Centralizar o purê no prato, colocar a costeleta sobre o purê e dispor o molho ao redor. Decorar com os galhinhos de tomilho.

Utensílio necessário: • tabuleiro

Saiba mais: As carnes são mais difíceis de serem digeridas e a mostarda, por sua função digestiva, foi adicionada ao purê. Dessa forma, este prato, acompanhado do purê, pode ser consumido até mesmo à noite. Além de digestiva, a mostarda é ótima fonte de magnésio, que é importante para a pressão arterial.

O repolho é um dos 12 vegetais crucíferos. É rico em cálcio e vitaminas A e C. Além disso, tem poucas calorias, quase nenhum sódio e pouca gordura. Uma xícara de repolho nos fornece 2/3 da quantidade recomendada de vitamina C. O repolho e a couve devem ser consumidos por pessoas com problemas no estômago, porque estimulam a produção do muco que protege a parede desse órgão e favorece a cicatrização.

Filé Mignon em Molho de Vinho Tinto, Cogumelos, Bacon e Cebolas com Purê de Batata-Doce com Aipo

Rendimento: 4 porções

1 receita de molho de vinho tinto com cogumelos, *bacon* e cebolas (ver p. 318)
1 receita de purê de batata-doce com aipo (ver p. 256)
800g de filé *mignon* limpo
20g de manteiga sem sal
20ml de óleo de girassol
sal e pimenta-do-reino a gosto
4 raminhos de alecrim para decorar

Preparo:
1. Preparar o molho e o purê e reservar.
2. Cortar a peça de filé *mignon* em quatro medalhões de 200g cada. Esquentar muito bem uma frigideira com a manteiga e o óleo, temperar os medalhões com sal e pimenta e selar* cada lado por 3 minutos. Reservar.
3. Esquentar o molho e o purê. Aquecer o filé rapidamente no forno a 180°C.

Montagem:
1. Centralizar o purê no prato e dispor o filé por cima. Colocar o molho sobre o filé e terminar espetando um raminho de alecrim para decorar.

Saiba mais: A cebola é rica em frutooligossacarídeos (FOS) que são muito importantes para a saúde da flora intestinal. Além disso, contém quercetina, que protege o sistema cardiovascular.
Quem gosta de alho pode substituir o purê de batata-doce com aipo pelo de batata com alho assado.

Noisettes de Cordeiro com Lasanha de Legumes Mediterrâneos

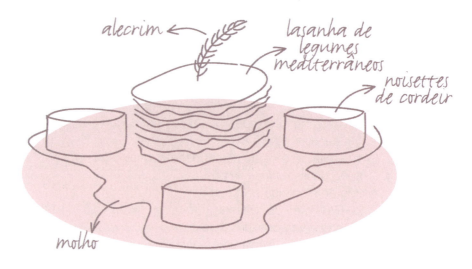

Rendimento: 4 porções

1 lombo de cordeiro desossado
100ml de azeite
pimenta-do-reino a gosto
1g de tomilho picado
1/2 receita de lasanha de legumes mediterrâneos (ver p. 192)
300ml de caldo de vitela (ver receita na p. 299)
90ml de *tapenade* (ver receita na p. 310)
sal a gosto
4 raminhos de alecrim para decorar

Preparo:
1. Cortar o lombo em *noisettes*.* Colocá-las num tabuleiro, cobrir com metade do azeite e temperar com a pimenta e o tomilho. Tampar e deixar na geladeira marinando* por pelo menos 8 horas.
2. Preparar as lasanhas individuais nos aros de inox.
3. Colocar o caldo de vitela numa panela, deixar reduzir* à metade e adicionar a *tapenade*. Verificar o sal. Temperar com pimenta.
4. Aquecer as lasanhas e o molho obtido com a *tapenade*.

5 Esquentar bem uma frigideira com o azeite restante. Escorrer as *noisettes*, temperar com sal e selar* cada lado por aproximadamente 4 minutos. Elas devem ficar bem rosadas no centro.

Montagem:

1 Dispor uma lasanha na parte superior de cada prato, espetar um ramo de alecrim, colocar 3 *noisettes* na parte inferior e terminar colocando o molho em volta.

Utensílios necessários: • tabuleiro • 4 aros de inox de 5cm de diâmetro

Saiba mais: Pessoas com tendência à anemia devem incluir carne vermelha em sua dieta. Ela possui vitamina B12, que ajuda a produzir os glóbulos vermelhos do sangue. No dia em que você estiver com preguiça ou não tiver tempo para preparar a lasanha, substitua-a pela *ratatouille*, cujo preparo, além de muito mais fácil, manterá o sabor mediterrâneo desta receita.

Paupiettes de Vitela com Parma e Sálvia, Molho de Laranja com Balsâmico e Purê de Batata

Rendimento: 4 porções

1 receita de purê de batata
1 receita de molho de laranja com balsâmico substituindo o caldo de cozimento do frango por caldo de vitela (ver p. 299)
24 folhas de sálvia
100ml de óleo de girassol
6 escalopes de vitela finíssimos com aproximadamente 100g cada (patinho)
sal e pimenta-do-reino a gosto
12 fatias bem finas de Parma
20g de manteiga sem sal
20ml de azeite

Preparo:

1 Preparar o purê de batatas e o molho de laranja.
2 Fritar 12 folhas de sálvia no óleo de girassol quente, colocar num tabuleiro com toalha de papel e manter num local seco e quente para ficarem crocantes até o momento de servir.
3 Colocar os escalopes entre duas folhas de papel-manteiga e bater levemente para deixá-los ainda mais finos. Cortar cada um ao meio. Temperar com pimenta, colocar a fatia de Parma sobre cada escalope, adicionar as folhas de sálvia restantes por cima e enrolar a *paupiette*.* Fechar com o auxílio de um palito. Temperar as 12 *paupiettes* externamente com sal e pimenta.
4 Aquecer o purê e o molho.
5 Esquentar bem uma frigideira com a manteiga e o azeite. Fritar as *paupiettes* até ficarem douradas.

Montagem:

1 Colocar o purê na parte central e superior de cada prato. Dispor as três *paupiettes* na parte inferior do purê. Salpicar as folhas de sálvia fritas sobre o purê e terminar colocando o molho em volta.

Utensílios necessários: • tabuleiro • toalha de papel • papel-manteiga • batedor de carne • palitos

Saiba mais: Pessoas que sofrem com colesterol alto não precisam retirar totalmente a carne vermelha de sua alimentação, pois 100g desse alimento contêm cerca de 75mg de colesterol e um nível aceitável de gordura saturada. A única precaução é optar por cortes magros, que contenham o mínimo possível de gordura visível. A vitela, por exemplo, é uma excelente opção.

Sauté de Porco com Temperos Suaves e Chutney de Manga

Rendimento: 4 porções

Para o *sauté** de porco:

- 700g de paleta de porco limpa
- pimenta-do-reino a gosto
- 20g de alho picadinho
- 80ml de suco de limão
- 200ml de suco de laranja
- sal a gosto
- 1 pitada de noz-moscada em pó
- 1 pitada de cardamomo em pó
- 3g de cominho em pó
- 1 pitada de cravo em pó
- 1 folha de louro
- 0,75g de canela em pó
- 1 galho de tomilho
- 6 ramos de salsa
- 100ml de óleo de girassol
- 25g de farinha de trigo
- 400ml de vinho Marsala
- 1 litro de caldo de vitela (ver receita na p. 299)

Para a guarnição:

- 80g de cebolinha em conserva
- 70g de manteiga sem sal
- sal a gosto
- 5g de açúcar
- 90g de minicenouras com cabinhos
- 40g de vagem fresca
- 60g de *minishiitake*
- 1/2 receita de *chutney* de manga (ver p. 301)
- 40g de *bacon* em fatias
- galhos de alecrim e tomilho para decorar

Preparo do *sauté*:

1 Cortar a paleta em cubos de 30g. Temperar com a pimenta, colocar numa vasilha e acrescentar o alho, os sucos de limão e laranja e os temperos. Cobrir e levar à geladeira. Deixar marinar* por, no mínimo, 8 horas. Escorrer a carne, adicionar o sal e reservar o líquido da marinada.

2 Esquentar bem o óleo na frigideira e refogar a carne até ficar dourada. Retirar o excesso de óleo, polvilhar com a farinha, mexer bem e adicionar o vinho. Deixar reduzir* quase totalmente e acrescentar o líquido da marinada. Reduzir à metade em fogo médio. Adicionar o caldo de vitela e cozinhar em fogo baixo por cerca de 3 horas, até a carne ficar completamente macia. Verificar o sal e a pimenta.

Preparo da guarnição:

1 Colocar a cebolinha numa panela com 10g de manteiga, o sal e o açúcar e cobrir até a metade com água. Levar ao fogo até que fiquem caramelizadas,* porém sem adquirirem muita cor.

2 Cozinhar as minicenouras e a vagem em água e sal até que fiquem *al dente*.*

3 Refogar os *minishiitakes* no restante da manteiga.

4 Preparar o *chutney* de manga.

5 Antes de iniciar a montagem, colocar as fatias de *bacon* no tabuleiro e levar ao forno a 150°C até que estejam crocantes.

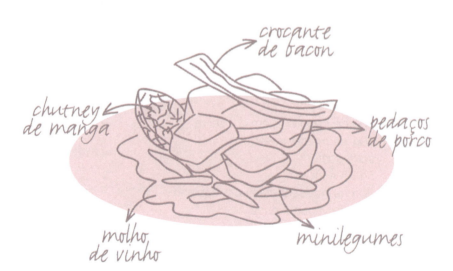

Montagem:

1 Em cada prato, arrumar os pedaços de carne, acrescentar o molho de vinho e dispor 3 cebolinhas, 3 minicenouras, 3 *minishiitakes* e a vagem. Ao lado, adicionar o *chutney* de manga. Decorar com alecrim, tomilho e o *bacon*.

Utensílios necessários: • escorredor • tabuleiro

Dica: Quando for servir o *sauté** de porco para um número maior de pessoas, acompanhe-o com o arroz de jasmim com coco e abacaxi.

Acompanha-
mentos

Arroz Branco

Rendimento: 350g

25g de cebola picada
2,5g de alho
15g de manteiga ou azeite
125g de arroz branco
sal a gosto
125ml de água fervente
125ml de caldo de frango claro ou de legumes fervente
    (ver receita na p. 298)
1/2 folha de louro

Preparo:

1 Suar* a cebola e o alho na manteiga ou no azeite. Adicionar o arroz lavado e temperar com sal. Deixar refogar um pouco, acrescentar a água, o caldo de frango e o louro. Abaixar o fogo e cozinhar por aproximadamente 25 minutos.

Dica: Esta é uma receita de arroz branco simples que serve de base para outros pratos.

Arroz Branco com Couve-Flor e Tofu

Rendimento: 600g

150g de couve-flor
1 litro de água
30g de cebola picada
5g de alho
25g de manteiga
150g de tofu
1,5g de *curry*
150ml de caldo de legumes (ver receita na p. 298)
sal a gosto
1 pitada de pimenta-do-reino moída
175g de arroz branco cozido (ver receita acima)

Preparo:

1 Cozinhar a couve-flor em 1 litro de água ligeiramente salgada até ficar *al dente*.* Escorrer.
2 Numa panela, suar* a cebola e o alho na manteiga. Adicionar a couve-flor picada, o tofu, o *curry* e o caldo de legumes. Temperar com sal e pimenta e cozinhar por mais alguns minutos sem deixar a couve-flor ficar cozida demais. Misturar o arroz já cozido e quente. Servir imediatamente.

Utensílio necessário: • escorredor

Saiba mais: A couve-flor é rica em vitamina C, potássio, enxofre e fibras. Tem poucas calorias, gordura e sódio. É uma boa opção para os diabéticos.

Arroz com Lentilha

Rendimento: 550g

- 350g de arroz branco cozido (ver receita na página anterior)
- 40ml de azeite
- 2g de raspas de limão siciliano
- 200g de lentilha cozida *al dente**

Preparo:

1 Soltar bem o arroz com o auxílio de um garfo ou com as próprias mãos.
2 Esquentar o azeite e suar* as raspas de limão. Depois de 2 minutos, acrescentar a lentilha e o arroz cozidos. Mexer delicadamente até obter uma mistura uniforme.

Saiba mais: A combinação da lentilha com o frescor do limão faz deste arroz um belo acompanhamento para a vitela.

Arroz de Jasmim com Coco e Abacaxi

Rendimento: 600g

- 50ml de óleo de girassol
- 5g de alho picadinho
- 20g de cebola picadinha
- 8g de capim-limão picadinho
- 1/2 pimenta dedo-de-moça sem as sementes
- 5g de manjericão picado
- 2,5g de hortelã picada
- 200g de arroz de jasmim
- 220ml de leite de coco
- 400ml de água
- sal a gosto
- 90g de abacaxi cortado em cubinhos

Preparo:

1. Esquentar o óleo numa panela e suar* o alho, a cebola e o capim-limão. Adicionar a pimenta, o manjericão, a hortelã, o arroz e o leite de coco. Acrescentar a água e o sal. Quando o arroz estiver quase no ponto, colocar o abacaxi. Deixar no fogo até completar o cozimento. Esse arroz fica meio cremoso e lembra um risoto.

Saiba mais: Nesta receita, o abacaxi traz um toque doce e exótico. Além disso, graças ao magnésio, ajuda a metabolizar o carboidrato do arroz.

Arroz Integral

Rendimento: 325g

- 25g de cebola picada
- 2,5g de alho
- 20g de manteiga ou azeite
- 125g de arroz integral
- sal a gosto
- 190ml de água fervente
- 190ml de caldo de frango claro fervente (ver receita na p. 298)
- 1/2 folha de louro

Preparo:

1 Suar* a cebola e o alho na manteiga ou no azeite. Adicionar o arroz integral lavado. Temperar com sal a gosto. Deixar refogar um pouco, acrescentar a água, o caldo de frango e o louro. Abaixar o fogo e cozinhar por aproximadamente 40 minutos.

Saiba mais: O arroz integral mantém todas as fibras e nutrientes que a natureza colocou no grão. Com tantos nutrientes e ainda 5g de proteína por xícara, este arroz é muito mais do que um simples carboidrato.

Arroz Integral com Sarraceno e Alho-Poró

Rendimento: 600g

- 130g de alho-poró em rodelas
- 20g de azeite
- sal e pimenta-do-reino moída a gosto
- 100g de arroz integral
- 25g de cebola
- 1 cravo
- 1/2 folha de louro
- 1 galho de tomilho
- 850ml de água
- 75g de farinha de trigo-sarraceno ou farinha de quibe

Preparo:

1 Refogar rapidamente o alho-poró no azeite. Temperar com sal e pimenta.
2 Cozinhar o arroz integral com a cebola espetada com o cravo, o louro, o tomilho, o sal e a pimenta. Adicionar a água. Quando o arroz estiver na metade do cozimento, acrescentar a farinha. Por último, colocar o alho-poró refogado e servir.

> **Saiba mais:** Excelente acompanhamento para quem não quer engordar e precisa de energia. O alho-poró contém poucas calorias e baixos índices de gordura e sódio; o sarraceno é uma grande fonte de energia e, além disso, ajuda a equilibrar os níveis de colesterol e estimula o bom funcionamento do intestino.

Arroz Selvagem

Rendimento: 300g

- 25g de cebola picada
- 2,5g de alho
- 20g de manteiga ou azeite
- 125g de arroz selvagem
- sal a gosto
- 125ml de água fervente
- 150ml de caldo de frango claro ou de legumes fervente (ver receita na p. 298)
- 1/2 folha de louro

Preparo:

1 Suar* a cebola e o alho na manteiga ou no azeite. Adicionar o arroz lavado e temperar com sal. Deixar refogar um pouco, acrescentar a água, o caldo e o louro. Abaixar o fogo e cozinhar por aproximadamente 45 minutos.

Couscous com Frutas Secas

Rendimento: 600g

- 250ml de caldo de legumes (ver receita na p. 298)
- 5g de alho
- 2,5g de pimenta dedo-de-moça sem semente
- 1g de cardamomo em pó
- 1g de cominho em pó
- 1g de *chilli*
- 200g de *couscous* (sêmola de milho)
- 50g de ameixa seca
- 50g de damasco seco
- 50g de tâmara seca
- 50g de figo seco
- 50g de avelã tostada e picada
- 40ml de azeite
- sal e pimenta-do-reino a gosto

Preparo:

1. Ferver o caldo de legumes, adicionar o alho, a pimenta dedo-de-moça, o cardamomo, o cominho e o *chilli*. Tampar e deixar fazer a infusão* por uns 10 minutos.
2. Colocar o *couscous* num recipiente e cobrir com o caldo, tampar com filme plástico e deixar inchar.
3. Picar as frutas secas e a avelã.
4. Esquentar uma panela com o azeite. Acrescentar as frutas secas picadas, depois o *couscous* e temperar com sal e pimenta.

Utensílio necessário: • filme plástico

> **Saiba mais:** As frutas secas deste *couscous* podem ser substituídas por pequenos legumes como cenoura, batata-doce e abobrinha. Este é um excelente acompanhamento para um pernil de cordeiro.

Farofa Axé

Rendimento: 700g

75g de cebola picada
10g de alho picado
175g de manteiga
4g de gengibre picado
5g de pimenta dedo-de-moça
50g de castanha de caju
200g de farinha de mandioca
100g de farinha de milho (polenta)
100g de coco ralado
sal a gosto

Preparo:

1 Suar* a cebola e o alho na manteiga. Acrescentar o gengibre, a pimenta e a castanha. Adicionar a farinha de mandioca, a polenta e o coco. Deixar cozinhar até ficar crocante. Temperar com sal.

Saiba mais: Acompanha muito bem peixes e aves. Faz um par perfeito com uma boa moqueca.

Farofa de Aveia

Rendimento: 500g

100g de cebola
70ml de azeite
20g de passas
140g de cenoura ralada
150g de aveia em flocos finos
50g de gérmen de trigo
10g de salsa picada
sal e pimenta-do-reino a gosto

Preparo:

1 Suar* a cebola no azeite, acrescentar as passas e a cenoura. Colocar a aveia e o gérmen de trigo e deixar cozinhar até que fique crocante. Por último, adicionar a salsa. Temperar com sal e pimenta.

> Saiba mais: A aveia tem o poder de normalizar a taxa de açúcar no sangue dos diabéticos. É rica em cálcio e vitaminas do complexo B.

Farofa de Aveia com Gengibre e Frutas Secas

Rendimento: 400g

75g de cebola picadinha
10g de gengibre picadinho
45ml de azeite
45g de passas pretas
45g de passas brancas
30g de damasco seco
30g de tâmara seca
30ml de água de flor de laranjeira
120g de aveia em flocos finos
45g de gérmen de trigo
10g de salsa picada
sal e pimenta-do-reino a gosto

Preparo:

1 Suar* a cebola e o gengibre no azeite. Acrescentar as frutas secas e a água de flor de laranjeira. Depois de uns 3 minutos acrescentar a aveia e o gérmen de trigo. Deixar cozinhar até ficar crocante. Adicionar a salsa picada. Temperar com sal e pimenta a gosto.

> Saiba mais: O gengibre é um ingrediente favorito na medicina e na cozinha asiática. Ajuda na digestão e na redução do colesterol. Esta farofa é muito energética, pois além das frutas secas, leva o gérmen de trigo, que possui uma rica concentração de vitaminas e minerais. Mas tenha cuidado: ela é bem calórica.

Lentilha Verde

Rendimento: 200g

- 80g de cebola picada
- 5g de alho picado
- 30g de *bacon*
- 40ml de azeite
- 100g de lentilha *du Puy*
- 1/2 folha de louro
- 320ml de água
- sal e pimenta-do-reino a gosto

Preparo:

1. Suar* a cebola, o alho e o *bacon* numa panela com o azeite. Acrescentar a lentilha, refogar um pouco e adicionar os demais ingredientes. Cozinhar por aproximadamente 18 minutos.

> Saiba mais: A lentilha é um alimento de grande poder nutricional, pois, além de muito protéica, é rica em cálcio, magnésio e vitamina A. Pode ser uma excelente opção para quem quer consumir menos carne, já que uma xícara de lentilhas possui 15g de proteína, o que é equivalente a um filé de 100g.

Mix de Arroz

Rendimento: 600g

100g de manteiga sem sal
175g de arroz branco cozido (ver receita na p. 241)
100g de arroz integral cozido (ver receita na p. 244)
100g de arroz selvagem cozido (ver receita na p. 245)
140ml de caldo de vitela (ver receita na p. 299)
sal e pimenta-do-reino a gosto

Preparo:

1 Cortar a manteiga em cubinhos. Juntar os três tipos de arroz, soltando muito bem com um garfo ou com as mãos. Misturar os pedacinhos de manteiga à combinação de arroz quente. Adicionar o caldo de vitela e levar ao fogo. Testar o sal e a pimenta.

Saiba mais: O arroz selvagem é riquíssimo em nutrientes, mas muito caro. Por isso, a sugestão é preparar um *mix* com os diferentes tipos de arroz.

Mix de Legumes Verdes

Rendimento: 550g

200g de brócolis
180g de vagem francesa
180g de favas
100g de ervilha torta
2 litros de água
80ml de azeite
sal e pimenta-do-reino a gosto

Preparo:

1 Cozinhar separadamente os legumes em água fervente e salgada. Quando ficarem *al dente,** escorrer e colocar num recipiente com gelo para interromper o processo de cozimento.

2 Esquentar o azeite numa frigideira, passar os legumes e temperar com sal e pimenta.

Utensílio necessário: • escorredor

Saiba mais: Este acompanhamento é rico em cálcio e magnésio – muito importantes na luta contra a oesteoporose.

Mousseline de Ervilhas

Rendimento: 600g

450g de ervilha congelada
45g de cebola picada
3g de alho picado
50ml de azeite
130ml de caldo de frango claro ou de legumes (ver receita na p. 298)
sal e pimenta-do-reino a gosto

Preparo:
1 Colocar as ervilhas num recipiente com água fria.
2 Suar* a cebola e o alho no azeite. Acrescentar as ervilhas previamente escorridas, refogar rapidamente e adicionar o caldo de frango ou de legumes. Temperar com sal e pimenta. Cozinhar por aproximadamente 8 minutos.

Saiba mais: Como a ervilha contém muito pouca gordura e possui um alto teor de fibra, ela ajuda no controle do colesterol no sangue e mantém o coração saudável. Também é rica em caroteno e vitamina C.
Procure sempre usar ervilhas frescas ou congeladas. As enlatadas, além de apresentarem alteração de sabor, não conservam os nutrientes necessários à saúde.

Nhoque de Polenta

Rendimento: 4 porções

- 1 litro de leite
- 150g de manteiga sem sal
- sal e pimenta-do-reino a gosto
- 1 pitada de noz-moscada
- 150g de farinha de milho (polenta)
- 75g de semolina
- 150g de queijo *grana padano* ralado
- 2 gemas
- 60g de manteiga sem sal

Preparo:

1 Esquentar o leite numa panela com a manteiga adicionando sal, pimenta e noz-moscada. Quando a manteiga estiver totalmente dissolvida, abaixar o fogo e acrescentar, pouco a pouco, a polenta e a semolina, mexendo constantemente. Cozinhar em fogo baixo, sem parar de mexer até que a mistura solte da panela.

2 Retirar a panela do fogo e continuar mexendo. Acrescentar 90g do queijo, sem parar de mexer. Adicionar as gemas e continuar mexendo.

3 Remover a massa do nhoque da panela e espalhar uniformemente sobre o tabuleiro ou pirex untado.

4 Derreter a manteiga e espalhar sobre a massa com um pincel. Salpicar o restante do queijo ralado. Cobrir com filme plástico e deixar na geladeira por aproximadamente 1 hora.

5 Cortar o nhoque com o auxílio de um cortador de massa em 7 unidades por pessoa. Colocar as porções em um tabuleiro untado, levar ao forno e deixar cozinhar por aproximadamente 12 minutos.

Utensílios necessários: • tabuleiro com 2cm de altura ou pirex • pincel • filme plástico • cortador de massa pequeno

Obs.: Este nhoque pode ser servido num pirex, como acompanhamento.

Saiba mais: O milho é rico em fibras e vitaminas. É excelente para os músculos e ossos, porém deve ser consumido com moderação porque engorda.

Polenta Grelhada com Espinafre

Rendimento: 4 porções

- 1 litro de água com sal
- 300g de polenta macia sem manteiga (ver receita abaixo)
- 300g de espinafre
- 50g de manteiga sem sal
- 10g de alho cortado em quatro
- sal e pimenta-do-reino a gosto
- 80ml de azeite

Preparo:

1. Numa panela, ferver a água com sal.
2. Passar rapidamente (1 minuto) o espinafre na água fervente e, em seguida, mergulhá-lo num recipiente com água gelada. Espremer o espinafre, retirando o excesso de água.
3. Esquentar uma frigideira com a manteiga e suar* o alho. Acrescentar o espinafre e temperar com sal e pimenta. Descartar o alho e misturar o espinafre com a polenta.
4. Espalhar essa mistura num tabuleiro e deixar esfriar. No momento de servir, separar a polenta em porções, cortando no formato desejado, e grelhar com azeite.

Utensílios necessários: • tabuleiro com 2cm de altura

Saiba mais: Essa versão da polenta combina bem com grelhados. A polenta pode ser até calórica, mas como o espinafre é muito pouco calórico, chega-se a um bom equilíbrio.

Polenta Macia

Rendimento: 450g

- 700ml de água
- 160g de farinha de milho (polenta)
- 80g de queijo *grana padano* ralado
- 150g de manteiga sem sal
- sal e pimenta-do-reino a gosto

Preparo:

1 Colocar a água numa panela com o sal, levar ao fogo e deixar ferver. Diminuir o fogo e adicionar pouco a pouco a polenta, mexendo energicamente com um batedor *fouet*. A polenta irá borbulhar como um vulcão. Cozinhar por aproximadamente 25 minutos, mexendo para não criar casca na parte de cima. A polenta estará cozida quando desgrudar facilmente da panela e estiver espessa.
2 Retirar a panela do fogo, adicionar o queijo e a manteiga, mexendo bem. Temperar com pimenta e verificar o sal.
3 Para reservar e usar mais tarde, cubra imediatamente a superfície com um filme plástico para não ressecar.

Utensílios necessários: • batedor *fouet* • filme plástico

Saiba mais: A polenta é um acompanhamento bem versátil. Pode ser servida quente, fria, macia ou mais consistente. Pode acompanhar frango com quiabo, queijos gratinados,* cogumelos, peixes e carnes. Seu preparo pode ser à base de água, caldo ou leite.

Purê de Abóbora com Gengibre e Coentro em Grão

Rendimento: 600g

1,2kg de abóbora sem casca cortada em cubos
40ml de azeite
50g de gengibre picadinho
10g de coentro em grão
sal e pimenta-do-reino branca moída a gosto

Preparo:

1 Colocar a abóbora num tabuleiro untado com azeite, polvilhar o gengibre e o coentro. Levar ao forno a 150°C até que a abóbora esteja bem macia.

2 Bater a abóbora com o gengibre e o coentro restantes no processador ou liqüidificador. Temperar com sal e pimenta.

Utensílios necessários: • tabuleiro • processador de alimentos ou liqüidificador

Saiba mais: Quando você quiser um prato mais pesado, escolha a abóbora como acompanhamento. Além de pouco calórica, é rica em fibras e naturalmente diurética.

Purê de Aipim e Coco

Rendimento: 700g

- 500g de aipim descascado
- sal e pimenta-do-reino moída a gosto
- 200ml de leite de coco
- 100g de manteiga

Preparo:

1 Cozinhar o aipim somente na água. Quando o aipim estiver bem macio, escorrer e passar ainda quente pelo espremedor.

2 Numa panela, levar ao fogo o aipim espremido, acrescentar o sal, a pimenta e o leite de coco. Misturar até obter uma mistura homogênea. Retirar do fogo e acrescentar a manteiga mexendo bem.

Utensílios necessários: • escorredor • espremedor de batata

Saiba mais: Apesar de o aipim ser 100% brasileiro, não damos o devido valor a essa raiz. Experimente preparar com aipim os acompanhamentos à base de batata.

Purê de Batata-Baroa

Rendimento: 600g

330g de batata-baroa descascada
210ml de leite-de-soja
2,5g de alho
1 galho de tomilho
sal e pimenta-do-reino branca moída a gosto
90g de manteiga sem sal

Preparo:
1 Cozinhar a batata-baroa numa panela com água.
2 Ferver o leite-de-soja com o alho e o tomilho, retirar do fogo, tampar e deixar assim por uns 5 minutos.
3 Passar a batata-baroa cozida no processador com o leite temperado.
4 Esquentar o purê, temperar com sal e pimenta e, por último, acrescentar a manteiga, mexendo muito bem.

Utensílio necessário: • processador de alimentos

Saiba mais: Alguns *chefs* europeus que vieram morar no Brasil redescobriram a batata-baroa. E levaram essa raiz, de sabor marcante e ao mesmo tempo adocicado, das papinhas de bebê paras as mesas da alta gastronomia.

Purê de Batata-Doce com Aipo

Rendimento: 600g

380g de batata-doce descascada
50g de cebola picadinha
50g de aipo picadinho
10ml de azeite
130ml de leite-de-soja
sal e pimenta-do-reino branca a gosto

Preparo:
1 Cozinhar a batata-doce.
2 Suar* a cebola e o aipo no azeite.
3 Processar as batatas ainda quentes com a mistura de cebola e aipo. Acrescentar o leite-de-soja e temperar com sal e pimenta.

Utensílio necessário: • processador de alimentos

Saiba mais: Quando pensamos em batata, logo a associamos a ganho de peso. Mas esse não é o caso da batata-doce, que, além de ser nutritiva, conter carboidratos complexos e ser rica em fibras, ajuda a manter e a controlar o peso. Essa é a única batata aconselhada para os diabéticos.

Purê de Batata com Alho Assado

Rendimento: 630g

30g de alho assado sem a casca (ver receita na p. 294)
600g de purê de batata com soja (ver receita na página seguinte)

Preparo:
1 Processar o alho assado.
2 Acrescentar o alho processado ao purê e misturar tudo muito bem.

Utensílio necessário: • processador de alimentos

Purê de Batata com Mostarda à l'Ancienne

Opção 1 Rendimento: 600g

400g de batata
100ml de leite
80g de manteiga
sal e pimenta-do-reino a gosto
30g de mostarda à *l'ancienne*

Preparo da opção 1:

1 Cozinhar as batatas e espremê-las ainda quentes. Adicionar o leite e a manteiga, temperar com sal e pimenta, mexer bem e, por último, acrescentar a mostarda à *l'ancienne*.

Utensílio necessário: • espremedor de batata

Opção 2 Rendimento: 630g

600g de purê de batata com soja (ver receita a seguir)
30g de mostarda à *l'ancienne*

Preparo da opção 2:

1 Preparar o purê de batata com soja e misturar a mostarda à *l'ancienne*.

Purê de Batata com Soja

Rendimento: 600g

350g de batata
350ml de leite-de-soja
sal a gosto
1/2 folha de louro

40g de manteiga sem sal
pimenta-do-reino e
noz-moscada a gosto

Preparo:

1. Numa panela, colocar as batatas descascadas e cortadas por igual com o leite-de-soja, o sal e o louro. Deixar cozinhar até as batatas ficarem bem cozidas. Escorrer as batatas e reservar o leite do cozimento. Espremer as batatas ainda quentes, acrescentar o leite reservado, pouco a pouco, até obter a consistência de purê. Voltar ao fogo para esquentar. No último momento retirar a panela do fogo, acrescentar a manteiga e mexer bem. Verificar o sal e acrescentar a pimenta e a noz-moscada ralada na hora.

Utensílios necessários: • escorredor • espremedor de batata • ralador

Saiba mais: Existe algo melhor do que um bom purê de batata feito por nossas mães ou avós quando estamos doentes? Nesta receita, vale a pena usar o leite-de-soja. Ele não vai alterar o sabor do purê enquanto traz aquela dose diária de soja necessária para as mulheres. Você pode incrementá-lo com alho, mostarda, raiz-forte ou outros sabores que desejar. Não é aconselhável para diabéticos.

Purê de Batata com Wasabi

Rendimento: 600g

500g de batata descascada
1 litro de água
sal e pimenta-do-reino a gosto
12g de *wasabi* (raiz-forte japonesa)
100ml de leite
70g de manteiga

Preparo:

1. Cozinhar as batatas em água salgada até ficarem bem macias. Espremê-las ainda quentes.
2. Numa panela, levar ao fogo as batatas espremidas, acrescentar o sal, a pimenta, o *wasabi* e o leite. Misturar até obter uma mistura homogênea. Retirar do fogo e acrescentar a manteiga mexendo muito bem.

Utensílio necessário: • espremedor de batata

Purê de Berinjela

Rendimento: 550g

1,1kg de berinjela
sal e pimenta-do-reino moída a gosto
80ml de azeite
50ml de redução de balsâmico (ver receita na p. 320)
1g de canela em pó
0,5g de cravo em pó
1g de cominho em pó
0,5g de curry em pó
0,5g de pimenta-do-reino preta moída
0,5g de noz-moscada em pó
0,5g de sal de aipo
0,5g de zimbro bem picadinho
0,5g de pimenta-da-jamaica bem picadinha
5g de mostarda de Dijon
2,5g de gengibre picadinho
1/2 folha de louro
2 grãos de cardamomo esmagados
0,5g de anis-estrelado
20ml de licor de cassis

Preparo:

1 Cortar as berinjelas ao meio, colocá-las num tabuleiro, polvilhar sal e pimenta, regar com 50ml de azeite e levar ao forno a 150°C por 30 minutos.
2 Deixar esfriar e retirar toda a polpa, descartando a casca.
3 Mexer bem a polpa da berinjela e acrescentar a redução de balsâmico, assim como todos os temperos em pó, o zimbro, a pimenta-da-jamaica, o azeite restante e a mostarda. Mexer bem, adicionar o gengibre, o louro, o cardamomo e o anis-estrelado. Levar ao fogo baixo, mexendo bem até reduzir* um pouco. Por último, acrescentar o licor de cassis e verificar a quantidade de sal.

Utensílio necessário: • tabuleiro

Saiba mais: Este purê com temperos do Oriente Médio acompanha muito bem cordeiro, frango, peixe e um bom pernil de porco assado.

Purê de Grão-de-Bico

Rendimento: 630g

- 200g de grão-de-bico
- 30g de cebola picada
- 2,5g de alho picado
- sal e pimenta-do-reino a gosto
- 1 galho de tomilho
- 1/3 de folha de louro
- 150ml de leite
- 80g de manteiga sem sal

Preparo:

1. Deixar o grão-de-bico de molho em água por pelo menos 8 horas. Trocar a água e cozinhar com a cebola, o alho, o sal, a pimenta e as ervas até ficar bem macio. Escorrer e guardar o líquido do cozimento.
2. Retirar as cascas do grão-de-bico cozido e passar pelo processador, acrescentar um pouco do caldo de cozimento. Colocar numa panela e levar ao fogo médio.
3. Acrescentar o leite, esquentar e, por último, adicionar a manteiga. Mexer bem. Se necessário, acrescentar mais caldo do cozimento do grão-de-bico. Verificar o sal e a pimenta.

Utensílios necessários: • escorredor • processador de alimentos

Saiba mais: O grão-de-bico é o alimento dos atletas. Além de ser riquíssimo em magnésio, possui potássio e vitaminas do complexo B.

Ratatouille

Rendimento: 750g

- 250g de berinjela
- 150g de pimentão amarelo
- 150g de pimentão vermelho
- 250g de abobrinha
- 175ml de azeite
- sal e pimenta-do-reino a gosto
- 100g de cebola cortada em cubinhos
- 5g de alho picado
- 15g de extrato de tomate
- 5g de tomilho picado
- 0,75g de cominho em grão picado
- 1/2 folha de louro
- 0,5g de orégano fresco picado

Preparo:

1. Numa panela, refogar separadamente a berinjela, o pimentão amarelo com o vermelho e a abobrinha em um pouco de azeite. Temperar com sal e pimenta. Reservar os legumes.
2. Suar* a cebola e o alho no restante de azeite. Acrescentar o extrato de tomate e deixar cozinhar para sair o excesso de acidez. Adicionar os legumes reservados e as ervas: o tomilho, o cominho, o louro e o orégano. Verificar o sal e a pimenta e deixar cozinhar por mais alguns minutos.

Saiba mais: Este guisado provençal pode até fazer o papel de um prato principal. Acompanha muito bem assados e aves, além de servir como recheio para deliciosos omeletes. As sobras de *ratatouille* podem ser servidas no dia seguinte como aperitivo sobre *crostinis*.

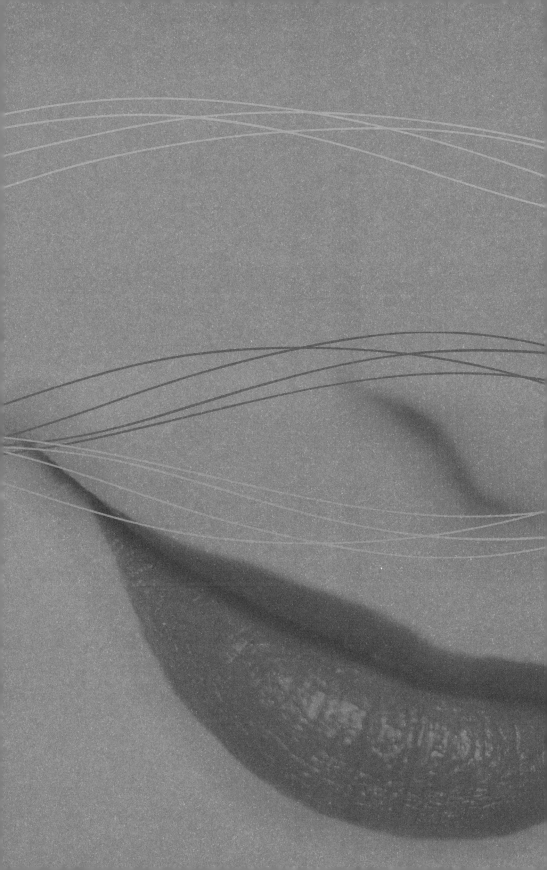

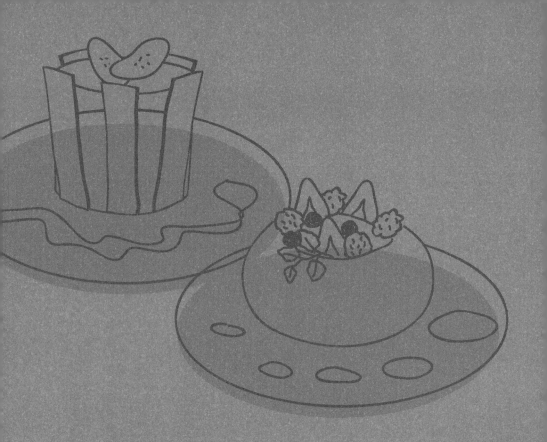

Sobremesas

Arroz ao Leite com Amêndoas e Especiarias

Rendimento: 4 porções

- 25g de passas brancas
- 25g de passas pretas
- 45ml de água de flor de laranjeira
- 1,6 litro de leite
- 80g de arroz agulhinha
- 4 cardamomos (quebrados)
- 1 pau de canela
- 2 cravos
- 80g de açúcar
- 40g de amêndoa em lâminas levemente tostadas

Para decorar:

- 40g de amêndoa em lâminas levemente tostadas
- 40g de pistache quebrado
- 8 damascos secos cortados em cubinhos

Preparo:

1. Colocar as passas de molho na água de flor de laranjeira. Ferver o leite. Lavar o arroz e acrescentá-lo ao leite fervente mexendo muito bem. Cozinhar em fogo baixo durante 15 minutos mexendo sem parar. Acrescentar os temperos e cozinhar por mais 30 minutos mexendo de vez em quando. Escorrer e espremer as passas. Adicionar o açúcar e as passas e cozinhar por mais 30 minutos novamente mexendo de vez em quando. A mistura deverá engrossar e o arroz, soltar da colher facilmente. Retirar os temperos, misturar as amêndoas e a água de flor de laranjeira. Colocar o arroz ao leite num prato fundo e decorar com as amêndoas, os pistaches e os damascos.

Utensílio necessário: • escorredor

> **Saiba mais:** Ao consumir carboidratos aumentam-se os níveis de insulina que ajudam a selecionar o triptofano entre os aminoácidos circulantes no sangue. Essa substância, uma vez no cérebro, aumenta a produção de serotonina, que é o neurotransmissor capaz de reduzir a sensação de dor, diminuir o apetite, relaxar e até induzir e melhorar o sono. Para pessoas que sofrem de insônia, esta sobremesa pode ser uma boa opção para o jantar.

Babá ao Champanhe com Frutas Vermelhas

Rendimento: 4 unidades

Para o babá:

- 125g de farinha de trigo
- 15ml de mel de flor de laranjeira
- 0,5g de baunilha líquida
- 12g de fermento fresco
- raspas de 1/4 de um limão
- 4 ovos
- 1 pitada de sal
- 50g de manteiga sem sal
- 15g de manteiga sem sal para untar as formas

Para a calda de champanhe:

- 1/2 litro de água
- 250g de açúcar
- 1/4 de fava de baunilha
- 100ml de champanhe

Para o creme de framboesa:

- 40ml de *coulis* de framboesa (ver receita na p. 304)
- 150g de chocolate branco
- 200g de creme de leite fresco

Para a montagem:

200g de frutas vermelhas (amora, morango, mirtilo, cereja ou framboesa) e 4 buquês de hortelã para decorar
50ml de *coulis* de framboesa

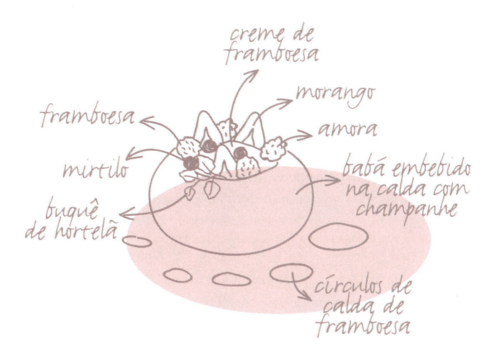

Preparo do babá:

1. Colocar no recipiente da batedeira a farinha, o sal, o mel, a essência de baunilha, o fermento fresco em migalhas, as raspas de limão e dois ovos. Bater em velocidade média até que a massa se descole das bordas da tigela. Acrescentar mais um ovo, batendo novamente até que a massa se solte da tigela. Adicionar o ovo restante e bater por aproximadamente mais 7 minutos. Acrescentar a manteiga cortada em cubinhos sem parar de bater. Quando a massa ficar homogênea, parar de bater e deixar repousar por cerca de meia hora. Essa massa ficará bem líquida.
2. Untar bem as formas com manteiga. Com o auxílio de um saco de confeitar, encher cada forma até a metade com a massa. Deixar a massa dobrar de volume e levar ao forno a 190°C por aproximadamente 15 minutos. É mais interessante prepará-los de véspera.

Preparo da calda:

1 Ferver a água com o açúcar e a fava de baunilha cortada ao meio. Fora do fogo, acrescentar o champanhe. Quando a calda atingir a temperatura de 60°C, mergulhar os babás.

Preparo do creme de framboesa:

1 Preparar o *coulis* de framboesa.
2 Derreter o chocolate no microondas ou em banho-maria,* mexer bem até esfriar e adicionar o 40ml de *coulis* de framboesa.
3 Bater o creme de leite e incorporá-lo à mistura anterior.

Montagem:

1 Embeber os babás com a calda de champanhe.
2 Colocar cada babá à esquerda do prato. Com o saco de confeitar, preencher a cavidade do babá com o creme de framboesa até uma altura de 2cm acima do bolo. Cobrir o creme com as frutas vermelhas. Dispor 50ml de *coulis* de framboesa em círculos em torno do babá e decorar com 1 buquê de hortelã.

Utensílios necessários: • batedeira • 4 formas para babá • saco de confeitar

Saiba mais: As frutas vermelhas são riquíssimas em flavonóides, que potencializam a atividade da vitamina C, além de ter ação antioxidante. São as frutas ideais para quem sofre de gripes e resfriados freqüentes, fragilidade capilar e para quem tem sangramento menstrual excessivo.

Bavarois de Banana ao Baileys com Calda de Chocolate

Rendimento: 4 unidades

Para a base de *bavarois*:

- 100ml de leite
- 100ml de creme de leite
- 50g de açúcar
- 3 gemas
- 2 folhas de gelatina sem sabor

Para o purê de banana:

- 10g de manteiga sem sal
- 2 bananas d'água cortadas em tiras
- 35g de açúcar
- 50ml de licor Baileys
- 300g de base para *bavarois*
- 100g de creme de leite

Para a montagem:

- 60ml de calda de chocolate (ver receita na p. 303)
- 20 plaquinhas de chocolate e *chips* de banana desidratada para decorar

Preparo:

1 Colocar o leite e o creme de leite numa panela com a metade do açúcar. Deixar ferver.
2 Num recipiente, colocar as gemas e o restante do açúcar, bater até esbranquiçar. Deitar a primeira mistura fervente sobre esta, mexendo bem. Peneirar e voltar para a panela. Cozinhar até chegar ao ponto de um creme inglês (82°C). Reservar 1/3 desse creme para misturar com o purê de banana. Nos outros 2/3, adicionar a gelatina e reservar.

3 Esquentar a frigideira, derreter a manteiga e dispor a banana. Polvilhar o açúcar, deixar dourar um pouco e virar as bananas. Acrescentar o licor, deixar ferver rapidamente e tirar do fogo. Passar essa mistura para o liqüidificador e transformá-la em purê.
4 Misturar o creme ainda quente com o purê, mexer bem e passar pela peneira. Acrescentar, delicadamente, a mistura do creme com gelatina.
5 Bater o creme de leite em ponto de *chantilly* e incorporar à mistura anterior. Colocar essa mistura nos aros de inox e levar à geladeira até pegar consistência.

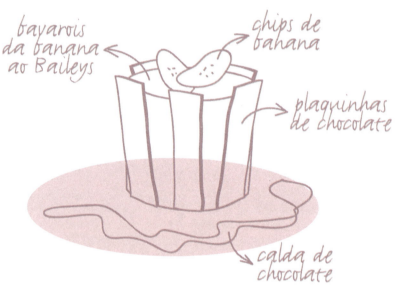

Montagem:

1 Preparar a calda de chocolate.
2 Tirar o *bavarois* do aro e colocá-lo no centro de cada prato. Decorar arrumando os plaquinhas de chocolate em volta e os *chips* de banana em cima. Dispor a calda de chocolate em torno do *bavarois*.

Utensílios necessários: • batedeira • peneira • liqüidificador • 4 aros de inox de 6cm

Saiba mais: As pessoas que usam diuréticos para combater a pressão alta devem incluir a banana em sua dieta, pois elas ajudam a repor o potássio eliminado na urina. É também uma boa fonte de vitaminas B6 e C. Além disso, fornece 2g de fibra solúvel que ajudam a diminuir os níveis de colesterol no sangue.

Beignet de Abacate com Sorvete de Baunilha e Calda de Chocolate

Rendimento: 4 porções

200g de limão
100g de açúcar
1,6kg de abacate maduro
20g de farinha de trigo
1 ovo
250ml de leite
1 clara
400ml de óleo suficiente para fritar
250g de sorvete de baunilha
200ml de calda de chocolate (ver receita na p. 303)

Preparo:

1. Raspar os limões, colocar as raspas num tabuleiro e levar ao forno a 150°C por 7 minutos para que fiquem bem sequinhas. Misturá-las com 3 colheres de sopa de açúcar. Reservar para a finalização da sobremesa.
2. Tirar o suco dos limões e colocar num recipiente. Descascar os abacates e cortar em tiras de 0,5cm de largura. Passar as tiras de abacate no limão e depois no açúcar restante. Deixar macerar* por uma hora.
3. Misturar a farinha com a gema e acrescentar o leite. Mexer até obter uma massa bem lisa.
4. Bater as claras em neve e incorporar delicadamente à massa anterior.
5. Esquentar o óleo. Mergulhar as tiras de abacate na massa do *beignet* e fritar no óleo quente. Secar os *beignets* em toalha de papel e polvilhar com as raspas reservadas para servir imediatamente.

Montagem:

1. Colocar uma bola de sorvete no centro de cada prato, os bastõezinhos de abacate em volta e finalizar com a calda de chocolate em torno destes.

Utensílios necessários: • tabuleiro • batedeira • toalha de papel

> **Saiba mais:** Apesar de altamente calórico, o abacate é rico em glutationa, o mais poderoso antioxidante natural presente no organismo.

Biscuit Soufflé de Chocolate e Maracujá

Rendimento: 4 porções

Para o *soufflé* de chocolate:

- 3 ovos
- 35g de açúcar
- 30g de maisena
- 110g de chocolate amargo

Para a *gelée* de maracujá:

- 400g de suco de maracujá
- 6 gemas
- 3 ovos
- 120g de açúcar
- 150g de manteiga sem sal em cubinhos

Para a calda de maracujá:

- 250ml de suco de laranja
- 375ml de suco de maracujá
- 50ml de suco de maçã ácida
- 30ml de suco de limão
- 350g de açúcar

Para a calda de chocolate:

- 125ml de água
- 50g de açúcar
- 125g de chocolate amargo picado
- 65g de manteiga

Preparo do *soufflé* de chocolate:

1 Bater as claras com o açúcar até o ponto de neve. Retirar da batedeira e adicionar, delicadamente, as gemas e depois a maisena.
2 Derreter o chocolate em banho-maria* ou no microondas e incorporá-lo à mistura anterior.

Preparo da *gelée* de maracujá:

1 Misturar todos os ingredientes exceto a manteiga. Levar ao fogo para aquecer um pouco. Tirar do fogo, misturar a manteiga e levar para a batedeira. Bater até obter um creme liso e espesso. Espalhar num tabuleiro e congelar.

Preparo da calda de maracujá:

1 Misturar os sucos de laranja, maracujá, maçã e limão. Acrescentar o açúcar. Levar ao fogo baixo até dissolver bem o açúcar. Cozinhar até obter uma consistência de xarope. Para verificar a consistência, num prato bem gelado colocar um pouquinho da calda. Se ela ficar consistente, está OK.

Preparo da calda de chocolate:

1 Ferver a água com o açúcar e acrescentar o chocolate. Reduzir* até que, ao levantar a colher com a calda e passar o dedo, fique a marca do traço. Acrescentar a manteiga, mexer bem e deixar esfriar em temperatura ambiente.

Preparo final do *soufflé*:

1 Depois que a *gelée* de maracujá estiver congelada, cortar com o auxílio de um cortador ou aro redondo círculos de 4cm e reservar no *freezer*.
2 Untar os aros com manteiga e reservar sobre um tabuleiro coberto com papel-manteiga.
3 Preencher 1,5cm da altura do aro com o preparado do *soufflé*. Colocar a *gelée* no centro e cobrir com um pouco mais do preparado, preenchendo 3/4 do aro.
4 Levar ao forno a 170°C por 4 minutos.

Montagem do *biscuit soufflé* no prato:

1 Desenhar o prato com as caldas de maracujá e chocolate e dispor o *soufflé* no centro do prato. Servir imediatamente.

Utensílios necessários: • batedeira • tabuleiro • cortador redondo ou 4 aros de inox de 5cm de diâmetro • papel-manteiga

Saiba mais: Os ácidos graxos saturados geralmente são os principais responsáveis pelo aumento do colesterol no sangue. Na manteiga de cacau, 34% da gordura são compostos pelo ácido graxo esteárico que, apesar de saturado, não aumenta o colesterol.

Coupe de Frutas e Tapioca

Rendimento: 4 porções

50g de tapioca granulada
45g de açúcar
400ml de leite
2 claras batidas
2,5ml de extrato de baunilha (ou essência)
120g de manga
150g de *kiwi*
100g de morango
32g de coco ralado

Preparo:

1 Misturar a tapioca, o açúcar e a metade do leite. Levar ao fogo e pouco a pouco adicionar o leite restante, mexendo constantemente até que a tapioca engrosse e cozinhe. Acrescentar as claras. Retirar do fogo e adicionar a baunilha.
2 Numa taça, alternar camadas de fruta e tapioca.
3 Colocar o coco ralado num tabuleiro e levar ao forno a 180°C até ficar dourado. No momento de servir, salpicar o coco ralado sobre a tapioca.

Utensílios necessários: • 4 taças • tabuleiro

Saiba mais: Tapioca é uma ótima fonte de carboidratos, cálcio e fósforo, além de conter grande quantidade de vitamina C. É muito calórica e altamente energética. O ideal é consumir carboidratos ao despertar ou após a prática de exercícios. Esta é uma boa opção de sobremesas para atletas.

Creme de Papaia com Iogurte e Frutas Vermelhas

Rendimento: 4 porções

- 450g de polpa de papaia (720g de papaia)
- 25g de gelatina em pó
- 135g de iogurte desnatado
- 25g de açúcar de confeiteiro
- 110g de creme de leite fresco
- 40g de creme de *cassis*
- 160g de morango
- 4 buquês de hortelã para decorar

Preparo:

1 Passar a polpa de papaia no processador e pela peneira. Reservar.
2 Dissolver a gelatina e misturá-la a 1/4 da polpa aquecida. Acrescentar o restante da polpa e misturar. Deixar esfriar e incorporar o iogurte, o açúcar de confeiteiro e o creme de leite batido. Levar à geladeira até ganhar um pouco de consistência.

Montagem:

1 Em cada taça, intercalar o creme de *cassis*, os morangos e o creme de papaia. Terminar decorando com um buquê de hortelã.

Utensílios necessários: • processador de alimentos • peneira • 4 taças

Saiba mais: O mamão possui uma enzima especial – a papaína –, que auxilia na digestão das proteínas, na assimilação de nutrientes e no processo digestivo como um todo. O mamão verde possui maior concentração de papaína.

Crocante de Gergelim com Mousse de Maracujá e Chocolate Branco

Rendimento: 4 porções

- 12 crocantes de gergelim com 7cm (ver receita na p. 305)
- 30ml de *coulis* de framboesa (ver receita na p. 304)
- 200g de chocolate branco derretido
- 70g de suco de maracujá
- 180g de creme de leite fresco
- 4 buquês de hortelã para decorar

Preparo:

1 Preparar os crocantes de gergelim e o *coulis* de framboesa.
2 Misturar o chocolate com o suco de maracujá em temperatura ambiente.
3 Bater o creme de leite e incorporá-lo à mistura anterior.

Montagem:

1 Colocar um pouquinho do creme de maracujá no centro de cada prato e cima um crocante de gergelim. Alternar uma camada de crocante e uma de creme e terminar com um crocante.
2 Decorar com um buquê de hortelã e dispor o *coulis* de framboesa ao redor.

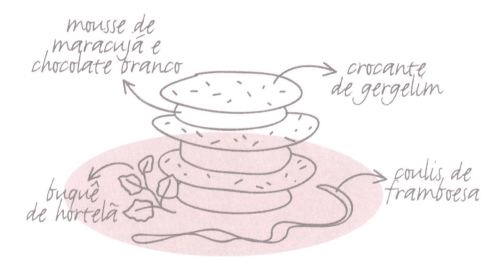

Utensílio necessário: • **batedeira**

> Saiba mais: O maracujá é muito conhecido pelo efeito calmante. A última descoberta é a grande fonte de pectina contida na casca, que dificulta a absorção de carboidratos, por isso a farinha dessa casca é muito indicada para diabéticos. A farinha de maracujá é encontrada em lojas de produtos naturais, pode ser adicionada a sucos e, para se obter o efeito desejado, deve-se consumir regularmente.

Crumble de Maçã

Rendimento: 4 porções

Para a massa:

- 50g de manteiga sem sal
- 50g de açúcar mascavo
- 150g de farinha de trigo

Para o recheio:

- 6 maçãs Fuji (850g de maçãs inteiras ou 600g de lâminas)
- suco de 1 limão
- 15g de açúcar
- 1g de canela em pó
- 1 pitada de cravo em pó
- 1/8 de fava de baunilha
- 15g de passas brancas
- 30ml de rum
- 30g de manteiga sem sal

Preparo da massa:

1 Misturar primeiro a manteiga com o açúcar e aos poucos adicionar a farinha. Essa massa não pode ser muito trabalhada, apenas o suficiente para misturar os ingredientes. Ela deverá ficar granulosa. Cobrir com filme plástico e reservar na geladeira.

Preparo do recheio:

1. Descascar as maçãs, passar suco de limão para não ficarem escuras e cortá-las em lâminas. Colocar as lâminas num recipiente e misturar o açúcar, a canela, o cravo e os grãos da fava de baunilha. Cobrir com filme plástico e deixar na geladeira para que os temperos e o açúcar penetrem igualmente pelas lâminas de maçã por pelo menos 20 minutos.
2. Colocar as passas numa tigela e cobrir com o rum. Deixar marinando* até absorverem bem o rum e ficarem inchadas.
3. Esquentar a manteiga numa frigideira e cozinhar as maçãs até ficarem *al dente.*
4. Montar as forminhas, colocando as maçãs e as passas espremidas e cobrindo com os grãos de massa.
5. Levar ao forno a 180°C por aproximadamente 10 a 15 minutos, até que a massa fique dourada e crocante.

Utensílios necessários: • filme plástico • 4 forminhas

Saiba mais: A maçã contém 84% de água pura, carboidratos, proteínas, minerais e vitaminas A, B e C. Além disso, ela possui grandes quantidades de ferro, potássio, pectina, quercetina e outros nutrientes. Com tantos componentes, a maçã é uma fruta completa.

Maçã Assada com Mel

Rendimento: 4 porções

640g de maçã
120ml de mel
1 bola de sorvete de baunilha (opcional)
140g de granola energética – opcional – (ver receita na p. 119)
80g de iogurte natural (opcional)

Preparo:

1. Com uma colher pequena, retirar o miolo das maçãs pela parte superior tendo cuidado para não furar a parte inferior. Colocar a maçã num prato, derra-

mar um pouco de mel dentro da cavidade feita e pincelar toda a parte externa. Levar ao microondas por aproximadamente 8 minutos. Pode ser servida morna apenas com lâminas de amêndoas tostadas por cima ou acompanhada de uma bola de sorvete de baunilha ou, ainda, recheada com granola energética e coberta com uma colherada de iogurte natural.

Utensílios necessários: • colher pequena • pincel

Saiba mais: A pectina, presente na maçã, torna a absorção de glicose no intestino menos eficiente, fazendo com que o açúcar penetre mais lentamente no sangue, evitando, dessa maneira, o aumento acelerado da insulina. Esse processo evita a transformação de açúcar em gordura.

Morangos com Sabayon de Chá Verde

Rendimento: 4 porções

80ml de vinho branco
1g de pó de chá verde
5 gemas
75g de açúcar
200g de morango

Preparo:
1 Numa panela, reduzir* o vinho a 1/4. Misturar o chá e reservar.
2 Numa tigela, colocar as gemas e o açúcar. Levar em banho-maria* e bater energicamente com o *fouet* até começar a engrossar. Acrescentar o vinho com o chá e bater até ficar bem espesso.
3 Em vasilhas de pirex individuais, colocar os morangos fatiados no fundo e o *sabayon* por cima. Levar ao forno a 170°C por aproximadamente 12 minutos. Servir imediatamente.

Utensílios necessários: • *fouet* • 4 vasilhas de pirex

> **Saiba mais:** Tanto o chá verde quanto o preto são provenientes da *Camellia sinensis*. Entretanto, o chá preto passa por um processo de fermentação que torna as folhas escuras e seu sabor intenso. Com esse processo, a clorofila das folhas não é preservada e ele perde várias propriedades terapêuticas. O chá verde é rico em flavonóides antioxidantes que ajudam a neutralizar os radicais livres, responsáveis pelo envelhecimento celular precoce. Essa é apenas uma das inúmeras propriedades desse chá.

Ovos Nevados com Creme Inglês

Rendimento: 4 porções

Para os ovos nevados:

- 3 claras
- 150g de açúcar
- gotinhas de limão
- 1 pitada de sal
- óleo de girassol para untar

Para o caramelo:

- 100g de açúcar
- 15ml de água
- 20ml de óleo

Para a montagem:

- 300ml de creme inglês (ver receita na p. 305)
- 20g de lâminas de amêndoas tostadas para decorar

Preparo dos ovos nevados:

1 Bater as claras na batedeira. Um pouco antes de chegar ao ponto de neve, acrescentar aos poucos o açúcar, o limão e o sal. Colocar o merengue em potinhos de louça untados com óleo de girassol. Levar ao microondas por apro-

ximadamente 12 segundos. Assim que retirar do microondas os ovos nevados deverão ser desenformados.

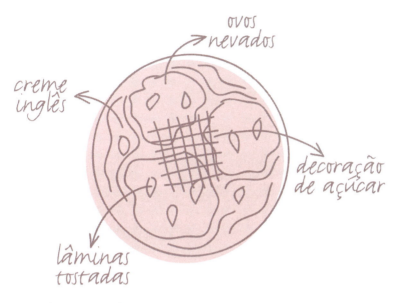

Preparo do caramelo:

1 Colocar o açúcar e a água numa panela, levar ao fogo médio e deixar ferver até obter a cor de caramelo. Sobre uma superfície untada com o óleo, fazer traços de caramelo. Quando esfriar, o caramelo se soltará com facilidade.

Montagem:

1 Colocar uma concha pequena de creme inglês bem frio em pratos fundos e o ovo nevado no centro. Salpicar as lâminas de amêndoa e decorar com os riscos de caramelo.

Utensílios necessários: • batedeira • 4 potinhos de louça para *soufflé*

Saiba mais: O ovo contribui para a nutrição com uma proteína de alta qualidade, 13 vitaminas e minerais, além de apresentar baixa concentração de calorias. Infelizmente, o teor de colesterol é relativamente alto, concentrado apenas na gema. Estudos recentes afirmam que consumir um ovo de galinha caipira por dia não faz mal à saúde. Logo, esta sobremesa não precisa ser tão evitada. Contudo, para pessoas com problemas para manter os níveis de colesterol, o mais indicado é substituir o creme inglês por um *coulis* de frutas.

Parfait de Iogurte com Limão e Frutas Vermelhas

Rendimento: 4 porções

400ml de iogurte
45g de açúcar de confeiteiro
raspas de 2 limões
160ml de creme de leite
10g de gelatina em pó
200g de frutas vermelhas
hortelã para decorar

Preparo:

1. Misturar o iogurte com o açúcar de confeiteiro e as raspas de limão.
2. Numa panela, esquentar o creme de leite. Retirar do fogo e dissolver a gelatina. Deixar esfriar um pouco e incorporar a mistura de iogurte ao creme com gelatina. Acrescentar a metade das frutas. Colocar em taças individuais e levar à geladeira por 4 horas. Decorar com as frutas vermelhas restantes e a hortelã.

Utensílios necessários: • 4 taças

Saiba mais: O iogurte tem os mesmos valores nutritivos que o leite. Ele contém cálcio, fósforo, proteína e vitaminas A, B1 e B2. A sua grande vantagem é ter uma dupla de fermentos lácteos — microorganismos vivos e ativos que promovem o bom funcionamento do intestino, protegendo-o contra infecções e refazendo a flora intestinal. Esses fermentos também ajudam a absorção de minerais de outros alimentos.

Pot au Chocolat

Rendimento: 4 porções

- 140g de chocolate amargo
- 120g de manteiga sem sal
- 4 ovos
- 120g de açúcar
- 60g de farinha de trigo

Preparo:

1. Derreter o chocolate e a manteiga no microondas ou em banho-maria.*
2. Bater os ovos na batedeira. Quando ficarem espumosos, acrescentar pouco a pouco o açúcar até obter um creme bem volumoso. Adicionar a mistura de chocolate com manteiga (não pode estar quente) e bater na batedeira apenas o suficiente para misturar.
3. Com uma espátula, incorporar delicadamente a farinha à mistura anterior.
4. Untar as xícaras com manteiga, encher 3/4 com a massa de chocolate e levar ao forno a 180°C durante cerca de 7 minutos. Servir imediatamente.

Utensílios necessários: • batedeira • espátula

> Saiba mais: Os chocolates contêm os flavonóides com propriedades antioxidantes, também encontrados no vinho tinto, nos chás, nas frutas e nos vegetais. Comprovou-se que esses antioxidantes são benéficos para a saúde do coração. Infelizmente, os chocolates industrializados contêm muita gordura e açúcar, que tornam esse alimento muito calórico e diminuem os benefícios antioxidantes, Devemos sempre optar por chocolates com maior teor de cacau, pois quanto mais escuro e amargo o chocolate, maior a concentração de flavonóides.

Salada de Laranja com Temperos do Oriente

Rendimento: 4 porções

- 250ml de suco de laranja
- 1/4 de canela em pau
- 3 cardamomos quebrados
- 1g de coentro em grão
- 1g de anis-estrelado
- 1 pitada de *curry*
- 1/2 pitada de cominho em pó
- 2g de gelatina em folha

- 8ml de mel de flor de laranjeira
- 1ml de água de flor de laranjeira
- suco de 1 limão
- 400g de laranja em gomos
- 5g de hortelã à juliana* e *zestes* de laranja (1/4 de laranja) para decorar

Preparo:

1. Colocar o suco de laranja numa panela com as especiarias. Ferver, abaixar o fogo e deixar reduzir* a 1/4. Retirar do fogo e acrescentar a folha de gelatina previamente amolecida em água. Dissolver bem. Acrescentar o mel, a água e o suco de limão. Retirar os temperos e conservar na geladeira.
2. Descascar 1/4 de laranja retirando apenas a parte amarela, eliminando toda a parte branca. Cortar a casca à juliana e mergulhar em água fervente por 30 segundos. Repetir essa operação 3 vezes. Retirar com uma escumadeira e acrescentar à calda de laranja com especiarias.
3. Colocar os gomos de laranja em pratos fundos, cobrir com o caldo de laranja com especiarias e decorar com a hortelã e as *zestes* de laranja.

Utensílio necessário: • escumadeira

Saiba mais: O ácido fólico é uma vitamina do complexo B e se encontra em vários vegetais verdes e em frutas cítricas como a laranja. Para sua melhor absorção, os alimentos ricos nessa vitamina devem ser consumidos crus.
As mulheres que ingerem diariamente 0,4mg de ácido fólico, antes e durante a gestação, reduzem em 70% o risco de os bebês apresentarem doenças no cérebro e no tubo neural.

Sopa de Morangos com Campari e Quenelle de Iogurte com Ervas

Rendimento: 4 porções

120g de creme de iogurte com hortelã (ver receita na p. 304)
75g de açúcar
50ml de água
raspas de 1/2 limão
10g de gengibre fresco picado
750g de morango fresco
10ml de Campari
12 morangos cortados em quatro e 4 buquês de hortelã para decorar

Preparo:
1 Preparar o creme de iogurte com hortelã.
2 Preparar uma calda com o açúcar, a água, as raspas de limão e o gengibre. Deixar esfriar.
3 Bater os morangos no processador e acrescentar a calda. Peneirar e adicionar o Campari. Deixar na geladeira até o momento de servir.

Montagem:
1 Distribuir a sopa em pratos fundos, arrumar os morangos, colocar o creme de iogurte no centro do prato e decorar com os morangos e buquês de hortelã.

Utensílios necessários: • processador de alimentos • peneira • 4 pratos fundos

Saiba mais: O morango é fonte de antioxidantes, principalmente a vitamina C e o ácido elágico, que protegem as células e membranas do nosso corpo aumentando nossa defesa imunológica. Uma xícara de morangos chega a fornecer cerca de 70% da dose de vitamina C necessária para nossa dieta diária e cerca de 40 calorias.

Sopa Diet com Biscuit de Chocolate

Rendimento: 4 porções

- 1 receita de bolinho *diet* de chocolate com coco (ver p. 302)
- 1/2 litro de água
- 150g de frutose
- 5g de canela em pau
- 1 folha de hortelã
- 1g de pimenta em grão
- 2g de anis-estrelado
- 100g de morango cortado em cubinhos
- 100g de carambola cortada em estrelinhas (fatias)
- 100g de manga cortada em cubinhos
- 160g de sorvete de manga *diet*
- 4 buquês de hortelã

Preparo:

1. Preparar os bolinhos *diet* de chocolate com coco.
2. Numa panela, colocar a água, a frutose, a canela, a hortelã, a pimenta e o anis. Levar ao fogo médio por 8 minutos. Deixar esfriar e colocar na geladeira.

Montagem:

1. No momento de servir, colocar o bolinho *diet* no centro do prato fundo, espalhar as frutas ao redor, derramar a sopa bem fria sobre as frutinhas e por último colocar a bola de sorvete sobre o bolinho. Decorar o sorvete com um buquê de hortelã.

> **Saiba mais:** Como muitas pessoas pensam, a frutose não é o açúcar das frutas. As frutas contêm, além da frutose, muitos outros açúcares, como a glicose e a sacarose. A frutose tem poder adoçante aproximadamente 50% maior que o açúcar comum, logo, quando substituir o açúcar normal por frutose, lembre-se de reduzir a quantidade pela metade.
>
> A frutose não é menos calórica que o açúcar, mas, como seu poder adoçante é maior, ingerimos menos quantidade e, portanto, menos calorias. Ela é bem tolerada pelos diabéticos, pois é absorvida lentamente sem provocar muita elevação da glicose no sangue.

Sticks de Morango com Chocolate e Nozes Picadas

Rendimento: 20 unidades

100g de nozes picadas
20 morangos
100g de chocolate

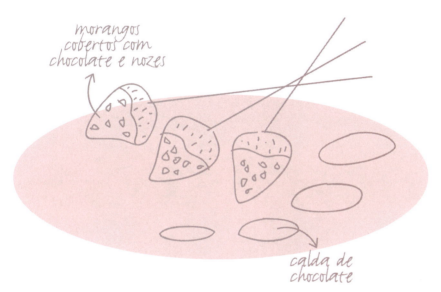

Preparo:
1 Espalhar as nozes num tabuleiro. Lavar, secar e retirar os cabinhos dos morangos. Espetá-los nos palitos.
2 Colocar o chocolate picado num recipiente e derreter no microondas ou em banho-maria.*
3 Mergulhar os morangos no chocolate e passá-los nas nozes picadas. Deixar na geladeira até o chocolate endurecer.

Utensílios necessários: • tabuleiro • 20 palitos longos

Saiba mais: O chocolate contém o aminoácido triptofano, que favorece a síntese da serotonina – um neurotransmissor que exerce efeito sobre o sistema nervoso. A serotonina eleva o humor e produz uma sensação de bem-estar.

Terrine de Frutas Cítricas

- 1,5 litro de calda de açúcar (ver receita na p. 303)
- 30g em folha de gelatina
- 100ml de água gelada
- 375ml de suco de maracujá fresco
- 2kg de laranja-pêra
- 2kg de *grapefruit*
- 125g de morango
- 160g de banana (prata ou d'água)
- 50ml de *coulis* de framboesa (ver receita na p. 304)

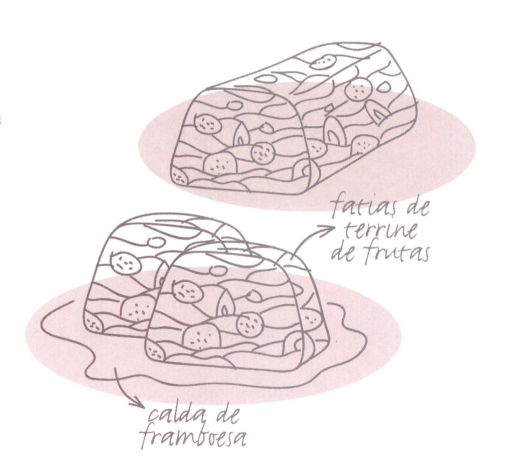

fatias de terrine de frutas

calda de framboesa

Preparo:

1 Preparar a calda de açúcar.
2 Amolecer a gelatina em água gelada e depois dissolvê-la na calda de açúcar aquecida. Adicionar o suco de maracujá e mexer.
3 Cortar as laranjas em gomos retirando totalmente a pele. Cortar os morangos e as bananas.
4 Forrar a forma com filme plástico. Montar a *terrine* colocando as frutas em camadas, alternando banana, *grapefruit*, morango e laranja. Por último, acrescentar a calda com a gelatina para que ela preencha os espaços vazios entre as frutas. Levar à geladeira. Deixar por cerca de 4 horas pegando consistência. Desenformar, cortar em fatias e servir acompanhada de *coulis* de framboesa.

Utensílios necessários: • forma para bolo inglês com 30cm • filme plástico

Saiba mais: A vitamina C, encontrada nas frutas cítricas, é essencial para o organismo, pois desempenha um papel determinante na formação do colágeno. Além disso, facilita a absorção do ferro e age como antioxidante, prevenindo o envelhecimento precoce.

Receitas básicas

Ceviche de Camarão

Rendimento: 500g

200g de camarão limpo
50ml de suco de limão
250ml de azeite extravirgem
sal e pimenta-do-reino a gosto
20g de pimentão vermelho cortado em cubinhos
20g de pimentão amarelo cortado em cubinhos
5g de coentro fresco picado
25g de cebola picadinha
1/2 pimenta dedo-de-moça picadinha
5g de estragão
5g de salsa picada
gotinhas de tabasco

Preparo:
1 Temperar os camarões com o suco de limão e deixar marinando* por 20 minutos.
2 Num recipiente, colocar o azeite, o sal, a pimenta e 5ml do caldo da marinada do camarão. Acrescentar os camarões e os demais ingredientes. Conservar na geladeira. Servir gelado.

Pasta de Abacate

Rendimento: 200g

200g de abacate maduro
10ml de suco de limão
40ml de azeite extravirgem
sal a gosto
gotinhas de tabasco

Preparo:
1 Bater todos os ingredientes no liqüidificador até obter uma pasta homogênea.

Utensílio necessário: • liqüidificador

Tartare de Algas

Rendimento: 350g

250g de alga (desidratada)
200ml de água
50g de cebola picada
2,5g de alho picado
18g de alcaparras picadas
8ml de suco de limão
40ml de azeite extravirgem
1g de salsa picada
1g de hortelã picada
1g de aneto picado
sal e pimenta-do-reino a gosto
1g de orégano fresco picado
1g de *ciboulette*
8g de mostarda de Dijon
60g de *cream cheese*

Preparo:

1 Colocar a alga na água para hidratá-la.* Retirar o excesso de água. Picar as algas hidratadas.

2 Numa tigela, colocar as algas e acrescentar os demais ingredientes.

Azeite de Hortelã

Rendimento: 100ml

100g de hortelã (só as folhas)
200ml de azeite extravirgem

Preparo:

1 Branquear* as folhas de hortelã em água fervente e colocá-las imediatamente num recipiente com água bem gelada para dar o choque térmico.

2 Espremer bem as folhas com as mãos para tirar o excesso de água e bater com o azeite no liqüidificador.

3 Coar utilizando toalha ou filtro de papel para que o azeite fique o mais transparente possível. Esse processo de decantação* demora cerca de 4 horas. Isso deve ser feito na geladeira.

Utensílios necessários: • liqüidificador • toalha ou filtro de papel

Azeite de Manjericão

Rendimento: 100ml

100g de manjericão (só as folhas)
200ml de azeite extravirgem

Preparo:
1 Branquear* as folhas de manjericão em água fervente e colocá-las imediatamente num recipiente com água bem gelada para dar o choque térmico.
2 Espremer bem as folhas com as mãos para tirar o excesso de água e bater com o azeite no liqüidificador.
3 Coar utilizando toalha ou filtro de papel para que o azeite fique o mais transparente possível. Esse processo de decantação* demora cerca de 4 horas. Isso deve ser feito na geladeira.

Utensílios necessários: • liqüidificador • toalha ou filtro de papel

Azeite de Nozes

Rendimento: 120ml

50g de nozes tostadas
80ml de azeite extravirgem
sal e pimenta-do-reino a gosto

Preparo:

1 Bater todos os ingredientes no liqüidificador.

Utensílio necessário: • liqüidificador

Azeite de Rúcula

Rendimento: 100ml

120g de rúcula (sem os talos)
200ml de azeite extravirgem

Preparo:

1 Branquear* as folhas de rúcula em água fervente e colocá-las imediatamente num recipiente com água bem gelada para dar o choque térmico.
2 Espremer bem as folhas com as mãos para tirar o excesso de água e bater com o azeite no liqüidificador.
3 Coar utilizando toalha ou filtro de papel para que o azeite fique o mais transparente possível. Esse processo de decantação* demora cerca de 4 horas. Isso deve ser feito na geladeira.

Utensílios necessários: • liqüidificador • toalha ou filtro de papel

Alho Assado

Rendimento: 35g

50g de alho
50ml de azeite

Preparo:

1 Colocar os dentes de alho (sem o germe) com o azeite em um papel-alumínio. Fechar e levar ao forno a 150°C durante aproximadamente 15 minutos.

Utensílio necessário: • papel-alumínio

Dica: Para conservar, colocar os dentes de alho assados com o azeite do cozimento num pote e, se necessário, acrescentar mais azeite para que o alho fique totalmente coberto.

Manteiga de Soja

Rendimento: 210g

- 100g de tofu
- 100ml de leite-de-soja
- 6g de extrato de soja
- 5g de alho assado (ver receita na página ao lado)
- sal e pimenta-do-reino a gosto

Preparo:

1 Bater todos os ingredientes no processador.

Utensílio necessário: • processador de alimentos

Manteiga de Soja com Ricota e Ervas

Rendimento: 210g

- 50g de tofu
- 100g de ricota
- 50ml de leite-de-soja
- 7g de extrato de soja
- 2,5g de alho assado (ver receita na página ao lado)
- 2g de tomilho picado (só as folhas)
- 1g de salsa picada
- sal e pimenta-do-reino a gosto

Preparo:

1 Bater todos os ingredientes no processador.

Utensílio necessário: • processador de alimentos

Mistura para Gratinar

Rendimento: 50g

> 3g de mistura de ervas (salsa e tomilho)
> 30g de miolo de pão branco
> 17g de queijo *grana padano*

Preparo:

1 Picar as ervas.
2 Processar o miolo de pão com o queijo e acrescentar as ervas.

Utensílio necessário: • processador de alimentos

Parma Crocante

Rendimento: 100g

> 180g de presunto de Parma em fatias finas

Preparo:

1 Espalhar as fatias de Parma sobre um tabuleiro e levar ao forno a 120°C por aproximadamente 15 minutos ou até ficarem crocantes.

Utensílio necessário: • tabuleiro

Salsa Crespa Frita

1/2 molho de salsa crespa
200ml de óleo de girassol

Preparo:

1 Fritar a salsa crespa em óleo quente. Colocá-las sobre uma toalha de papel e num local com calor, como a parte superior do fogão. Elas ficarão crocantes por mais tempo.

Utensílio necessário: • toalha de papel

Tomate Confite

Rendimento: 400g

4 litros de água
1kg de tomate
80ml de azeite
15g de alho cortado em lâminas
sal e pimenta-do-reino a gosto
6g de tomilho (só as folhas)

Preparo:

1 Colocar uma panela com água para ferver e preparar um recipiente com água bem gelada.
2 Retirar o cabo do tomate e fazer um corte em xis na outra extremidade. Mergulhar os tomates na água fervendo, deixar por aproximadamente 1 minuto até que a pele do corte em xis se solte. Retirar os tomates e colocá-los rapidamente dentro do recipiente com água gelada.
3 Retirar a pele dos tomates, cortá-los ao meio e retirar as sementes. Colocá-los num tabuleiro com azeite mantendo a parte da pele que já foi retirada para cima. Temperar com sal e pimenta. Salpicar as folhinhas de tomilho e as lâminas de alho. Levar ao forno a 100°C por aproximadamente 2 horas.

Utensílios necessários: • panela com capacidade para 5 litros • tabuleiro

Caldo de Frango Claro

Rendimento: 3 litros

- 3,5kg de carcaça de frango
- 5,5 litros de água fria
- 400g de cebola picada
- 250g de cenoura picada
- 250g de aipo picado
- 50g de salsa (galhos)
- 40g de tomilho (galhos)
- 2 folhas de louro
- 4g de pimenta-do-reino em grão
- 100g de alho (dentes)

Preparo:

1 Lavar bem a carcaça de frango, colocá-la numa panela, cobrir com a água e levar ao fogo. Deixar ferver, abaixar o fogo e cozinhar lentamente por 4 horas. Retirar as impurezas com uma concha. Adicionar os demais ingredientes e deixar cozinhar lentamente por mais 1 hora. Peneirar o caldo.

Utensílio necessário: • peneira

Caldo de Legumes

Rendimento: 3 litros

- 100ml de óleo
- 400g de cebola
- 100g de alho (dentes)
- 300g de alho-poró
- 150g de aipo
- 150g de cenoura
- 150g de funcho
- 4 litros de água
- 50g de salsa (galhos)
- 40g de tomilho (galhos)
- 2 folhas de louro
- 4g de pimenta-do-reino em grão
- 0,5g de cravo
- 0,5g de semente de funcho

Preparo:

1 Esquentar uma panela com o óleo e refogar os legumes sem deixar pegar cor. Adicionar a água e os temperos. Deixar ferver, abaixar o fogo e cozinhar lentamente por 1 hora.

Caldo de Peixe

Rendimento: 3 litros

5kg de carcaça de peixe
4,5 litros de água
350g de cebola
250g de alho-poró
250g de aipo
100g de funcho
100g de pés de cogumelos
50g de salsa (galhos)
40g de tomilho (galhos)
2 folhas de louro
4g de pimenta-do-reino em grão
100g de alho (dentes)

Preparo:

1 Lavar bem as carcaças de peixe. Numa panela, misturar todos os ingredientes. Deixar ferver, abaixar o fogo e cozinhar por 40 minutos, retirando as impurezas com uma concha. Peneirar o caldo.

Utensílio necessário: • peneira

Caldo de Vitela Escuro

Rendimento: 2 litros

3,5kg de ossos de vitela
115ml de óleo
5,5 litros de água
500g de cebola
350g de cenoura
150g de aipo
150g de alho-poró
150g de extrato de tomate
60g de salsa (galhos)
40g de tomilho (galhos)
3 folhas de louro
5g de pimenta-do-reino em grão
150g de alho (dentes)

Preparo:

1 Lavar bem os ossos e secá-los bem. Colocar num tabuleiro com metade do óleo e levar ao forno a 170°C até pegarem bastante cor.
2 Levá-los ao fogo numa panela com água, deixar ferver, abaixar o fogo e cozinhar lentamente por 5 horas. Retirar as impurezas com uma concha.
3 Numa outra panela, esquentar o restante do óleo, colocar os legumes e o extrato de tomate. Deixar pegar bastante cor e acrescentar o caldo de vitela que já cozinhou por 5 horas. Acrescentar os temperos amarrados com barbante. Ferver e cozinhar lentamente por mais 1 hora.

Utensílios necessários: • tabuleiro • barbante de cozinha

Dica: Para fazer a *glace* de vitela, reduzir* 1 litro de caldo de vitela escuro a 150ml.

Chutney de Frutas Secas

Rendimento: 450g

100g de ameixa seca sem caroço
100g de tâmara seca sem caroço
100g de damasco seco
90g de açúcar
150ml de vinagre de vinho tinto
0,5g de *curry* em pó
0,5g de canela em pó
1 pitada de pimenta-da-jamaica moída
1 pitada de páprica
2 pitadas de cominho
30g de nozes picadas

Preparo:

1 Passar rapidamente as ameixas e as tâmaras em água fervente para retirar os caroços. Colocar as frutas secas sem caroço numa panela e acrescentar os demais ingredientes. Ferver. Abaixar o fogo, deixar reduzir* e encorpar mexendo de vez em quando por aproximadamente 25 minutos.

2 Colocar o *chutney* em vidro de geléia esterilizado, tampar e virar imediatamente de cabeça para baixo. Deve permanecer assim até esfriar completamente.

Utensílios necessários: • escorredor • 1 vidro de geléia esterilizado

Chutney de Manga

Rendimento: 550g

500g de manga cortada em cubinhos de 1,5cm	125ml de vinagre de vinho branco
10g de sal	180g de açúcar
150ml de limão	7,5g de pimenta dedo-de-moça pequena sem semente e bem picadinha
3 paus de canela	
4 cravos	
30g de grãos de pimenta-da-jamaica	35g de gengibre picadinho

Preparo:
1 Colocar num recipiente os cubinhos de manga e polvilhar o sal. Mexer bem para que o sal se misture por igual com a manga. Cobrir com filme plástico e deixar na geladeira por duas horas marinando.*
2 Lavar bem os limões, fazer as raspinhas e extrair o suco.
3 Retirar os cubinhos da geladeira, passá-los para um coador e enxaguar bem para retirar o excesso de sal. Escorrer.
4 Envolver a canela, o cravo e a pimenta-da-jamaica numa gaze.
5 Passar a manga para uma panela e acrescentar o vinagre, o açúcar, a gaze com temperos e o gengibre.
6 Mexer bem e levar ao fogo. Ferver, abaixar o fogo e deixar cozinhar por aproximadamente 30 minutos.
7 Colocar o *chutney* em um vidro de geléia esterilizado, tampar e virar imediatamente de cabeça para baixo. Deve permanecer assim até esfriar completamente.

Utensílios necessários: • filme plástico • coador • gaze • 1 vidro de geléia esterilizado

Chutney de Pimentões

Rendimento: 200g

- 150g de pimentão amarelo sem pele e sem semente
- 150g de pimentão vermelho sem pele e sem semente
- 10g de sal refinado
- 12g de zimbro
- 10g de gengibre picado
- 12g de pimenta-da-jamaica
- 2g de anis-estrelado
- 10g de pimenta dedo-de-moça picada
- 100ml de vinagre de vinho branco
- 120g de açúcar

Preparo:

1. Cortar os pimentões em quatro, retirar a pele interna, cortar em tiras, colocar num recipiente e misturar bem com o sal. Deixar na geladeira por 10 minutos. Lavá-los bem para retirar o excesso de sal, escorrer e cortar em cubinhos.
2. Amarrar em uma gaze o zimbro, a pimenta-da-jamaica e o anis-estrelado.
3. Numa panela, colocar o gengibre, a pimenta dedo-de-moça, o vinagre, o açúcar, os pimentões em cubinhos e a gaze. Cozinhar por aproximadamente 30 minutos, até reduzir* e encorpar. Retirar a gaze com temperos.
4. Colocar o *chutney* em um vidro de geléia esterilizado, tampar e virar imediatamente de cabeça para baixo. Deve permanecer assim até esfriar completamente.

Utensílios necessários: • escorredor • gaze • 1 vidro de geléia esterilizado

Bolinho Diet de Chocolate com Coco

Rendimento: 8 unidades de 6cm de diâmetro cada

- 40g de farinha de trigo
- 8g de cacau em pó
- 2 ovos
- 1 gema
- 65g de frutose
- 20g de coco ralado seco
- 3g de manteiga sem sal

Preparo:
1. Misturar a farinha de trigo com o cacau e peneirar.
2. Bater os ovos com a gema acrescentando aos poucos a frutose. Quando dobrar de volume, incorporar delicadamente a mistura de farinha e cacau. Por último, adicionar o coco ralado.
3. Untar os aros de inox com a manteiga e colocá-los num tabuleiro coberto com papel-manteiga. Rechear os aros com 2/3 de volume e levar ao forno a 180°C por aproximadamente 12 minutos.

Utensílios necessários: • peneira • aros de inox de 6cm de diâmetro • tabuleiro • papel-manteiga

Calda de Açúcar

Rendimento: 2 litros

- 2 litros de água
- 1kg de açúcar

Preparo:
1. Numa panela, ferver a água com o açúcar por 8 minutos.

Calda de Chocolate

Rendimento: 450ml

- 150ml de leite
- 180g de chocolate amargo picado
- 75ml de creme de leite fresco
- 20g de manteiga sem sal
- 45g de açúcar

Preparo:

1. Ferver o leite. Fora do fogo, adicionar o chocolate picado, mexendo muito bem até que todo o chocolate esteja bem dissolvido. Adicionar o creme de leite, a manteiga e o açúcar.
2. Voltar para o fogo. Deixar ferver, abaixar o fogo e cozinhar por mais três minutos.

Coulis de Framboesa

Rendimento: 350g

- 500g de framboesa
- 100g de açúcar
- 1g de pectina

Preparo:

1. Levar tudo ao fogo e deixar ferver. Depois, passar no liqüidificador e peneirar.

Utensílios necessários: • liqüidificador • peneira

Creme de Iogurte com Hortelã

Rendimento: 4 porções

- 300g de iogurte natural
- 15g de açúcar
- 1g de hortelã picadinha

Preparo:

1. Misturar bem um pouco do iogurte com o açúcar e a hortelã. Incorporar delicadamente o restante do iogurte.

Creme Inglês

Rendimento: 300ml

- 250ml de leite
- 1/3 de fava de baunilha
- 3 gemas
- 30g de açúcar

Preparo:

1. Colocar o leite e a baunilha numa panela pequena e levar ao fogo para ferver.
2. Bater as gemas com o açúcar. Derramar o leite fervente sobre as gemas mexendo muito bem.
3. Colocar essa mistura na panela e cozinhar em fogo lento até ficar mais espesso (82°C). Retirar do fogo e passar o creme por uma peneira fina. Colocar o creme num recipiente e colocar esse recipiente dentro de outro com água bem gelada para interromper o cozimento.

Utensílio necessário: • peneira fina

Crocante de Gergelim

Rendimento: aproximadamente 50 unidades

- 200g de açúcar
- 100ml de suco de laranja
- 100g de manteiga sem sal
- 60g de farinha de trigo
- 150g de gergelim

Preparo:

1. Num recipiente, misturar o açúcar com o suco de laranja. Acrescentar a manteiga derretida e a farinha, misturar até ficar homogêneo. Por último, acrescentar o gergelim e misturar.

2 Colocar colheradas de aproximadamente 5g do crocante num papel-manteiga. Assar em forno a 180°C por cerca de 12 minutos.

Utensílio necessário: • papel-manteiga

Molho Cremoso com Gengibre e Shoyu

Rendimento: 120ml

60g de tofu
30g de missô
5ml de vinagre de arroz
5g de cebolinha picada
10g de gengibre picado
8ml de *shoyu*
8g de açúcar mascavo
5ml de óleo de gergelim escuro
40ml de suco de laranja

Preparo:
1 Bater todos os ingredientes no liqüidificador.

Utensílio necessário: • liqüidificador

Molho de Iogurte com Mango Chutney

Rendimento: 320ml

240ml de iogurte desnatado
80g de *chutney* de manga (ver receita na p. 301)
2g de *curry* em pó
20g de cebola roxa
15ml de suco de limão

Preparo:

1 Bater todos os ingredientes no liqüidificador.

Utensílio necessário: • liqüidificador

Molho para Caesar Salad Consciente

Rendimento: 300ml

- 40ml de azeite
- 160ml de leite-de-soja
- 5g de alho picado
- 130g de queijo *grana padano*
- sal e pimenta-do-reino a gosto
- 2g de extrato de soja

Preparo:

1 Bater todos os ingredientes no liqüidificador.

Utensílio necessário: • liqüidificador

Molho Pesto

Rendimento: 150ml

- 25g de *pignoli* ou amêndoas
- 25g de alho
- 25g de queijo *grana padano*
- 15g de folhas de manjericão
- 75ml de azeite

Preparo:

1 Colocar os ingredientes no processador e bater até obter uma mistura homogênea.

Utensílio necessário: • processador de alimentos

Molho Tártaro com Tofu

Rendimento: 180ml

120g de tofu
20ml de azeite extravirgem
15ml de suco de limão
15g de cebola picada
5g de alcaparras picadas
5g de pepino em conserva
5g de salsa picadinha

Preparo:

1 Passar o tofu, o azeite, o suco de limão e a cebola no processador. Acrescentar as alcaparras, o pepino e a salsa e misturar delicadamente.

Utensílio necessário: • processador de alimentos

Molho Turco

Rendimento: 130ml

120ml de iogurte desnatado
0,5g de alho picado
5g de cebola roxa
5ml de suco de limão
5g de cominho em pó
1g de páprica
0,5g de coentro em grão

0,5g de *zahtar*[a]
0,5g de canela em pó
sal e pimenta-do-reino a gosto
1g de hortelã picada
1g de salsa picada
5g de extrato de soja

Preparo:

1 Bater todos os ingredientes no liqüidificador.

Utensílio necessário: • liqüidificador

(a) Mistura de ervas, especiarias e condimentos, tradicional da cozinha árabe, encontrado em empórios especializados.

Molho Verde com Soja

Rendimento: 500ml

- 300g de *petit-pois* (congelado)
- 200ml de leite-de-soja
- 25ml de suco de limão
- 5g de alho
- 15g de manjericão
- sal e pimenta-do-reino a gosto

Preparo:

1 Bater todos os ingredientes no liqüidificador.

Utensílio necessário: • liqüidificador

Molho Vierge

Rendimento: aproximadamente 250ml

- 100ml de azeite extravirgem
- 15ml de suco de limão
- 1g de coentro em grão
- 100g de tomate cortado em cubinhos
- 20g de cebola picadinha
- 2g de alho picadinho
- 1g de manjericão à juliana*
- sal e pimenta-do-reino a gosto

Preparo:

1 Numa tigela, misturar o azeite com o suco de limão, o coentro em grão, o tomate, a cebola, o alho e o manjericão. Temperar com sal e pimenta.

Dicas: Adicionando 1g de estragão picado, o molho fica ainda mais gostoso. Para obter 100g de tomate picadinho são necessários 600g de tomates inteiros.

Salsa Verde

Rendimento: 600ml

- 30g de anchovas
- 50g de alcaparras
- 80g de salsa (sem cabos)
- 80g de rúcula (sem talos)
- 20g de alho
- 40ml de suco de limão
- 300ml de azeite
- sal e pimenta-do-reino a gosto

Preparo:

1 Retirar o excesso de sal que fica por cima das anchovas. Lavar as alcaparras umas duas vezes e escorrer.
2 Bater no liqüidificador a salsa, a rúcula, as anchovas, as alcaparras, o alho, o suco de limão e o azeite. Temperar com pimenta e, se necessário, com sal.

Utensílios necessários: • escorredor • liqüidificador

Tapenade

Rendimento: 300ml

- 200g de azeitona preta sem caroço
- 40g de anchova
- 20g de alcaparra
- 5g de alho
- 40ml de azeite

Preparo:

1 Processar todos os ingredientes. Conservar na geladeira.

Utensílio necessário: • processador de alimentos

Molho de Amendoim

Rendimento: 350g

40ml de azeite
40g de cebola picada
5g de gengibre picado
1/2 pimenta dedo-de-moça picada sem semente
6 grãos de pimenta-do-reino preta
80g de *shiitake* picado
50ml de vinagre de arroz
50g de açúcar mascavo
60g de amendoim sem sal
300ml de caldo de legumes (ver receita na p. 298)
80g de missô

Preparo:

1 Esquentar o azeite numa frigideira, refogar a cebola, o gengibre, as pimentas. Acrescentar o *shiitake*, depois o vinagre, o açúcar mascavo, o amendoim, o caldo de legumes e o missô. Deixar ferver, abaixar o fogo e reduzir* um pouco.
2 Bater no liqüidificador, peneirar, verificar os temperos e esquentar antes de servir.

Utensílios necessários: • liqüidificador • peneira

Molho de Figos Secos

Rendimento: 300ml

- 500ml de vinho tinto
- 30g de cenoura cortada grosseiramente
- 50g de cebola cortada grosseiramente
- 3g de alho cortado ao meio
- 40g de alho-poró cortado grosseiramente
- 1/2 folha de louro
- 2 galhos de tomilho
- 8 grãos de pimenta-do-reino
- 100g de figo seco em purê
- 50ml de redução de Porto (ver receita na p. 320)
- 70g de manteiga sem sal
- sal e pimenta-do-reino preta moída a gosto

Preparo:

1 Numa panela, colocar o vinho com a cenoura, a cebola, o alho, o alho-poró, o louro, o tomilho e os grãos de pimenta. Deixar reduzir* a 100ml. Peneirar e acrescentar o purê de figos e a redução de Porto. Deixar ferver bem e mexer até ficar homogêneo. Abaixar o fogo e acrescentar aos poucos a manteiga, mexendo constantemente sem deixar ferver. Temperar com sal e pimenta.

Utensílio necessário: • peneira

Molho de Frutas Vermelhas

Rendimento: 300ml

- 500ml de vinho tinto
- 30g de cenoura cortada grosseiramente
- 50g de cebola cortada grosseiramente
- 3g de alho cortado ao meio
- 40g de alho-poró cortado grosseiramente
- 1/2 folha de louro
- 2 galhos de tomilho
- 8 grãos de pimenta-do-reino
- 150g de geléia de frutas vermelhas comprada pronta[a]
- 30g de manteiga sem sal
- sal e pimenta-do-reino a gosto

Preparo:

1. Colocar numa panela o vinho com os pedaços de cenoura, cebola, alho, alho-poró, o louro, o tomilho e a pimenta em grão. Deixar reduzir* à metade.
2. Coar o vinho e adicionar a geléia de frutas vermelhas mexendo muito bem. Reduzir mais uma vez. Finalizar incorporando a manteiga. Verificar o sal e a pimenta.

Utensílio necessário: • coador

(a) Pode ser de framboesa ou amora.

Molho de Laranja com Aneto

Rendimento: 350ml

40g de cebola picada
215g de manteiga
700ml de suco de laranja
10g de gengibre
5g de coentro em grão
4 galhos de tomilho
1 folha de louro pequena
2g de anis-estrelado
4 grãos de pimenta-do-reino preta
4 cravos
sal e pimenta-do-reino branca a gosto
4g de aneto

Preparo:

1. Suar* a cebola em 15g de manteiga. Adicionar os demais ingredientes exceto a manteiga restante e o aneto. Deixar ferver, abaixar o fogo para cozinhar lentamente até reduzir* a quase 1/4.
2. Coar, voltar para a panela e adicionar o restante da manteiga cortada em cubinhos, mexendo bem e sem deixar ferver. Temperar com sal e pimenta-do-reino branca. Por último, acrescentar o aneto picado.

Utensílio necessário: • coador

Molho de Laranja com Vinagre Balsâmico

Rendimento: 300ml

- 40ml de vinagre branco
- 10ml de vinagre balsâmico
- 50g de açúcar
- 150ml de suco de laranja
- 200ml do caldo de cozimento de frango, pato ou peru
- 100ml de caldo de frango (ver receita na p. 298)
- 50g de manteiga sem sal
- sal e pimenta-do-reino a gosto

Preparo:

1 Levar uma panela ao fogo com os vinagres e o açúcar. Assim que ferver, acrescentar o suco de laranja e os caldos. Em fogo baixo, deixar reduzir* à metade.
2 Retirar do fogo, acrescentar a manteiga cortada em pedaços e misturá-la até incorporar bem ao molho. Temperar com o sal e pimenta.

Molho de Manjericão com Anchovas

Rendimento: 180ml

- 20g de manjericão
- 100ml de azeite
- 2g de alho
- 30g de anchovas
- 20g de queijo *grana padano*
- sal e pimenta-do-reino a gosto

Preparo:

1 Bater todos os ingredientes no liqüidificador até obter uma mistura homogênea.
2 No momento de servir, esquentar o molho sem deixar ferver.

Utensílio necessário: • liqüidificador

Molho de Maracujá

Rendimento: 300ml

- 40ml de vinagre branco
- 60g de açúcar
- 40ml de cachaça
- 100ml de suco de maracujá
- 400ml de caldo de frango (ver receita na p. 298)
- 40g de manteiga sem sal
- sal e pimenta-do-reino a gosto

Preparo:

1. Colocar numa panela o vinagre, o açúcar, a cachaça e o suco de maracujá. Ferver, abaixar o fogo e deixar reduzir* à metade.
2. Acrescentar o caldo de frango, ferver, abaixar o fogo e reduzir novamente à metade. Acrescentar a manteiga, mexer cuidadosamente e não deixar ferver. Temperar com sal e pimenta.

Molho de Pimentões Coloridos, Dendê e Gengibre

Rendimento: 300ml

- 400g de pimentão amarelo
- 400g de pimentão vermelho
- 60ml de azeite
- sal e pimenta-do-reino a gosto
- 30ml de azeite-de-dendê
- 60g de cebola picada
- 10g de alho picado
- 5g de gengibre picado

Preparo:

1 Retirar as sementes dos pimentões, cortá-los em quatro e colocá-los num tabuleiro com a metade do azeite. Temperar com sal e pimenta e levar ao forno a 150°C durante 20 minutos. Assim que sair do forno, retirar a pele dos pimentões.
2 Esquentar uma panela com o azeite restante e o azeite-de-dendê e suar* os pimentões sem a pele com a cebola, o alho e o gengibre. Cozinhar em fogo bem baixo até que os pimentões fiquem macios. Temperar com sal e pimenta.
3 Bater no liqüidificador e passar pela peneira fina. Verificar o sal e a pimenta.

Utensílios necessários: • tabuleiro • liqüidificador • peneira fina

Molho de Repolho Roxo com Vinho Tinto

Rendimento: 350ml

20g de cebola picadinha
2g de alho
20ml de azeite
200g de repolho roxo cortado em tirinhas
1 galho de tomilho
3 grãos de zimbro

200ml de vinho tinto
15ml de vinagre de maçã
10g de açúcar mascavo
200g de caldo de vitela reduzido* (ver receita na p. 299)
sal e pimenta-do-reino a gosto

Preparo:

1 Numa panela, suar* a cebola e o alho no azeite. Acrescentar o repolho, o tomilho e o zimbro. Refogar um pouco e adicionar o vinho e o vinagre. Deixar ferver e abaixar o fogo.
2 Quando o repolho estiver bem cozido, retirar do fogo. Acrescentar um pouco de água, se necessário. Retirar o tomilho e processar essa mistura. Voltar para a panela e adicionar o açúcar mascavo e o caldo de vitela. Temperar com sal e pimenta.

Utensílio necessário: • processador de alimentos

Molho de Tahine com Uvas Verdes

Rendimento: 320ml

- 40g de cebola picada
- 8g de alho picado
- 60ml de azeite
- 4 galhos de tomilho
- 200ml de caldo de frango (ver receita na p. 298)
- 200g de uva verde sem caroço
- 140g de iogurte natural desnatado
- 25g de *tahine*
- sal e pimenta-do-reino a gosto

Preparo:

1. Suar* a cebola e o alho no azeite. Acrescentar o tomilho e o caldo de frango. Abaixar o fogo e deixar reduzir* à metade.
2. No liqüidificador, bater as uvas e acrescentar ao suco obtido a redução de caldo de frango. Bater um pouco e adicionar o iogurte e a *tahine*. Bater até a mistura ficar bem homogênea. Colocar numa panela em fogo baixo, deixar reduzir mais um pouco e temperar com sal e pimenta.

Utensílio necessário: • liqüidificador

Molho de Tomate-Cereja

Rendimento: 250ml

- 500g de tomate-cereja bem maduro
- 100ml de azeite
- 2ml de vinagre de Jerez
- sal e pimenta-do-reino a gosto

Preparo:

1. Bater o tomate-cereja no liqüidificador. Colocar o suco do tomate numa panela. Reduzir* até a metade, em fogo baixo.

2 Peneirar e bater novamente no liqüidificador adicionando o azeite e o vinagre de Jerez. Temperar com sal e pimenta.

Utensílios necessários: • liqüidificador • peneira

Molho de Vinho Tinto com Cogumelos, Bacon e Cebolas

Rendimento: 500ml

500ml de vinho tinto
2g de pimenta-do-reino preta em grão
2g de pimenta-da-jamaica em grão
2g de zimbro
250g de caldo de vitela bem reduzido* (ver receita na p. 299)
160g de *bacon* em tiras
30g de manteiga sem sal
160g de cogumelo-de-paris pequenino já limpo
sal e pimenta-do-reino a gosto
120g de cebola cortada em tiras fininhas
0,5g de folhas de tomilho picadas

Preparo:

1 Numa panela, levar o vinho ao fogo com as pimentas e o zimbro. Ferver, abaixar o fogo e deixar reduzir* à metade. Adicionar o caldo de vitela e deixar reduzir até obter a consistência ideal para molho (aproximadamente 220ml).
2 Branquear* as tiras de *bacon* em água fervente, escorrer bem e fritá-las numa frigideira até ficarem douradas.
3 Numa frigideira, derreter a metade da manteiga, acrescentar os cogumelos e temperar com sal e pimenta.
4 Numa outra frigideira, derreter a manteiga restante, adicionar as tiras de cebola, temperar com sal, pimenta e as folhas de tomilho.
5 No momento de servir, aquecer o molho reduzido e acrescentar os cogumelos, o *bacon* e a cebola. Temperar com sal e pimenta a gosto. Se desejar, coloque uma colher de sobremesa de manteiga sem sal para aveludar o molho.

Utensílios necessários: • escorredor • 2 frigideiras

Molho Oriental

Rendimento: 300ml

- 375ml de molho *shoyu*
- 185ml de caldo de frango (ver receita na p. 298)
- 185ml de saquê
- 185ml de vinho de arroz *mirin*
- 75g de açúcar

Preparo:

1 Colocar todos os ingredientes numa panela e levar ao fogo até ferver. Abaixar o fogo e deixar cozinhar até obter a consistência de xarope.

Molho Perfumado com Especiarias

Rendimento: 300ml

- 375ml de vinho Madeira
- 75g de mel
- 1 pedaço pequeno de canela em pau (2cm)
- 1g de anis-estrelado
- 6 grãos de coentro
- 10 grãos de pimenta-do-reino preta
- 10 grãos de pimenta-da-jamaica
- 6 grãos de zimbro
- 250ml caldo de frango (ver receita na p. 298)
- 250ml caldo de vitela (ver receita na p. 299)
- sal e pimenta-do-reino a gosto

Preparo:

1. Numa panela, colocar o vinho com o mel e as especiarias. Ferver, abaixar o fogo e deixar reduzir* à metade. Acrescentar os caldos de frango e vitela. Ferver, abaixar o fogo e deixar reduzir novamente à metade. Coar. Temperar com sal e pimenta. Se desejar, acrescentar 15g de manteiga sem sal para dar uma consistência aveludada ao molho.

Utensílio necessário: • coador

Redução de Balsâmico

Rendimento: 200ml

- 300ml de vinho tinto
- 75ml de vinagre balsâmico
- 60ml de vinagre de vinho tinto
- 75g de açúcar
- 9 grãos de zimbro

Preparo:

1. Levar ao fogo uma panela com todos os ingredientes e deixar ferver. Abaixar o fogo e deixar reduzir* até obter a consistência de xarope.

Redução de Porto

Rendimento: 200ml

- 250ml de vinho do Porto
- 75ml de vinho tinto
- 100g de açúcar
- 3 grãos de zimbro
- 6 grãos de pimenta-do-reino preta

Preparo:

1. Levar ao fogo alto uma panela com todos os ingredientes e deixar ferver por alguns minutos. Abaixar o fogo e cozinhar lentamente até reduzir* o volume à metade e obter a consistência de xarope.

Vinagrete Cítrico com Gengibre

Rendimento: 125ml

- 8g de gengibre picado
- 3g de raspas de limão
- 30ml de suco de laranja
- 20ml de vinagre balsâmico
- 20ml de óleo de canola
- 7ml de *shoyu*
- 40ml de azeite
- 1g de pimenta dedo-de-moça picadinha
- 2g de extrato de soja

Preparo:

1. Bater todos os ingredientes no liqüidificador.

Utensílio necessário: • liqüidificador

Vinagrete com Linhaça

Rendimento: 230ml

- 200ml de azeite extravirgem
- 40g de semente de linhaça
- 40g de mostarda
- sal e pimenta-do-reino a gosto

Preparo:

1 Bater todos os ingredientes no liqüidificador.

Utensílio necessário: • liqüidificador

....

Vinagrete com Tahine

Rendimento: 300ml

50g de *tahine* batido no liqüidificador
15ml de suco de limão
200ml de azeite
50g de cebola roxa picada
5g de pimenta dedo-de-moça
sal e pimenta-do-reino a gosto

Preparo:

1 Bater todos os ingredientes no liqüidificador.

Utensílio necessário: • liqüidificador

....

Vinagrete de Laranja

Rendimento: 120ml

20ml de vinagre de vinho tinto
2g de raspas de laranja
60ml de suco de laranja
20ml de azeite
20ml de óleo de canola
10g de açúcar
sal e pimenta-do-reino a gosto

Preparo:

1 Bater todos os ingredientes no liqüidificador.

Utensílio necessário: • liqüidificador

Vinagrete de Nozes com Linhaça

Rendimento: 230ml

- 30ml de suco de limão
- 60g de nozes chilenas
- 30g de semente de linhaça
- 180ml de azeite
- sal e pimenta-do-reino a gosto

Preparo:

1 Bater todos os ingredientes no liqüidificador.

Utensílio necessário: • liqüidificador

Vinagrete de Raiz-Forte

Rendimento: 170ml

- 30g de cebola picada
- 2g de alho picado
- 40ml de vinagre de arroz (ou maçã)
- 2g de tomilho
- 5g de raiz-forte
- 1g de páprica
- 90ml de azeite

Preparo:

1 Bater todos os ingredientes no liqüidificador.

Utensílio necessário: • liqüidificador

Vinagrete de Soja com Estragão e Mostarda

Rendimento: 350ml

100ml de vinagre de maçã (ou branco)
30g de mostrada de Dijon
1g de estragão fresco picado
200ml de leite-de-soja
20ml de azeite
sal e pimenta-do-reino a gosto

Preparo:

1 Bater todos os ingredientes no liqüidificador.

Utensílio necessário: • liqüidificador

Vinagrete Especial

Rendimento: 200ml

40ml de vinagre de maçã (ou branco)
20g de mostarda de Dijon
25g de cebola roxa picada
2,5g de alho
sal e pimenta-do-reino a gosto
120ml de azeite

Preparo:

1 Bater os 5 primeiros ingredientes no liqüidificador adicionando aos poucos o azeite.

Utensílio necessário: • liqüidificador

Vinagrete Marroquino

Rendimento: 170ml

- 40ml de suco de laranja
- 10ml de água de flor de laranjeira
- 5g de alho
- 1g de coentro em pó
- 1g de páprica

- 1g de cominho
- 10g de salsa picadinha
- 80ml de azeite
- 40ml de óleo de canola
- sal e pimenta-do-reino a gosto

Preparo:

1 Bater todos os ingredientes no liqüidificador.

Utensílio necessário: • liqüidificador

Vinagrete Mexicano

Rendimento: 130ml

- 5g de alho
- 10g de cebola roxa picadinha
- 5g de pimenta dedo-de-moça picadinha
- 25ml de suco de limão
- 1g de *chilli* em pó

- 5 gotas de tabasco
- 10g de coentro picado (só folhas)
- 5g de sal
- 70ml de azeite extravirgem
- sal a gosto

Preparo:

1 Bater o alho, a cebola e a pimenta no processador ou liqüidificador. Acrescentar o suco de limão, o *chilli*, o tabasco, o coentro e o sal. Bater muito bem e adicionar o azeite. Verificar o sal.

Utensílio necessário: • processador de alimentos ou liqüidificador

Vinagrete Tradicional

Rendimento: 90ml

- 30ml de vinagre de maçã
- 40ml de óleo de canola
- 40ml de azeite extravirgem
- sal e pimenta-do-reino a gosto

Preparo:

1 Bater todos os ingredientes no liqüidificador.

Utensílio necessário: • liqüidificador

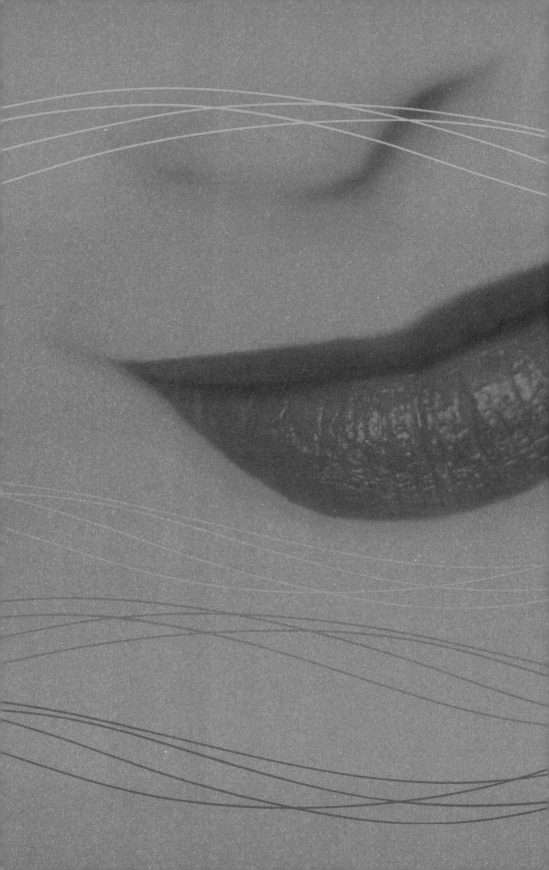

Glossário

- *Al dente:* cozinhar algum alimento (massa, legumes) até um determinado ponto que ainda resista ao dente.
- Banho-maria: cozinhar ou aquecer um alimento sem contato direto com o fogo, por meio de água quente, na qual se mergulha o recipiente em que está a preparação.
- Branquear: mergulhar rapidamente um alimento (legumes, verduras) em água fervente e, em seguida, em água gelada. Este choque térmico irá interromper imediatamente o processo de cozimento.
- Caramelizar: cobrir determinado alimento com caramelo obtido do aquecimento de açúcar. Envolver um alimento numa mistura de manteiga e açúcar para cozinhar e ao mesmo tempo adquirir um brilho levemente dourado.
- Decantar: técnica usada para separar o sedimento do líquido. Retirar as impurezas de um líquido durante a fervura com o auxílio de uma escumadeira ou concha.
- Flambar: derramar determinada quantidade de bebida alcoólica sobre um alimento previamente aquecido e atear-lhe fogo, mantendo as chamas por alguns instantes.
- Gratinar: cobrir um alimento num recipiente (assadeira, pirex) com queijo (parmesão, *gruyère* etc.) ou com uma mistura de queijo e miolo de pão ou farinha de rosca. Levar ao forno alto até que se forme uma crosta dourada.
- Hidratar: mergulhar um determinado alimento (por exemplo, cogumelos secos, gelatina) em água, para que ele recupere as características originais.

- Infusão: procedimento usado para extrair a essência de um alimento, acrescentando água fria ou quente em um recipiente tampado.
- Juliana: cortar os alimentos em tirinhas. Pode ser feito com faca ou com alguns equipamentos.
- Macerar: manter um alimento imerso por algum tempo num líquido (bebidas alcoólicas, marinada) para que absorva o sabor deste.
- Marinar: deixar um alimento (carnes, aves) de molho em uma mistura de vinho com cebola, alho, cenoura, ervas, pimenta etc. (marinada) para que fique mais macio e impregnado pelo sabor dos ingredientes dessa mistura.
- *Noisette:* um pedaço redondo de carne de cordeiro ou carneiro retirado do filé, costela ou pernil. Este pedaço deve pesar aproximadamente 80g.
- *Papillotte* (em): cozinhar um alimento colocando-o no centro de um quadrado ou retângulo de papel vegetal ou alumínio, que deve ser fechado como um embrulho e levado ao forno alto. O *papillotte* pode ser aberto na mesa ou antes do serviço.
- *Paupiette:* filé bem fino de carne que se recheia, enrola-se e prende-se com um palito.
- Reduzir: diminuir a quantidade de um alimento líquido (caldos, molhos) fervendo em fogo brando para assim torná-lo mais consistente e com sabor intensificado.
- *Sauté:* o alimento (carne de vitela, frango, cordeiro) deve ser em primeiro lugar selado e depois acrescido de caldo para terminar o cozimento.
- Selar: dourar rapidamente e em alta temperatura um alimento (carnes, aves) no azeite, óleo ou manteiga para que os poros se fechem e os sucos sejam mantidos em seu interior. Nesse processo, apenas a parte externa da carne fica cozida.
- Suar: refogar em azeite ou manteiga um alimento em fogo baixo sem deixá-lo dourar.
- *Tartare:* preparo que leva carne, peixe ou outro ingrediente picado, muito bem temperado e é servido cru.

Tabela de equivalências

A melhor forma de executar uma receita com sucesso é, inicialmente, separar e pesar todos os ingredientes. O mais seguro é utilizar uma balança, mas, para facilitar a vida daqueles que não possuem esse precioso utensílio, foi criada uma tabela de equivalências para vários ingredientes das receitas deste livro.

INGREDIENTE	MEDIDA	EQUIVALÊNCIA
• Açúcar	1 xícara	175g
	1 colher de sopa	12g
	1 colher de sobremesa	6g
	1 colher de chá	4g
	1 colher de café	1,5g
• Açúcar mascavo	1 xícara	150g
	1 colher de sopa	10g
	1 colher de sobremesa	5g
	1 colher de chá	3g
	1 colher de café	2g
• Aipim (inteiro)	1 unidade	890g
• Aipim (ralado)	1 xícara	250g
• Alcaparras	1 xícara	150g
	1 colher de sopa	18g
• Alga desidratada	1 folha	1g
• Alho	1 dente	5g
• Anis estrelado	1 unidade	2g

• Aveia	1 colher de sopa	12g
	1 colher de sobremesa	9g
	1 colher de chá	4g
	1 colher de café	1g
• Azeites e óleos	1 xícara	200ml
	1 colher de sopa	20ml
• Azeitona	1 unidade	5g
	1 xícara	130g
• Bardana	1 colher de sopa	10g
	1 colher de chá	4g
• Cacau em pó	1 colher de sopa	12g
	1 colher de sobremesa	8g
• Canela em pau	1 unidade	10g
• Cebola picada	1 xícara	200g
	1 unidade	120g
	1 colher de sopa	20g
• Cereais (grão-de-bico, lentilhas, arroz etc.)	1 xícara	200g
	1 colher de sopa	15g
• Chocolate picado	1 xícara	130g
• Clorofila	1 colher de chá	4g
	1 colher de café	1,5g
• Cogumelos frescos		
Cogumelo-de-paris	1 xícara	90g
Shiitake	1 xícara	60g
Shimeji	1 xícara	60g
• Creme de leite	1 xícara	240g
	1 colher de sopa	15g
• Espinafre (cru)	1 xícara	60g
• Estévia	1 colher de chá	0,5g
• Ervas frescas picadas (salsa, *ciboulette*, coentro, manjericão, hortelã, tomilho etc.)	1 xícara	60g
	1 colher de sopa	5g
	1 colher de sobremesa	2g
	1 colher de chá	1g
	1 colher de café	0,5g
• Extrato de soja	1 colher de chá	2,5g
• Extrato de tomate	1 xícara	250g
	1 colher de sopa	15g
• Farelo de trigo	1 colher de sopa	12g
	1 colher de sobremesa	9g
	1 colher de chá	4g
	1 colher de café	1g
• Farinha de milho (polenta)	1 xícara	150g

• Farinha de soja	1 xícara	120g
	1 colher de sopa	7,5g
	1 colher de sobremesa	4g
	1 colher de chá	2g
	1 colher de café	1g
• Farinha de tapioca	1 xícara	100g
	1 colher de sopa	20g
• Farinha de trigo	1 xícara	120g
	1 colher de sopa	7,5g
	1 colher de sobremesa	4g
	1 colher de chá	2g
	1 colher de café	1g
• Farinha para quibe	1 xícara	180g
• Fermento em pó, bicarbonato e féculas	1 colher de sopa	19g
	1 colher de sobremesa	13g
	1 colher de chá	8g
	1 colher de café	2g
• Fermento fresco	1 colher de sopa	15g
	1 colher de sobremesa	8g
	1 colher de chá	4g
	1 colher de café	2g
• Fibra de soja	1 xícara	150g
• Frutas		
Abacate (inteiro)	1 unidade	815g
Abacate (polpa)	1 unidade	570g
Abacaxi com casca	1 unidade	1.800g
Abacaxi sem casca	1 unidade	1.100g
Amora	1 xícara	180g
Banana sem casca	1 unidade	80g
Coco (inteiro)	1 unidade	490g
Coco fresco ralado	1 xícara	100g
Figo	1 unidade	50g
Kiwi	1 unidade	100g
Laranja (inteira)	1 unidade	260g
Limão (inteiro)	1 unidade	100g
Maçã (inteira)	1 unidade	160g
Mamão papaia	1 unidade	530g
Manga (inteira)	1 unidade	400g
Melancia	1 fatia	250g
Morango	1 xícara	125g
	1 unidade	15g
Pêra (inteira)	1 unidade	150g
Uva	1 xícara	200g
• Frutas secas (tâmara sem caroço, damasco, figo etc.)	1 xícara	150g
Ameixa seca sem caroço	1 unidade	5g

- Gengibre

  1 colher de sopa 10g
  1 colher de chá 4g

- Gergelim

  1 colher de sopa 10g
  1 colher de chá 3g

- Gérmen de trigo

  1 colher de sopa 12g
  1 colher de sobremesa 9g
  1 colher de chá 4g
  1 colher de café 1g

- Iogurte

  1 xícara 240g
  1 colher de sopa 15g

- Lecitina de soja

  1 colher de sopa 22g
  1 colher de sobremesa 18g
  1 colher de chá 10g
  1 colher de café 6g

- Legumes e verduras

Aipo	1 unidade	1.900g
Abóbora	1 unidade	2.450g
Abobrinha	1 unidade	275g
Batata-baroa	1 unidade	240g
Batata-doce	1 unidade grande	450g
Batata-inglesa	1 unidade	190g
Beterraba (média)	1 unidade	220g
Berinjela (média)	1 unidade	200g
Brócolis	1 unidade	1.000g
Broto de feijão	1 xícara	20g
Cenoura (média)	1 unidade	180g
Couve-flor	1 unidade	1.100g
Espinafre	1 xícara	60g
Nirá	1 molho	105g
Pepino (médio)	1 unidade	220g
Pepino japonês	1 unidade	190g
Pimentão	1 unidade	235g
Radicchio	1 unidade	220g
Repolho	1 unidade	130g
Tomate-cereja	1 xícara	115g
Tomate (médio)	1 unidade	160g
Vagem	1 xícara	140g

- Lêvedo de cerveja

  1 colher de sopa 12g
  1 colher de sobremesa 8g
  1 colher de chá 4g
  1 colher de café 1g

- Líquidos (sucos, leite, água, vinagre, leite de coco, leite-de-soja)

  1 copo 250ml
  1 xícara 220ml
  1 colher de sopa 15ml
  1 colher de sobremesa 8ml
  1 colher de chá 4ml
  1 colher de café 1ml

• Manteiga	1 xícara	220g
	1 colher de sopa	20g
	1 colher de sobremesa	15g
	1 colher de chá	6g
	1 colher de café	3g
• Massa seca		
Penne	1 xícara	80g
Farfalle	1 xícara	60g
• Mel, melado, *maple*	1 xícara	340g
	1 colher de sopa	20g
	1 colher de sobremesa	10g
	1 colher de chá	8g
	1 colher de café	3g
• Milho em conserva	1 lata pequena	150g
• Missô	1 colher de sobremesa	20g
• Mostarda de Dijon	1 colher de sopa	28g
	1 colher de sobremesa	17g
	1 colher de chá	8g
	1 colher de café	5g
• Nozes, amêndoas e avelãs	1 xícara	100g
	1 colher de sopa	8g
	1 colher de sobremesa	4g
	1 colher de chá	2g
	1 colher de café	1g
• Ovo	1 unidade	50g
	1 gema	20g
	1 clara	30g
• Peito de peru defumado	1 fatia fina	18g
• Pimenta dedo-de-moça	1 unidade	5g
• Pistache	1 xícara	125g
• Pó de folha de mandioca	1 colher de chá	3g
	1 colher de café	1g
• Presunto de Parma	1 fatia fina	8g
• Queijo de coalho	1 xícara	75g
	1 colher de sopa	10g
• Queijos cremosos (*cream cheese*, cabra ou ovelha fresco)	1 xícara	220g
	1 colher de sopa	15g
• Queijo tipo parmesão ou *grana padano*	1 xícara	125g
	1 colher de sopa	8g
• Raiz-forte (ver *Wasabi*)		
• Raspas de limão	1 colher de sobremesa	5g
	1 colher de chá	2g
	1 colher de café	1g

- Sal

  1 colher de sopa 20g
  1 colher de sobremesa 10g
  1 colher de chá 5g
  1 colher de café 2g

- Semente de linhaça

  1 colher de sopa 12g
  1 colher de sobremesa 8g
  1 colher de chá 4g
  1 colher de café 1g

- Temperos em grão

  Pimenta-da-jamaica

  1 colher de sopa 12g
  1 colher de sobremesa 7g
  1 colher de chá 4g
  1 colher de café 1g

  Pimenta-do-reino preta

  1 colher de sopa 15g
  1 colher de sobremesa 10g
  1 colher de chá 5g
  1 colher de café 3g

  Coentro

  1 colher de sopa 7g
  1 colher de sobremesa 5g
  1 colher de chá 2g
  1 colher de café 1g

- Temperos em pó (pimenta-do-reino, páprica, noz-moscada, cominho, cúrcuma, açafrão etc.)

  1 colher de sopa 9g
  1 colher de sobremesa 6g
  1 colher de chá 3g
  1 colher de café 1g

- Tofu

  1 xícara 210g

- *Wasabi* (raiz-forte)

  1 colher de sopa 8g
  1 colher de sobremesa 4g
  1 colher de chá 2g
  1 colher de café 1g

Referências bibliográficas

BALCH, Phyllis A.; BALCH, James F. *Prescription for dietary wellness using foods to heal.* Nova York: Aver Publishing Group, 1998.

BALLENTINE, R. *Radical healing.* Nova York: Harmony Books, 1999.

CABOT, S. *Smart medicine for menopause.* Nova York: Avery Publishing Group, 1995.

CHARMINE, S. *The complete raw juice therapy.* Nova York: Thorsons Publishers Inc., 1983.

COLTON, K. *Smart guide to healing foods.* Nova York: Cader Company, 1999.

CORONA, J. *Menopausa natural.* Rio de Janeiro: DP&A Editora, 2001.

DEUTSCH, T. *O poder dos sucos.* São Paulo: Editora Ática, 1999.

DOLLEMORE, Doug (ed.). *Natural healing remedies.* Pensilvânia: Prevention Health Books, 1998.

DUNNE, L. J. *Nutrition almanac.* Nova York: McGraw-Hill, 1990.

EDITORA ABRIL, Ervas e temperos, 180 plantas medicinais e aromáticas. *Guia rural.* São Paulo: 1991.

ERDMANN, R. *The amino revolution.* Nova York: Fireside Ed., 1987.

GARRISON, R. *The nutrition desk reference.* Chicago: Keats Publishing, Inc., 1990.

GRUNDY, Scott. *Receitas de baixo teor de gordura e colesterol: um guia essencial para você controlar o seu nível de colesterol.* Rio de Janeiro: Editora Marques-Saraiva, 1989.

HAUSMAN P.; HURLEY J. B. *The healing foods.* Nova York: Dell, 1989.

HAYFLICK L. *Como e por que envelhecemos.* Rio de Janeiro: Campus, 1994.

HEBER, D. *What color is your diet?* Nova York: Regan Books, 2001.

HEDAYA R. *Anti-depressant survival program*. Nova York: Crown Publishing Group, 2000.

HOBBS, C.; HAAS E. *Vitamins for dummies*. Foster City: IDG Books, 1999.

LENTZ, Michel. *La cuisine du bien-être*. Paris: Hachette Livre, 2002.

LEY, B. *Phyto-Nutrients*. Aliso Viejo, Califórnia: BL Publications, 1998.

LOMBARD J.; GERMANO, C. *The brain wellness plan*. Nova York: Kensington Books, 1997.

MAHAN, L. Kathleen; KRAUSE, Marie V.; STUMP, Sylvia E. *Krause's food, nutrition, and diet therapy*, 10. ed. Filadélfia: Saunders, 2000.

MARQUES, F. A. *Delícias de soja e glúten*. Rio de Janeiro: Mauad Editora, 2002.

MARTIN, R. *The estrogen alternative: natural hormone therapy with botanical progesterone*. Rochester, Vermont: Healing Arts Press, 1997.

MORGAN, S. W. *Fundamentals of clinical nutrition*. St. Louis: Mosby-Year Book, Inc., 1998.

ODY, Penelope. *100 great natural remedies*. Grã-Bretanha: Barnes & Nobles Books, 1999.

PÓVOA, H. *O cérebro desconhecido*. Rio de Janeiro: Objetiva, 2002.

ROBBERS, J.; TYLER, V. *Tyler's herbs of choice*. Nova York: Haworth Herbal Press, Inc., 1998.

ROIZEN, M. F.; PUMA, J. *A idade verdadeira*. Rio de Janeiro: Campus, 2001.

SCALZO, R.; CRONIN, M. *Herbal solutions for healthy living*. Brevard, Carolina do Norte: Herbal Research Publications, 2001.

SCHMIDT, M. *Smart fats*. Berkeley: Frog Ltd., 1997.

SCHWARTZ, E. *The hormone solution*. Nova York: Warner Books, 2002.

SHEEHY, G. *Menopause the silent passage*. Nova York: Pocket Books, 1998.

SIPLE, M.; GORDON, D. *Menopause the natural way*. Nova York: John Wiley and Sons, Inc., 2001.

SOMER, E. *Food & mood*, Nova York: Henry Holt, 1995.

ULLIS K., *Age right*. Nova York: Simon & Schuster, 1999.

WEIL A. *Women's health*. Branson: Ivy Books, 1997.

WINTER, R. *Medicines in food*. Nova York: Crown Trade Paperbacks, 1995.

índice de receitas

Alho Assado	294	Brandade de Bacalhau Gratinada	202
Arroz ao Leite com Amêndoas		Brownie de Chocolate com Gengibre	114
e Especiarias	265	Caesar Salad Consciente	173
Arroz Branco	241	Calda de Açúcar	303
Arroz Branco com Couve-Flor e Tofu	241	Calda de Chocolate	303
Arroz com Lentilha	242	Caldo de Frango Claro	298
Arroz de Jasmim com Coco e Abacaxi	243	Caldo de Legumes	298
Arroz Integral	244	Caldo de Peixe	299
Arroz Integral com Sarraceno		Caldo de Vitela Escuro	299
e Alho-Poró	244	Camarões ao Curry, Arroz de Jasmim	
Arroz Selvagem	245	com Coco e Abacaxi e Azeite de	
Atum Mi-Cuit sobre Purê de Batata		Manjericão	204
com Wasabi, Molho Oriental		Ceviche de Camarão	291
e Chutney de Pimentões	201	Ceviche de Camarão com Pasta	
Azeite de Hortelã	292	de Abacate	139
Azeite de Manjericão	293	Charlotte de Cordeiro com Berinjela	
Azeite de Nozes	293	e Cogumelos	229
Azeite de Rúcula	294	Cherne Rôti sobre Purê de Abóbora	
Babá ao Champanhe com		e Azeite de Rúcula	205
Frutas Vermelhas	266	Chutney de Frutas Secas	300
Bavarois de Banana ao Baileys		Chutney de Manga	301
com Calda de Chocolate	269	Chutney de Pimentões	302
Beignet de Abacate com Sorvete		Codorna Recheada com Figo e Parma,	
de Baunilha e Calda de Chocolate	271	Couscous com Frutas Secas e	
Biscuit Soufflé de Chocolate e Maracujá	272	Redução de Porto	217
Bolinho Diet de Chocolate com Coco	302	Costeleta de Porco com Purê de Batata e	
Bolo de Aipim com Coco	111	Mostarda à L'Ancienne	231
Bolo de Chocolate com Damasco e Nozes	112	Coulis de Framboesa	304
Bolo de Maçã	113	Coupe de Frutas e Tapioca	274

Couscous com Camarões e Temperos do Marrocos	174
Couscous com Frutas Secas	246
Creme de Iogurte com Hortelã	304
Creme de Papaia com Iogurte e Frutas Vermelhas	275
Creme Inglês	305
Crocante de Gergelim	305
Crocante de Gergelim com Mousse de Maracujá e Chocolate Branco	276
Crostini de Atum Fresco com Tartare de Algas	139
Crumble de Maçã	277
Escalopes de Frango com Molho de Tahine e Purê de Berinjela	218
Espuma de Ostras com Vieiras Grelhadas	153
Estrogonofe de Frango com Proteína Texturizada de Soja	219
Farofa Axé	247
Farofa de Aveia	247
Farofa de Aveia com Gengibre e Frutas Secas	248
Filé de Robalo sobre Risoto de Ostras e Molho Oriental	207
Filé Mignon em Molho de Vinho Tinto, Cogumelos, Bacon e Cebolas com Purê de Batata-doce com Aipo	233
Frango com Molho de Laranja e Balsâmico, Purê de Batata com Alho Assado	226
French Fruit Toast	119
Fricassê de Cogumelos sobre Polenta	191
Granola Energética	119
Guacamole com Tofu	141
Hummus (Pasta de Grão-de-Bico)	142
Italiano de Parma	149
Japa Salad	175
Kibeflor	147
Kibeflor das Arábias	151
Lâminas de Salmão com Molho Tártaro de Tofu	143
Lasanha de Legumes Mediterrâneos	192
Legumes Grelhados e Mozarela de Búfala com Balsâmico	177
Lentilha Verde	249
Limonada Suíça com Clorofila	125
Linguado Pôelé sobre Risoto de Petit-Pois e Ervas com Azeite de Hortelã	208
Linguine com Salsa Verde e Sardinha	193
Lombo de Avestruz com Molho de Frutas Vermelhas	221
Maçã Assada com Mel	278
Manteiga de Soja	295
Manteiga de Soja com Ricota e Ervas	295
Minestrone com Lentilhas e Bacon	154
Mistura para Gratinar	296
Mix de Arroz	250
Mix de Legumes Verdes	250
Molho Cremoso com Gengibre e Shoyu	306
Molho de Amendoim	311
Molho de Figos Secos	312
Molho de Frutas Vermelhas	312
Molho de Iogurte com Mango Chutney	306
Molho de Laranja com Aneto	313
Molho de Laranja com Vinagre Balsâmico	314
Molho de Manjericão com Anchovas	314
Molho de Maracujá	315
Molho de Pimentões Coloridos, Dendê e Gengibre	315
Molho de Repolho Roxo com Vinho Tinto	316
Molho de Tahine com Uvas Verdes	317
Molho de Tomate-Cereja	317
Molho de Vinho Tinto com Cogumelos, Bacon e Cebolas	318
Molho Oriental	319
Molho para Caesar Salad Consciente	307
Molho Perfumado com Especiarias	319
Molho Pesto	307
Molho Tártaro com Tofu	308
Molho Turco	308
Molho Verde com Soja	309
Molho Vierge	309
Moqueca de Vermelho com Proteína de Soja Texturizada e Chuchu	209
Morangos com Sabayon de Chá Verde	279
Mousseline de Ervilhas	251
Muffin de Banana	115
Muffin de Batata-Doce com Soja	116

Namorado com Purê de Aipim e Coco, Molho de Pimentões Coloridos, Dendê e Gengibre	210
Nhoque à Romana com Molho de Tomate-Cereja e Manjericão	194
Nhoque de Polenta	252
Noisettes de Cordeiro com Lasanha de Legumes Mediterrâneos	234
Omelete de Salmão com Aneto e Tofu	120
Orzotto com Couve	195
Ovos Mexidos com Tofu	121
Ovos Nevados com Creme Inglês	280
Panquecas de Soja	122
Pão com Algas e Gergelim	107
Pão de Soja	108
Parfait de Iogurte com Limão e Frutas Vermelhas	282
Pargo sobre Purê de Batata-Baroa e Molho Vierge	211
Parma Crocante	296
Pasta de Abacate	291
Pasta de Berinjela	143
Pasta de Feijão Branco com Pimentão Amarelo	144
Pasta de Soja com Ervas	145
Pasta Verde de Tofu	146
Paupiettes de Vitela com Parma e Sálvia, Molho de Laranja com Balsâmico e Purê de Batata	235
Peito de Pato com Molho de Especiarias e Purê de Grão-de-Bico	222
Peito de Peru Defumado com Chutney de Manga	150
Peito de Peru Marinado com Maracujá e Cachaça	224
Penne com Aspargos e Camarão	195
Polenta Grelhada com Espinafre	253
Polenta Macia	253
Pot au Chocolat	283
Purê de Abóbora com Gengibre e Coentro em Grão	254
Purê de Aipim e Coco	255
Purê de Batata com Alho Assado	257
Purê de Batata com Mostarda à l'Ancienne	258
Purê de Batata com Soja	258
Purê de Batata com Wasabi	259
Purê de Batata-Baroa	256
Purê de Batata-Doce com Aipo	256
Purê de Berinjela	260
Purê de Grão-de-Bico	261
Ratatouille	262
Redução de Balsâmico	320
Redução de Porto	320
Risoto Afrodisíaco com Ostras e Shiitake	197
Risoto de Alcachofra	198
Risoto de Petit-Pois e Ervas	199
Salada de Arroz Selvagem e Integral	178
Salada de Batata com Alcachofra, Vagem Francesa e Aspargos ao Pesto	179
Salada de Brie com Maçã ao Vinho Branco	180
Salada de Frango ao Tandoori	181
Salada de Gorgonzola com Peras e Redução de Porto	183
Salada de Laranja com Temperos do Oriente	284
Salada de Lentilhas com Peito de Pato e Manga	184
Salada de Peito de Peru com Risoni e Sabores do México	185
Salada de Salmão Defumado com Abacate e Papaia	186
Salada Mediterrânea	187
Salada Roxa de Raízes	188
Salada Verde com Figos e Queijo de Cabra	189
Salmão sobre Legumes Orientais e Molho de Amendoim	212
Salsa Crespa Frita	297
Salsa Verde	310
Sauté de Porco com Temperos Suaves e Chutney de Manga	237
Shake de Amoras com Banana e Tofu	125
Shake de Maçã, Banana e Linhaça	126
Shake de Morango com Pêra e Banana	127
Sopa de Abóbora com Gengibre e Lagostins	155
Sopa de Abobrinha com Agrião	156

Sopa de Beterraba com Balsâmico e Orégano Fresco	157
Sopa de Brócolis com Crocante de Parma	158
Sopa de Castanha de Caju com Coco e Trilhas	160
Sopa de Cogumelos com Cevada e Missô	161
Sopa de Couve-Flor com Shiitake Empanado	162
Sopa de Feijão-Branco com Repolho e Pecorino	163
Sopa de Melancia com Queijo de Cabra e Hortelã	165
Sopa de Mexilhões com Açafrão	166
Sopa de Morangos com Campari e Quenelle de Iogurte com Ervas	285
Sopa de Pepino com Abacate e Camarões	167
Sopa Diet com Biscuit de Chocolate	286
Sopa Vietnamita de Camarões com Shiitake	169
Sticks de Morango com Chocolate e Nozes Picadas	287
Suco de Abacaxi com Maçã e Gengibre	127
Suco de Abacaxi com Pêra	128
Suco de Beterraba com Espinafre, Cenoura e Maçã	129
Suco de Caldo de Cana com Hortelã	129
Suco de Cenoura com Maçã e Couve	130
Suco de Chá de Camomila e Pêra	130
Suco de Laranja com Maçã e Linhaça	131
Suco de Laranja com Mamão e Ameixa	131
Suco de Laranja com Morango	132
Suco de Limão com Gengibre	133
Suco de Melancia com Laranja	133
Suco de Tomate com Pepino e Aipo	134
Suco de Uvas Verdes e Rosadas com Amoras	135
Suco Verde de Maçã com Laranja	135
Tapenade	310
Tapioca Especial	122
Tartare de Algas	292
Terrine de Frutas Cítricas	288
Tomate Confite	297
Trilha sobre Ratatouille e Molho de Tomate-Cereja	213
Vichyssoise com Soja	170
Vieiras Grelhadas sobre Purê de Batata-Doce com Aipo e Molho de Laranja com Aneto	214
Vinagrete Cítrico com Gengibre	321
Vinagrete com Linhaça	321
Vinagrete com Tahine	322
Vinagrete de Laranja	322
Vinagrete de Nozes com Linhaça	323
Vinagrete de Raiz-Forte	323
Vinagrete de Soja com Estragão e Mostarda	324
Vinagrete Especial	324
Vinagrete Marroquino	325
Vinagrete Mexicano	325
Vinagrete Tradicional	326
Vitamina de Banana e Abacate	136
Vitamina de Mamão, Laranja e Beterraba	137